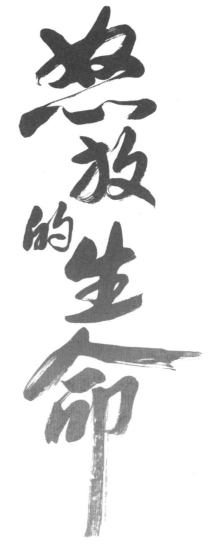

100个
活过5年
晚期肺癌患者抗癌记

主　编　杨衿记

副主编　冯卫能　陈丽昆　贾筠

广东省医师协会肿瘤内科医师分会

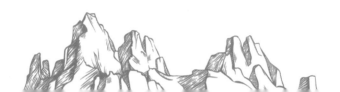

SPM 南方出版传媒

广东科技出版社 | 全国优秀出版社

·广州·

图书在版编目（CIP）数据

怒放的生命：100个活过5年晚期肺癌患者抗癌记 / 杨衿记主编. — 广州：广东科技出版社，2021.6 （2021.6重印）
ISBN 978-7-5359-7650-5

Ⅰ.①怒… Ⅱ.①杨… Ⅲ.①肺癌—防治—普及读物 Ⅳ.①R734.2-49

中国版本图书馆CIP数据核字（2021）第080882号

怒放的生命：100个活过5年晚期肺癌患者抗癌记
Nufang de Shengming: 100 ge huoguo 5 nian wanqi feiai huanzhe kangaiji

出 版 人：朱文清
责任编辑：张远文 李 杨 彭秀清
责任校对：杨峻松 李云柯 陈 静
责任印制：彭海波
出版发行：广东科技出版社
　　　　　（广州市环市东路水荫路11号 邮政编码：510075）
销售热线：020-37592148 / 37607413
http://www.gdstp.com.cn
E-mail：gdkjcbszhb@nfcb.com.cn
经　　销：广东新华发行集团股份有限公司
印　　刷：广州市彩源印刷有限公司
　　　　　（广州市黄埔区百合三路8号 邮政编码：510700）
规　　格：890mm×1 240mm 1/16 印张26.75 字数368千
版　　次：2021年6月第1版
　　　　　2021年6月第2次印刷
定　　价：98.00元

如发现因印装质量问题影响阅读，请与广东科技出版社印制室联系调换（电话：020-37607272）。

编委会

哲人常说：生命无价。

你看那：如花少女，跃动青春；

茂盛中年，永不疲倦；

白发一族，精神矍铄。

是的，这就是生命，无价的生命，不能用任何度量衡来测量的生命！

但，假如……

假如生命碰上了疾病，

假如生命遇到了癌症，

假如青春萎靡、疲倦常袭、精神不再……

那，生命还可丈量吗？

这本书，《怒放的生命》，用100个和肺癌抗争的生命，诠释了生命的可丈量和不可丈量。

可丈量，意味着生命可能随时远离我们的躯壳……

不可丈量，那是夏花的灿烂、天空的深邃、家的温暖和亲人的眼光

这100个肺癌患者，用他们的脚步，丈量了他们人生道路上极不平凡的五年甚至十年；

聆听他们发自肺腑的心声，细读他们的字里行间——

他们无不经历过彷徨、恐惧、无助，但他们和医生建立起的互信、亲友的支持直至国家的政策红利，让他（她）们走过崎岖，走过失败，走到现在，还会走向未来！

感谢杨衿记、冯卫能、陈丽昆、贾筠，还有一众编委，你们的专业你们的人道你们的爱心，才有这100个怒放的生命！

榜样的力量是无穷的，那些罹患肺癌的患者，不要放弃，你们也可以和他们一样，怒放生命，走向明天，走向未来……

急就于广东省肺癌研究所办公室

2021年5月

序二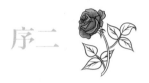

　　健康中国战略，是习近平总书记在十九大报告中提出的发展战略，人民健康是民族昌盛和国家富强的重要标志，要完善国民健康政策，为人民群众提供全方位、全过程和全生命周期健康服务。抗癌事业作为健康中国的重要组成部分，为人民的生命和健康保驾护航。长期以来，中国癌症诊治和临床试验水平总体上落后于欧美发达国家，如常见的三大癌种：肺癌、乳腺癌和胃肠癌等。但随着我国综合国力和临床研发能力的显著增强，我们逐渐与国际接轨，甚至在某些方面处于国际领先水平，特别是肺癌临床试验，广东省人民医院、广东省肺癌研究所吴一龙教授是中国肺癌临床试验的领军人物和国际肺癌研究领域的知名学者。吴教授肺癌研究团队近10多年来励精图治、深耕细作，在国际上不断传递肺癌精准靶向治疗的中国好声音，为广大肺癌患者和患者家庭精准"脱贫""奔小康"立下汗马功劳，不愧为实施健康中国行动的排头兵。

　　如何做好抗癌事业的"脱贫攻坚战"也是健康中国战略的重要任务之一。广东省人民医院肿瘤中心党总支书记杨衿记同志是个有心人，他带领广东省医师协会肿瘤内科医师分会的同道们，走出一条融合医学人文、医学心理和社会医学为主线的创新写作之路，编写了《怒放的生命：100个活过5年晚期肺癌患者抗癌记》。该书有别于常规的学术专著、传统问答式的科普作品或叙事医学书籍，全方位、全周期地展现了晚期肺癌患者抗击癌魔的心路历程和非凡的生命奇迹，昭示着新时代中国抗癌事业"脱贫攻坚战"取得的丰硕成果。中国抗癌事业"脱贫攻坚战"有如下几个特点：第一，"脱贫"，一方面指的是通过国家医保政策、慈善赠药和医药企业同情给药等渠道减免了医疗费用，尽量避免因病返贫；另一方面意味着生命健康的"脱贫"，有别于字面上的物质或经济指标的"脱贫"，让晚期癌症患者活得更长、活得更好。第二，"攻坚"意味着，我国晚期癌症患者的5年生存率总体上仍然偏低，我们要攻克这个难关。第三，"上下同心、尽锐出战、精准务实、开拓创新、攻坚克难、不负人民"的脱贫攻坚精神体现在中国抗癌事业上，就是中国的抗癌精神。中国脱贫攻坚战是彪炳人类史册的伟大奇迹，脱胎于脱贫攻坚精神的抗癌精神也在癌症患者生命长河中创造了伟大的奇迹。

本书主编杨衿记主任医师长期致力于党建与学科建设融合、党建与医学人文相结合，注重把基层党务工作落到实处，在"学党史、悟思想、办实事、开新局"活动中积极进取，为广大晚期肺癌患者办实事，开创了"把晚期肺癌变成慢性病"的新局面。本书通俗易懂、语言朴实生动、可读性强，颇具生命震撼力和艺术感染力，字里行间，透露着一个个顽强、精彩、鲜活、怒放的生命！

广东省人民医院党委书记

2021年5月

序三

手捧《怒放的生命：100个活过5年晚期肺癌患者抗癌记》手稿，感慨万千。100个故事，100朵生命之花，犹如雪中梅花、雨中菖蒲、风中百合，是那样坚毅、勇敢而富有特别的魅力！

毫无疑问，这本由广东省医师协会肿瘤内科医师分会组织专家、学者，收集、撰写的书具有特别的现实意义，是一本比较少见的、难得的好书，通俗易懂、接地气，又有专业指导和评述，是老百姓喜闻乐见的书。

100个故事，从不同的角度，以同样的精彩，讲述了患者的心路历程，都是精彩的生命故事和对生命的感悟，展示他们与癌症搏斗并取得胜利，迎来生命曙光的决心。给人启迪，给人动力，给人希望。

从每一个故事中，我们都看到了生命的可贵，看到了患者、家属与疾病的抗争，看到医护人员对生命的执着守望，看到了国家新医改政策对广大人民的普惠。确实，在习近平新时代中国特色社会主义思想指引下实施的新医改政策，已经像阳光雨露一样普照着全体人民，滋润着我们每个人的生活，让我们真正享受到国家的强盛与进步所带来的获得感和幸福感。而这100个癌症患者用他们特殊的人生经历，用他们抗癌路上的点点滴滴，形象、生动、有力地展示了生命的坚强，医学的进步和新时代的伟大。

　　佛山市第一人民医院肿瘤中心早在1998年就成立了肿瘤康复俱乐部，会员达1 500多人，产生了多位抗癌勇士，其中很大一部分是肺癌康复者。每位勇士都有着精彩的抗癌故事，他们用自己的抗癌经历展示着生命的勇气和坚强。他们还用自己的故事现身说法，帮助刚陷入癌症泥沼，从精神上、心理上难以自拔的患者走出困境，树立抗癌信心。因此，也可以说，每个抗癌勇士都是典范和榜样，他们用自己的故事给他人带来希望与力量！

　　随着医学的发展、时代的进步，大部分癌症治愈率呈上升趋势。资料显示，我国癌症5年生存率在近10年来已经从30.9%上升到40.5%。肺癌是最常见的癌症之一，近10年来，发病率不断增加，已成为全国恶性肿瘤发病首位。虽然肺癌发病率不断增加，但靶向治疗、免疫治疗等创新治疗方法已经明显延长肺癌患者的生存期，这意味着肺癌患者5年生存率将会进一步提高。

　　我们每个公民都是健康第一责任人。我们守护健康、热爱生命就是责任和担当。我们每个人都是健康中国梦的组成部分，只有全民健康，才能实现全民小康。在实现中华民族伟大复兴的征程上，我们每个人都不能缺席。2021年5月21日，习近平总书记在全球健康峰会上发表题为《携手共建人类卫生健康共同体》的重要讲话，强调让我们携手并肩，共同推动构建人类卫生健康共同体，共同守护人类健康美好未来！

　　这让我们自豪地感到，作为医务工作者，我们与患者一起守护他们如花的生命，就是守护他们的未来，就是守护我们的未来，就是守护人类健康的美好未来！

佛山市第一人民医院党委书记　刘永耀

2021年5月

序四

平日里忙于公务，对文学作品涉猎并不多，而当案头这百篇抗癌故事在我眼前流转，我的心一次次震颤。一纸纸"晚期肺癌"的诊断，如晴天霹雳，多少人在那一刹那被击倒，而我们此书的百位主人公，面对现实，相信医学，抗争到底，医患携手捍卫生命的权利与尊严。

至真至诚的字里行间，体味生命如此多情！这本书中癌症患者对这个世界和人生深深的眷恋，患者与家人和朋友之间浓浓的爱和情，都令我感动，但更使我动情的是医患之间的那份情感。在疾病面前，医者和患者是由生命串连到一起的朋友，患者把自己的生命托付给医者，而医者则把减除患者痛苦、挽救患者生命当作自己的天责，这是何等神圣而亲密的关系！

这是一部由百位晚期肺癌患者共同完成的感人至深的文学作品，我们借此可以重新认识身体和心灵、痛苦和疾病，以及生命和死亡；这是一本至真至诚的好书，简朴、纯净的文字跃动着对生命的渴望，他们以真实的抗癌经历、拨云见日的心态、坚忍顽强的意志，告诉同样罹患肿瘤的患者如何选择医院、选择医生，把生存希望的砝码压在科学的治疗方案上，迈好"万里长征"的第一步。

本书的编者是集高超医术与人文精神于一身的优秀肿瘤内科医生，医病医心，为生命托起一片晴空。而本书的每篇文章讲述的都是肺癌患者的亲身经历，点点滴滴，从细处娓娓道来，其事亦真，其情亦切，特别能触动人的心灵。通过患者或者家属口述的方式，把从医过程中正规病历以外的细枝末节、心理过程乃至家属的感受都记录下来，使我们的临床医学更加富有人性，更加充满温情，这将大大有助于广大肿瘤患者的诊疗，有效减轻广大肿瘤患者的痛苦。可以说，这100个活过5年的晚期肺癌患者和他们的医生，一起为医患大爱注入别样注解，是他们在艰辛的抗癌路上，以超强的毅力记录下日常点滴，把自己的心得体会与抗癌经验无私地拿出来与病友分享，帮助大家排除恐惧，学会坚强。

本书也是对国家级肿瘤防治中心的激励。2019年，国家卫健委印发的《健康中国行动——癌症防治实施方案（2019—2022年）》明确，推动高水平癌症防治机构均衡布局，以国家癌症中心为龙头，构建全国癌症防治网络，依托区域医疗中心，在东北、华北、华中、华东、华南、西北、西南7个片区分别遴选1~2家在癌症预防、治疗、教学、科研等领域处于领先水平的机构，推进癌症区域医疗中心建设。作为国家级的肿瘤防治机构、国家疑难病症诊治能力提升工程项目医院，广东省国际肿瘤医学中心、中山大学肿瘤防治中心应胸怀"一切为了人民健康"这个"国之大者"，锚定党中央擘画的宏伟蓝图，观大势、谋全局、抓大事，保持战略定力，勇于担当作为，增强斗争精神，为健康中国行动贡献力量。

以100个长生存的晚期肺癌患者讲述抗癌故事献礼中国共产党成立100周年，广东省医师协会肿瘤内科医师分会的同道们做了一件非常有意义的事！百位抗癌勇士的胜利，既是个人拼搏的胜利，也是中国肿瘤防治医学领域的胜利。让我们继续以无私为笔、大爱为墨，办实事、开新局，书写一个大写的"医"字，为建设一个健康中国、一个充满蓬勃生命力的社会主义现代化强国贡献医学力量。

中山大学肿瘤防治中心党委书记

2021年5月

恶性肿瘤（癌症）已经成为严重威胁中国人群健康的主要公共卫生问题之一。国家癌症中心2019年发布的统计数据显示，恶性肿瘤死亡占居民全部死因的23.91%，其中肺癌的发病率及死亡率分别占恶性肿瘤的20.03%及26.99%，是恶性肿瘤防控的重点疾病。癌症患者常伴有焦虑、恐惧、紧张、抑郁、悲伤、绝望、孤独等负面情绪，因此，对他们开展心理支持十分必要。让我们欣慰的是，随着肺癌诊疗技术的提高，特别是在精准检测的基础上，根据基因突变选择分子靶向治疗是近年来肿瘤治疗领域的突破性和革命性的发展。以病变细胞为靶点的治疗，具有较好的分子选择性，能高效并选择性地杀伤肿瘤细胞，减少对正常组织的损伤。越来越多的晚期肺癌经过精准、个体化的治疗及全程管理，给患者带来了较好的生存获益；而慈善赠药和抗癌药物价格的大幅下降，也在一定程度上缓解了患者和家属的经济负担；随着肺癌治疗手段日新月异及人文关怀工作得到空前的重视，晚期肺癌患者的生存期正在逐渐延长，生活质量不断提高，带瘤生存超过5年的患者也越来越多。

广东省医师协会肿瘤内科医师分会的同道们精心收集了100个生存期超过5年的晚期肺癌患者，形成了这本《怒放的生命：100个活过5年晚期肺癌患者抗癌记》，深入细致地向医护人员、癌症患者及家属介绍这100个癌症患者抗癌过程中的点点滴滴，实属难能可贵。2021年全国肿瘤防治宣传周的主题是"健康中国健康家——关爱生命，科学防癌"，旨在倡导发挥家庭在防癌抗癌中的重要作用，宣传家庭关爱的理念，推动以家庭为单位，成员间相互支持，共同践行健康文明的生活方式，定期防癌体检，关爱陪伴患癌家人，促进家庭健康和谐，切实降低癌症带来的家庭经济负担和社会危害。癌症治疗已经不仅仅是清除癌细胞，还包括帮助患者处理生理或心理等方面的影响，提高他们的生活质量。

长期以来，南方医科大学附属东莞医院（东莞市人民医院）高度重视做好人民群众的肿瘤防治工作。多年来，肿瘤学科在贾筠主任等专家的带领下，致力于肿瘤的预防、诊疗、科研等技术水平的提高，并在服务全过程渗透人文关怀理念，为癌症患者提供全方位、全周期的管理，肿瘤学科取得了较快的发展。2017年经上级行政主管部门批准成立了东莞市肿瘤临床医学研究所；2019年全市首座肿瘤学科大楼挂牌启用，成为全市提升肿瘤诊疗服务能力的重要支柱；2020年启动了首家地级市Ⅲ期肺癌规范化诊疗中心，旨在推动医院多学科诊疗进程，为患者提供最好的肺癌诊疗方案。目前，南方医科大学附属东莞医院（东莞市人民医院）正与中国科学院高能物理研究所合作开展硼中子俘获治疗（BNCT）临床设备的设计和研制，接下来将推进BNCT研究院建设，有望开启全国肿瘤疾病治疗的新篇章。

今年是中国共产党成立100周年，全心全意为人民服务是党的根本宗旨。相信该书的出版，对提升人民群众对肺癌乃至肿瘤诊疗的认知，帮助肺癌患者树立科学治癌、乐观抗癌的观念，帮助患者及家属建立战胜癌症的信心有重要的价值，能够为加快实施健康中国的行动添砖加瓦，续写更多怒放的生命。

南方医科大学附属东莞医院（东莞市人民医院）党委书记 蔡立民

2021年5月

前言

　　2019年7月15日，国务院正式发布"关于实施健康中国行动的意见"。这是国家层面指导未来10余年疾病预防和健康促进的一个重要文件，其中第三部分"主要任务"第12条"实施癌症防治行动"提及：到2022年和2030年，总体癌症5年生存率分别不低于43.3%和46.6%。几十年来，肺癌作为癌症的第一"杀手"，严重危害了广大人民群众的生命与健康，对肿瘤科医生提出了严峻的挑战。特别是晚期肺癌患者，在纯化疗时代，鲜有活过5年的幸运儿！近20年来，主要得益于精准靶向治疗和免疫治疗，晚期肺癌患者喜迎生命的曙光。肿瘤科医生有个梦想：力促晚期肺癌变成慢性病，让更多的晚期肺癌患者活过5年，甚至活得更长，活得更好。

　　今年是中国共产党成立100周年，中华民族将实现第一个百年梦想：全面建成小康社会。小康社会，对晚期肺癌患者来说，最具现实意义的理解，很可能就是晚期肺癌临床上被治愈了，如常人般回归家庭与社会，绽放绚丽的生命之花。所以，从这个意义上说，晚期肺癌患者这个群体的梦想也是中国梦的组成部分，他们抗击癌魔的精神就是中华民族精神的一个缩影。他们如何从确诊为晚期肺癌的苦难中走出来？如何向死而生、一往无前、敢于挑战一切困难、尽锐出战斗癌魔？如何精准务实、攻坚克难、不负生命？仅仅从医学和技术的巨大进步还不能完全诠释这些生命的辉煌和奇迹，背后的奥秘在哪里？

广东省医师协会肿瘤内科医师分会的同道们精心收集了100个活过5年的晚期肺癌患者，从医学人文、家庭伦理、亲情守候与陪伴、医患关系、医学心理学、国家医保政策、慈善供药和医药企业同情给药等多个维度，分享他们精彩的抗癌故事，讴歌他们倔强的生命力，挖掘他们筚路蓝缕、从苦难走向辉煌的不屈不挠的抗癌精神，在社会上倡导健康至上、生命至上的正能量，鼓励更多的患者珍惜生命，科学抗癌，创造美好的未来。

2021年5月

目录

Contents

第二篇　生如夏花
——不凋不败，妖冶如火

"80 后" 书写的生命奇迹
——谁说高龄患癌就得放弃

第六篇

第七篇 坦然面对
——人最不能放弃的，就是自己

第八篇 善意的谎言
——不能说的秘密

第一篇

人民至上

——一切为了人民的健康

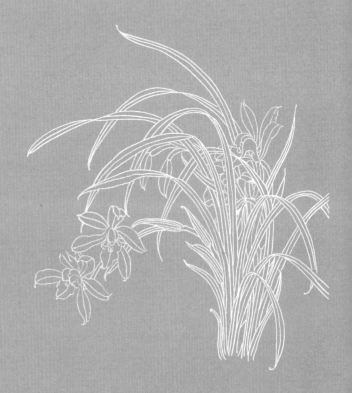

家国医患齐上阵，我们不是一个人在战斗

【患者档案】卓韦　男　66岁　肺腺癌5年余
【被采访人】女儿
【治疗单位】广东省人民医院

我的爸爸卓韦刚过完六十大寿，便查出肺腺癌晚期。或许是商海沉浮多年的历练，面对不幸，我们一家人没有坐以待毙，而是找医生、找亲友、找病友帮忙，团结一切可以团结的力量，救自己，也救他人。抗击癌症，不是一个人的战斗。

■ 这个药，对我爸爸只有九成的疗效

爸爸常年抽烟，我每年都安排他做一次体检。但2015年，我的事业刚刚起步，父母也很忙，那年就没有去体检。结果就从那年年底开始，爸爸连续咳嗽、咳血痰3个月，后来左颌下也开始肿大。我这才觉得不对劲，带他到医院做检查，发现已经是肺癌晚期了。

知道这个消息的时候，我们如同听到死亡判决一样。我们赶紧从珠海到广州，去广东省人民医院检查，结果出来了：肺癌晚期，已经不能做手术了；基因检测结果呈阴性，不能用靶向治疗；化疗成了最后的救命稻草。

为了取得最好的疗效，爸爸加入了医院的临床试验。我记得很清楚，第一次给爸爸用的化疗药是紫杉醇胶束。在决定用药前，我了解到这个药对我

爸爸只有九成的疗效。

我天真地问医生："万一这个药对爸爸没有效果怎么办？能够维持几年，还是几个月？"

"那就不是几年或者几个月的事情了，可能是这个星期或下个星期的事情。"医生这番话，让我一下子崩溃了。

我是家里的独生女，爸爸是我和妈妈唯一的依靠。

在爸爸患病之前，妈妈从来都没有下过厨房，一直都是爸爸做饭。在这个四川男人的疼爱下，我的妈妈过得像小孩子一样幸福。爸爸妈妈30多岁才有了我，他们把一切爱意都倾注在我身上，非常疼爱我。

在我小时候，为了给我更好的生活，爸爸妈妈带着我到珠海创业。他们进了一堆化妆品，没想到却是一个陷阱──他们所有的积蓄都被卷跑了。当时我们一家三口连住的地方都没有，只能在货仓里吊一块床垫──白天拉上去做生意，晚上放下来睡觉。

然而，爸爸妈妈没有让我受半点委屈。他们从零开始，一个做业务，一个负责推销，一点一点把存货卖出去。那段日子虽然苦，却也是一家人最温馨的日子。

两年后，我们终于从货仓里搬出来了。后来，公司慢慢做大。现在，我自己也独立出来开公司了，家里条件好了很多。那段在仓库里的苦日子，也成了我们一家三口甜蜜的回忆。

■ 脓包溃破，可能给爸爸带来生命危险

庆幸的是，那10%的意外并没有出现，爸爸的病情暂时得到了控制。

但是爸爸左下颌凸起了一个脓包，开始只是鸡蛋大小，后来越长越大，就像一个拳头大小的袋子，吊在下巴上，随时有溃破的危险。雪上加霜的是，癌细胞会让伤口难以愈合，如果脓包溃破了，大量失血可能会给爸爸带来生命危险。

不到一个月，这个脓包就破了，我们都很紧张。那段时间是广东的夏天，非常热，脓包流血量很大，爸爸连应季的衣服都不敢穿，每天都流一身血。我和妈妈只好用最传统的方式，找来红药水，用卫生纸敷在爸爸的伤口上，每天坚持给他换药，避免进一步感染。

这时，医院的吴教授推荐我们进入另一个试验组，尝试使用国际上较为先进的免疫治疗。虽然这个药只用了2次，但爸爸的情况好转了，我们继续用红药水外敷了一段时间后，爸爸下颌角的脓包慢慢缩回去了，我们这才松了一口气。

感谢吴教授为爸爸调整了用药方案。靠着这一种药，爸爸一直坚持着，到今天已经快6年了。

■ "有你在，我就心安了"

爸爸能坚持到今天，最重要的是他自己的心态好。我身边也有闺蜜的父母因为癌症离世。爸爸发病后，我和她们交流，发现给患者制订一个比较靠谱、长远的治疗计划非常必要。如果患者自己没有基础的医疗知识，对疾病没有任何了解的话，心态很容易出问题。

我们去过很多医院，广东省人民医院最让我安心的地方在于很重视患者的心理。爸爸每一次自己去了解情况的时候，医生都说得比较委婉，但对我和妈妈，就会很直接地指出问题。

爸爸确诊后，我跟妈妈单独聊过：如果爸爸有一天不在了，我们应该怎么办。我们两个人私底下哭过很多次，但是从来不当着爸爸的面哭。

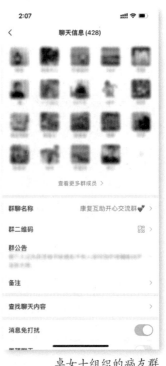

卓女士组织的病友群

当然，我们会说一些善意的谎言。比方说，他第一次化疗时咳出来一些肺部组织，据我了解预后特别不好。但是我们会告诉爸爸："你把肺部的毒素都咳出来了，就证明已经在好转了。"脓包溃破的时候，虽然情况很严重，但我们告诉他："你这个包会慢慢消掉的，等毒素都流出来以后就好了。"

不过对于具体的治疗方案，最终决定权还是在爸爸手上，包括他想要回珠海治疗。

其实，儿女能为父母做得最多的就是陪伴。但我其实很愧疚，除了爸爸刚确诊的那两年外，后来我因为工作经常跑回四川，一直是妈妈在陪着他。前不久，爸爸肺部积水，需要做一个小手术，妈妈一个人觉得很慌张。我赶到医院，妈妈就说了一句话："你在的时候虽然不一定帮到什么忙，但有你在，我就安心了。"

■ 如果不是国家的惠民政策，我们可能面临无药可用的窘境

回想当初，爸爸刚刚确诊时是我和妈妈最紧张的时候。我们对癌症十分陌生，网络的信息又鱼龙混杂，我想，要是有一群同病相怜的人和我们结伴，一起面对该多好啊！我和妈妈商量后，建了一个微信群，把身边的病友都组织了起来，希望大家能够互相帮助。

微信群的效果比想象中还好，现在已经发展到三四百人规模。大家主要在里面交流一些用药效果、副作用等，给新来的患者分享经验，提供一些援助。一开始群里有些负面的东西，但大家都明白心态很重要，于是我们定了群规：只分享正能量的消息。我们会在群里互相打气、分享医学进展。如果群里有人不幸离开，我们也会一起哀悼。

这个群给了我们很大的帮助，我们也尽可能地帮助他人。我越发地体会到：面对癌症，我们不是一个人在战斗。

在这个群里，我也看到过一些很悲伤的事情。

以前医保福利没有现在这么好的时候，很多群友负担不起医疗费，真的

有人像电影《我不是药神》里那样想方设法地找国外的仿制药。

令我印象最深刻的是一位叫阿成的男子，他是两个孩子的爸爸，从没抽过烟，不到三十岁却查出肺癌。最开始的时候，他还可以凭借自己的积蓄和收入支撑治疗，但很快就撑不住了，只能打听国外仿制药的渠道。后来实在找不到，他又四处想办法找靶向药的原材料，自己学习调配给自己吃。

但做一款药哪有这么容易，而且他吃这些药的时候副作用很大，只不过这样的确能省一些钱——他真的是在竭尽全力地救自己的命。

看到一个个被癌症拖垮的家庭，一个个因为经济问题而放弃的群友，我很心酸。很可惜，他们没有赶上好时候，如果他们能坚持到今天，日子就会好过很多。不过，虽然我们群里不时有人去世，但更多人坚持了很多年，也有比我爸爸坚持得更久的人。

我很感谢国家将很多靶向药物纳入医保药品目录。爸爸用的那款药在医保报销之前的价格是2万多元，即便对我们这样的小康家庭，这也是一笔沉重的负担。如果按最开始的频率，一个月打一次，普通家庭很难承受得住。如果不是国家的惠民政策，我们当时回到珠海，可能会面临无药可用的窘境。

从我们的经历来看，如果不幸得了癌症，也不必万念俱灰。经过不断学习和了解，我们现在觉得癌症这个"敌人"已经不像以前那么可怕了，因为患者有医生和家人给予的信心，有靶向治疗、免疫治疗等新的医疗手段，还有国家医保的大力支持，与癌症不断斗争甚至战胜它是完全有可能实现的。

医学聚焦

对于晚期驱动基因阴性的肺癌患者，并不是无药可治，PD-1/PD-L1免疫治疗、化疗和免疫治疗联合化疗对于相当部分的患者是有效的，5年生存率较单纯的化疗时代获得显著的提高。该患者先后幸运地参加了两项临床试验（新型化疗药和PD-1单抗的免疫治疗），不仅可得到规范的诊疗，同时减轻了沉重的经济负担。

抗癌11年，我省下了近200万元医药费

【患者档案】琳姨　女　58岁　肺腺癌11年
【被采访人】本人
【治疗单位】广东省人民医院

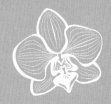

■ 知道结果后，我们在电话里沉默了很久

2010年5月25日，星期五，我清晰地记得这个时间。

直到现在，我都很感激那天偶然看到了一篇关于更年期的文章。如果不是因为那篇文章，我不会想到在40多岁更年期来临之际去医院做个全身体检，也就不会发现自己身上已经出现的肺部阴影。

体检结果出来后，医生看了看，建议我尽快到广东省人民医院做进一步检查。第二天，我从梅州坐了5个小时车来到广州。广东省人民医院肿瘤科的医生告诉我，情况不是很好，恶性的可能性比较大。

一周后，我的病理结果出来：肺腺癌。我记得很清楚，那天6月6日，周一，下着雨。报告上第一句话就是"晚期肺腺癌，*EGFR*突变"。

拿到报告的那一刻，我大脑一片空白，偷偷在医院的拐角哭了很久。其实我当时不太相信。不断地想，为什么我一向作息规律却得了这个病？然后我第一个电话打给了丈夫。丈夫是梅州的一名教师，当时他正在上课，没接电话。下课后，他第一时间回拨了电话。知道了这个消息，他一时不知道怎么安慰我——电话里很长一段时间，我们都沉默不语。

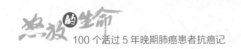
那年6月底，我在梅州的医院接受了第一次切除手术，丈夫在医院里照顾了我一个多月。

■ 申请慈善赠药，11年间省下了近200万元

我的家庭并不富有，家里主要的经济来源来自丈夫。自两个儿子出生后，我全职在家照顾他们。他们上小学的时候还需要我接送、辅导功课。一直到他们上了初中，我才出来找工作。我在制衣厂工作过一段时间，但考虑到要辅导孩子学习，后来基本是打散工：做过保洁员，也当过保姆。

刚确诊的时候，我才47岁，当时两个儿子已经大学毕业。一开始知道这个结果，我内心除了害怕，就是担心高昂的医药费。一旦接受治疗，这个本不宽裕的家庭必定会因此承受巨大的经济压力。

那时候，我的心理压力特别大，一方面靶向药和免疫治疗让我看到了生存、治愈的希望，另一方面却要面对天价的费用。我之前没有购买社保，起初每个月光治疗费就差不多2万元。第一次手术住院后不久，我就向家人提出：咱们回家吧，别治了，我心疼钱。可是两个儿子和丈夫决定：倾家荡产也要给我治病。

家人反复给我做了很多思想工作，我真的由衷地感谢他们。转机大概出现在自费治疗四五个月后。

儿子从新闻里看到相关信息：国家一直在加快抗癌药物的社会援助机制，组建了相对完善的慈善保障体系，为经济困难群体提供了不少慈善咨询——许多抗癌药物在自费一定数量后，可以享受中华慈善总会连同药厂提供的后续慈善赠药。这对于我这样的家庭真可谓是雪中送炭。

儿子查资料后告诉我，慈善赠药和我想象的不一样：之前我以为这只是针对极度贫困或者低保人士开设的。正是因为这样的观念误区，许多收入看上去还过得去的家庭，根本没有考虑过申请慈善赠药。

实际上，对于抗癌药物慈善受赠者经济水平的要求，普遍是依据家庭收

入和具体药物费用的
比例来规定的，许多
抗癌药很贵，一般家
庭都难以承受，只需
要家庭的医疗支出占
家庭可支配收入比重
畸高即可申请。条件
比我家好得多的病
友也可以享受到这些
优惠。

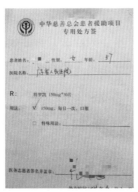
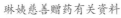
琳姨慈善赠药有关资料

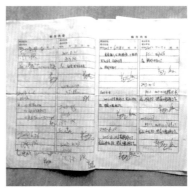
琳姨的病历本密密麻麻写满了多年
的看诊结果

后来，在和病友的交流中我们了解到：在实际操作中，可用家庭年收入
是否低于药物总开销这一原则，来判断是否符合申请标准。换句话说，只要
确实因为吃药而让家庭入不敷出，基本符合赠药的经济水平标准。

广东省人民医院的主诊医生在面诊的时候，也专门提醒了我慈善赠药的
申请事项，很周到。

我是幸运的。自费的第七个月，我的慈善赠药申请就批下来了，每个月
减免15 000元左右的医药费。如今距离我肺腺癌确诊已经过去了11年，慈善赠
药前前后后为我省下了近200万元的医药费。

慈善赠药并不是贫困者的专利。国家的政策给了我们这些家庭实实在在
的帮助，所以，很多癌症患者可以放心大胆地申请。

■ 800公里路途当天往返，我感到每一步都自带正能量

我现在坚持吃药，身体没有任何不舒服的感觉，基本上每4个月复查一
次，只是体力不及从前。我留在梅州帮大儿子带孩子，丈夫去了深圳给小儿
子带孩子——夫妻两人分居两地，照顾着下一代的生活起居。让自己有一点
事做就不会胡思乱想了，这是我调整心态的一种方式。

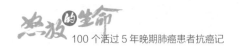

梅州到广州400多公里，每4个月一次的复诊，我都会提前跟儿子打好招呼，然后独自一人坐最早的一班客运大巴去广州。到了我这个年纪，眼见孙子渐渐长大，我想着能省便省——看完医生如果没什么事，我就匆匆赶到客运站，坐最近的那趟大巴回梅州。一天下来，800多公里，七八个小时都在大巴上度过。出发的时候天刚亮，回到家里已经夜幕降临。

日子就在一次又一次往返于梅州和广州之间流逝，一晃就是11年。

生病后，丈夫建议我多看看书。11年间，关于健康、养生的书籍，我已经看过不少。有一本书里提及的"子午觉"，我特别认可：好的睡眠，不仅能让我们的身体迅速、高效地"充满电"，还能够保护人体的一些组织和器官。我坚持每天午饭后保持一小时的休息时间，晚上11点前入睡，时间久了，也就养成习惯了。

在与癌细胞赛跑的过程中，我在主治医生的建议下加入了病友群。群里每个人的病情不同，心态也不同。接受治疗时碰到什么样的人非常重要。有一个病友，不仅做了全切手术，还要做靶向治疗，但她依然没有放弃。她的态度，给了当时刚开始治疗的我非常大的勇气。

11年过去了，我常常能够感受到，我走的每一步都自带正能量。未来还很远，我要过好当下的每一天。

医学聚焦

疾病进展缓慢且温柔（肿瘤负荷轻微）的EGFR突变晚期患者，大概是晚期肺腺癌中较为幸运的一类。仅仅使用了一种第一代靶向药物，疾病控制良好就达到了10以上。这是晚期肺癌变为慢性病的一个经典。

医疗惠民政策的见证者：我要好好治疗，好好活着

【患者档案】黄少仪　女　74岁　肺腺癌12年
【被采访人】本人
【治疗单位】中山大学附属肿瘤医院

　　"心态是最重要的。"黄少仪反复讲到这句话。她的声音里透着一种经历苦难后的最终释怀。

■ 先生走了，我也患上了肺腺癌

　　早在1993年和2003年，黄少仪就在医院检查出来自己患有乳腺癌，所幸在经过手术切除之后，乳腺癌带来的阴霾完全从黄少仪的生活中散去了。

　　2008年，黄少仪的丈夫因病逝世。家中的主心骨突然离世，对黄少仪是一个巨大的打击。悲观的情绪延续了很长一段时间，雪上加霜的是，正是在这段难熬的时间中，黄少仪得知了自己患肺癌的消息。

　　"其实癌细胞可能潜伏在我身体里面很久了，只不过没有出来活动而已。我先生走了以后，我的悲观情绪一起爆发出来，这就是为什么我会突然之间患病。"癌症的到来，往往和患者本身的情绪及生活状态有很大的关联，先生的离开，让黄少仪悲观的情绪爆发开来，也让癌症悄然到来。

　　"我是肺高分化的腺癌，病理报告一出来，我儿子马上哭了——爸爸刚刚走，妈妈又是这样子。我的家庭原来是很温馨、很和谐的，现在却成了这样子。我心里面很难受，想跟着我先生走了算了，不治了，太辛苦了。"突

如其来的癌症，几乎击垮了黄少仪。

■ 最大的支柱是儿孙

在得知自己患上癌症之后，黄少仪万念俱灰，好在儿子及时改变了她的想法。

2008年，汶川大地震爆发。在那场地震中，无数人因为灾情无家可归。坐在电视机前，黄少仪母子抱头痛哭。"我跟我儿子说，我们起码有房子住，我还可以治疗。你看看人家房子没有了，家破人亡——我们比起他们幸运多了，我要好好治疗，好好活着。"黄少仪接受了肺癌的切除。

2009年肿瘤复发转移，从那以后，黄少仪开始了漫长的治疗之路，儿女有钱的出钱、有力的出力。生活在日本的女儿会不定期地汇款给她，每次治疗儿子都会陪伴在母亲的身边。

因为长期化疗，黄少仪坐上了轮椅，每次都是儿子推着轮椅送黄少仪进医院。从确诊以来，黄少仪已经经历了50多次化疗。虽然辛苦，但是看到自己的儿孙、看到这个温暖的家庭还在为自己努力着，黄少仪的痛苦似乎减少了很多。

经历了数十次的化疗之后，黄少仪的心态慢慢变得平和。2019年黄少仪左下肺结节开始增大，2019年4月切除了左下肺并接受了基因检测，发现了靶点，开始口服靶向药治疗。

黄少仪重新开始享受生活。在治疗之余，她会做一点自己喜欢的

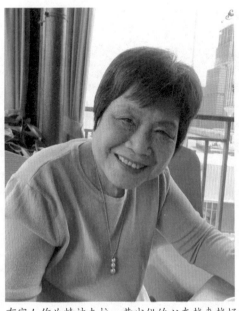

有家人作为精神支柱，黄少仪的心态越来越好

事情。看着自己的孙子孙女慢慢长大，做着这些美好的事情，黄少仪的心态变得越来越好。

■ 感谢居家养老政策，每月总有额外补贴

黄少仪非常感谢尽心尽力的主治医生张教授。当黄少仪在治与不治之间犹豫的时候，张教授总是说服黄少仪接受治疗。在治疗中，张教授想尽一切办法来减少黄少仪的痛苦。而黄少仪也在日复一日的化疗中，慢慢适应了这样的生活。心情好转了，生活状况也改善了。

正是身边的老朋友和热心的医生一直给予她支持和帮助，黄少仪慢慢地重新回归正常生活。

抗癌12年，黄少仪也是国家医疗政策越来越惠民的见证者。居家养老政策的出台，让黄少仪的治疗压力减轻了不少。在养老保险的基础上，黄少仪申请了居家养老，每个月能够额外收到2000元的补贴，每过一段时间还会有护士上门进行身体检查。

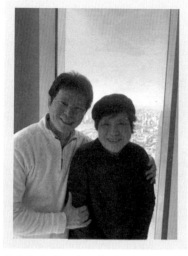

黄少仪和儿子在一起

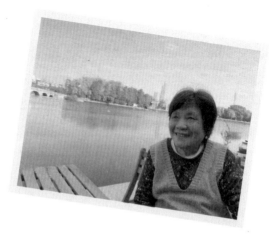

黄少仪总是笑意盈盈

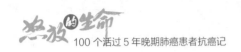

"我现在生活环境很好，政府补贴也越来越多，儿女也都懂事。"黄少仪对未来充满信心。有一个好的家庭，儿子女儿一直坚持帮助自己治疗，身边有几个要好的朋友，能享受的社会福利在不断增加，对于黄少仪来讲，这样的日子已经很完美了。

医学聚焦

该患者是肺癌术后复发转移的患者，获得12年长生存和较好的生活质量。虽然接受化疗有一定副作用，但是大部分有效的化疗和维持治疗除了能延长患者生存之外，也能带来生活质量的改善。此外，全身加局部的综合治疗始终是肿瘤治疗的基本策略，通过手术、内科治疗等多种手段结合，使患者获得长生存。

12次化疗，4次手术，多次复发，她从未妥协

【患者档案】陈羡芬　51岁　肺腺癌7年余
【被采访人】本人
【治疗单位】中山大学附属肿瘤医院

"我当时万念俱灰，害怕得哭了，毕竟那个时候自己还年轻，小孩比较小。做完手术之后，每次看到伤口我都会流泪。但当悲伤抒发出来之后，我就用笑容替代泪水，坦然面对。"

■ 走出医院的大门，她忍不住流下了眼泪

陈羡芬是山东甄城人，是某中学高三特优班的班主任兼英语老师。热爱工作的她将全部精力都投入到了工作当中，不仅要考虑英语教学，还要兼顾毕业班的整体学科成绩，为学生呕心沥血。

2014年3月，学生完成第一次高考模拟考试之后，陈羡芬被安排去广州调研。好不容易有时间出门，陈羡芬想起自己好久没有体检了，就顺便检查了一下。没想到这一次检查，改变了她的一生。

拿体检报告的时候，医生对她说："你患有乳腺癌和肺腺癌，建议尽早开始治疗。"

陈羡芬听后，久久无言。走出医院的大门，她忍不住流下了眼泪。

陈羡芬平常的身体素质很好，也保持着良好的生活习惯，每个星期她都坚持跑步，围着操场一口气可以跑2 000米。但病魔还是找上了她。

得知妻子患病，陈羡芬的先生给予了妻子无微不至的关怀，经常鼓励她配合医生治疗："有一个好的心态、好的身体素质，病情终会好转。"

陈羡芬患病时，儿子正在读高一，是住校生，很少回家。得知了母亲的病情，儿子经常打电话给她，说一些贴心的话。回到家之后，儿子也会主动承担家务，陪母亲聊天、散步。儿子似乎一夜就长大了，这是她最为欣慰的事。儿子默默地以自己的爱温暖着母亲，成为陈羡芬走下去的精神动力。

家人的鼓励与支持，是一种无形的力量。彷徨无助的她，渐渐平复了下来，她想明白了：最主要还是要靠自己去面对——只有走好接下来的路，才是对自己负责，对家人负责。

■ 切除乳房，绝望中学会为自己疗伤

乳腺肿瘤手术需要切除病变乳房，这令陈羡芬很难接受。但为了活下去，她还是含泪接受了手术。

对女人而言，没有了乳房，好像就不是女人了。虽然早就有心理准备，但这样的观念不可避免地影响了她——每次看到做完手术的伤口，陈羡芬都会忍不住哭出声来。

但陈羡芬没有喘息的时间，为了更好地治疗肺癌，她转到了中山大学附属肿瘤医院。

同时患有乳腺癌和肺癌？中山大学附属肿瘤医院的专家们对此打了个问号：会不会是一个原发病灶和一个转移灶呢？

面对陈羡芬的复杂病情，中山大学附属肿瘤医院组织了多学科专家会诊，一致认为肺癌乳腺转移的可能性比较大。虽然晚期癌症一般不建议手术，但是专家团队仔细分析后，认为现阶段手术有助于控制病情，还可以兼顾明确病因。于是，专家们决定为她进行肺部肿瘤切除术。

术后病理检查结果印证了专家们的判断，诊断为肺腺癌乳腺转移。

在医生的建议下，陈羡芬接受了术后辅助化疗。可化疗效果并不好，

2014年8月，复查发现陈羡芬左侧乳腺出现了新的肿块。

医院再次召开多学科会诊，认为将左乳一并切除是最佳治疗方案。大半年内连续做三个大手术，无疑给陈羡芬带来巨大的痛苦。但她给自己打气："我为人师，为人母，应该给学生和孩子树立起一个榜样。我不是常常教导他们要坚强、勇敢地面对生活中的挫折吗？我又有什么理由放弃呢？"

她的坚持终于有了回报——第三次手术后，中山大学附属肿瘤医院的陈教授让她做基因检测，这次有了好消息，确定可以吃靶向药了。

陈羡芬在绝望中学会了自我疗伤。她觉得今天这个局面也是不幸当中的万幸：如果不是发现得早，自己可能早就停止呼吸了；如果不是医生尽心尽力地为自己做了几次手术，自己肯定也活不到今天。

有了乐观的心态，即使前方的道路再坎坷，也没有什么可以难倒她了。后来，陈羡芬又经历了2018年胸壁转移、2019年脑转移两次波折，她积极配合医生，接受了胸壁肿瘤手术和靶向药的调整，成功地活了下来。

■ 伤痛之时，总有人陪伴左右一起面对

陈羡芬坦言，没有中山大学附属肿瘤医院医生们的辛苦付出，自己不可能活到今天。当她心情低落时，医生们都会细心、认真地对待她；在她失落无助的时候都会安慰她、鼓励她，把自己当作他们的家人看待，让她感受到慰藉与温暖。当她化疗胃口不好时，陈教授告诉她，高质量的饮食是长期坚持下去不可或缺的力量，鼓励她照顾好自己。

学校为了表达对这位勤恳工作的老教师的关怀，特地将她从教学一线转到后勤部门，每年还会给予慰问金。同事和学生们也经常登门看望她。这些让她非常感动。

陈羡芬感慨，2014—2015年，如果得了这种病，只有具有相当不错经济基础的家庭才能承担得起昂贵的医疗费用，"记得2017年的时候，靶向药是5万元1个月，4个月总计20万元，这不是每个家庭都能承受的。"

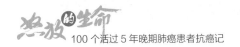

2017年7月，人社局发布通知，将36个药品（包括31个西药和5个中成药）纳入医保药品目录。西药中有15个是肿瘤治疗药，覆盖了肺癌、胃癌、乳腺癌、结直肠癌、淋巴瘤、骨髓瘤等癌种。用于肺癌的靶向药纳入医保了，价格也降下来了。在此之前靶向药是51 000元，后来降到了15 000元，2021年3月又降到了5 800元。党和政府对医疗政策的制定、优化与完善，让陈羡芬真切地看到了希望。

4次手术，多次复发，这些都是常人难以忍受的痛苦，陈羡芬都挺过来了，她自己都觉得不可思议。如今，陈羡芬的病情已经趋于稳定了，支撑她走到今天的就只有一个信念：不放弃，总会有希望的。

医学聚焦

患者确诊肺癌乳腺转移，在全身治疗和局部治疗的综合治疗下，成功地走过了7年余。患者先后进行了乳腺手术切除、肺原发灶手术及胸壁转移灶手术治疗，并且先后使用了化疗和靶向治疗，目前病情控制稳定，整体保持了较好的生活质量。晚期肺癌患者的治疗，不仅仅依靠内科治疗，往往需要全身与局部的综合治疗，在病情进展时，科学判断，及时给予局部干预，也可使患者病情得到长期控制。

往返两地积极寻找抗癌药，
心若向阳，希望自在

【患者档案】贵叔　男　77岁　肺癌6年余
【被采访人】本人
【治疗单位】南方医科大学附属东莞医院（东莞市人民医院）

■ 生活给我开了一个苦涩的玩笑

"没事吧？"

"应该是肺癌。"

"严重吗？"

"肯定不是早期。"

2014年11月1日，生活好像和我开了一个玩笑。我年轻的时候做过两次心脏支架手术。2014年，我感觉右边胸部有些疼，用手一摸能发现里面的肿块。于是家人陪我到东莞市人民医院进行检查。检查结果：肺部异常。医生将我的孩子拉进办公室，告诉他们："你爸爸可能得了肺癌，需要做进一步的检查。"孩子没有隐瞒，很快就将这个消息告诉了我。那一刻，我感觉天塌了一般，脑海里一片空白。他们在给我办理住院手续时，我的手一直在抖，数了好几遍身上带的现金，却怎么都数不清楚。

我是父母的儿子、妻子的丈夫、两个孩子的爸爸、家里的顶梁柱，我不敢相信自己可能得了肺癌，但又不得不面对现实。当天从医院回家，我连车都开不了，内心一直无法平静：绝望、迷茫、无助……各种复杂的情绪交织

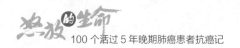

在一起。

我没想过需要住院，什么也没准备。医生同意我回家过一夜，第二天到医院住院。到家后，我强作笑颜，尽量不在家人面前展露悲伤。那一夜，我辗转反侧，难以入眠，内心十分煎熬，也不断祈祷进一步检查发现不是肺癌。

然而，第二次检查结果出来了：确诊肺癌晚期。

2015年1月5日，我的右上手臂也出现了肿块——癌细胞转移了。一次又一次的检查结果，反复地刺痛着我的心。

■ 一颗药2 000元，每天吃掉一台"冰箱"

身边有患癌的朋友接受手术或者穿刺后，治疗效果并不理想，所以我始终抗拒这些治疗。在我消极迷茫的时候，医生推荐我接受免疫治疗，而其中涉及的一款药物需要在香港采购。那时候，大儿子有个朋友在香港工作，推荐了香港的医院。我就这样开始了漫长而纠结的检查、治疗之路。

2015年5月开始，我往返于东莞和香港，前后打了12针免疫针。每针一个疗程，持续21天。治疗效果一直比较理想，转移的癌细胞很快被控制，这给了我和家人莫大的信心。

但是，不幸的事还是发生了。

2016年，癌细胞转移到了我的脑部——做了基因检测报告，显示CDKN2A基因突变。香港的医生给我开了抗肿瘤的药，但我出现口腔溃疡、骨髓抑制等副作用，后来还出现了肺孢子虫肺炎，导致呼吸衰竭，花了30万元才抢救回来。所幸最终的结果还比较理想。2017年，我开始服用另一种药，耐受性良好，定期复查影像学持续好转，现在检查片子已经看不到肿瘤了。

香港的治疗费用按小时算，1个小时的费用超过2 000元，一趟治疗下来，几十万元就这么花出去了。如果内地有一样的治疗方式，价钱还能便宜点的话，那该多好。听到我的感慨，一旁的女儿总会赶紧跟我说："爸，别再纠结钱的问题了，人更重要。"

由于药物的耐受性良好，加上定期复查，如今我的病情得到了良好的控制。几年前，我开始在东莞市人民医院同步接受治疗，也经常会把香港那边的看诊结果提供给东莞市人民医院的医生参考。

我一直服的这种药价格比较高，一个疗程吃1瓶，21颗。早期开始服用时，在香港、澳门往往卖到5~6万元一瓶。由于要求随正餐服用，我便常用小瓶子将药物装上，方便出门。一次，我跟家人逛家电超市，看

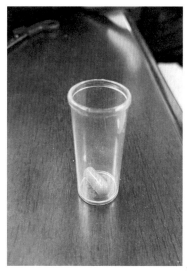

为了按时吃药，药丸都是被放入这样的小瓶内方便携带出门

到一台冰箱标价2 000元，女儿调侃道："爸，您一颗药，就可以买一台冰箱了。您每天都吃掉一台'冰箱'啊，哈哈。"

念念不忘，必有回响。内地的相关药物终于上市了，而且价格在逐年下降，这对于像我这样的癌症患者来说，无疑是重大的利好消息。

自2020年起，我常吃的这种药，标价1万多元，我已经可以在东莞的连锁大药房买到了。

2021年，国家药监局又将这个药物进行了两次调价，最近价格是9 000多元。尽管价格大大降低了，但终究还是不便宜的。每两个疗程之间有一段空隙，我目前正在努力拉大这个空隙——这样能省一台"冰箱"是一台。

只要能够吃上药，就有希望。虽然我的复查状况良好，但我仍旧在多方打听，了解如果我对现在这款药物出现耐药后，还有什么有效药物可用，并积极寻找购买渠道，以防耐药后无药可用。

心若向阳，希望自在。抗癌的6年多时光里，我的生活质量得到了很大的改善。天气好的时候，我会陪太太去爬山，接触大自然，感受生命的力量。

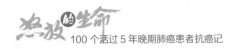
周末，我们一家人也会去喝早茶，偶尔品尝一下下午茶，生活虽然简单，但充满幸福。

医学聚焦

　　患者携带一个在肺癌中罕见的驱动基因，在使用过标准的化疗、免疫治疗后，患者使用针对这个靶点的靶向治疗，单纯地靠一种口服药就获得了长期生存，并且获得了临床完全缓解的良好疗效，充分体现了异病同治的中西融合治疗理念，也是精准治疗的典型例子。

癌症打破我平静的生活，我就在浪涛里舞蹈

【患者档案】霍青　女　57岁　肺腺癌5年余
【被采访人】本人
【治疗单位】广东省人民医院

如果石子落入水面激起了波澜，那么任何试图平复的努力都只是徒劳，我们只能学会在浪花里舞蹈。突如其来的疾病让我的生活变得不再平静，却也让曾经甘于平凡的我学会了勇敢，学会了在有限的时间里跳出最美的舞蹈。

■ 平地惊雷，确诊后号啕大哭

2015年以前的我享受着正常的工作和生活，闲暇时做些自己喜欢的事情，生活缤纷多彩。我没想过自己要有多大成就，只想做一个热爱生活、认真生活的人，平平安安过一辈子就好。

2015年，我出现头疼、头晕的状况。一开始，我以为是太疲劳了，认为休息一段时间就会好，也没觉得有什么大碍。但后来症状不断加重，生活质量也大受影响，我才到医院进行检查。

我先做了一个脑部核磁共振检查，发现脑部有积液。在医生的询问下，我想起自己半年前在单位安排的体检中，查出了肺部有结节。突然，我和丈夫意识到事情好像并不简单。

接下来，我奔波各处做了不少检查。最后，做了核磁共振和CT，发现肺

部有问题。医生告诉我，可能是肺部肿瘤脑转移。我和丈夫都惊呆了：虽然我们早就猜想这不是"休息一下"就能解决的问题，但也没想到会是肿瘤。

我所在的珠海的确适合养老，但眼下我的情况需要到更好的医院进行全面检查和治疗。朋友给了两个建议：一是到国外就医，二是到广东省人民医院看看。我和丈夫选择了到广东省人民医院再次检查。

在广东省人民医院，我做了全程检查，确诊是肺癌Ⅳ期，并且有脑转移。得知自己确实患上了肺癌，我几次忍不住号啕大哭，这个消息就像是晴天霹雳，在我本来平静幸福的生活中激起惊涛骇浪。我心里始终没办法接受自己生病，也不愿意接受自己的生命即将走到尽头的事实。

■ 感谢医生救命之恩，每一声问候都带来希望

不幸中的万幸，我们挂到了吴教授的门诊。至今我还对第一次和吴教授见面的场景记忆犹新。我们一般认为，癌症就是绝症，当时我也不知道现在的医疗技术发展到什么程度，去看吴教授只是"死马当活马医"。吴教授看了检查结果后告诉我，情况不算特别严重，只要我愿意治疗，他会尽力帮我。吴教授的每一句话，都给我带来生的希望，给我们一家带来光明。于是，我就在医院住下进行治疗。

吴教授看病非常仔细，经常来病房看我，给了我不少帮助，他甚至提出为我找一个心理医生疏导一下。确诊半年后，在大家的陪伴和鼓励下，我渐渐地接受了这个事实，转而积极配合治疗。一旦接受现实，我发现事情都在往好的方向发展，各方面都开始变得值得期待。

查完基因分类，有了信息报告之后，我参加了试验组进行治疗。但一个月后，我的病情加重了。吴教授分析情况后，拟定了新的治疗方案：让我接受化疗。刚开始，我家人认为化疗对人的伤害比较大，不管是精神还是身体上都要受很多苦。但吴教授说，在一代代改进之下，化疗药物的副作用小了很多，对人体伤害没有那么大了。家人商议后决定听从医生安排，做5个周期

的化疗。在头2个周期结束之后，我做了CT检查，发现效果很不错，肿瘤缩小了30%。但后来，肿瘤开始增大，可能产生了耐药性。

吴教授于是安排我做穿刺检查。根据检查结果他为我制定了新的治疗方案——靶向治疗。当时，靶向治疗还是一种前卫的治疗方式，整个广东省只有9个人在使用这种靶向药。在用药五六个月之后，其他患者都出现了不同程度的耐药性，只有我没有出现耐药情况。可以说，我是被幸运之神眷顾的人。使用靶向药到现在已经快5年了——对我一直有效，所以我一直都在用这种靶向药进行治疗。如今我的精神状态和身体情况都不错。

因为我的病情复杂，所以治疗期间更换了很多次治疗方案，我的身体、心理状态时好时坏。每次治疗，我丈夫都不离不弃地陪着我，让我少操心很多事情。后来我也不再费心，什么都听我丈夫的。每一次治疗，我都在我丈夫的帮助下完成得很好，病情也慢慢地得到了控制。

在治疗过程中，我们一家人最想感谢的，就是一路上遇到的所有医生。医生的尽心尽力和高明医术，让我不断变好，如今我们都对生活满怀期待。对癌症患者来说，每个人的关怀都十分珍贵，都有可能被当作一根救命稻草牢牢抓住。医生对患者的关怀更是重要：吴教授经常发短信关心我，查房时一句简单的问候，都会让我觉得自己的生命还有延续的希望。

抗癌5年来，我遇到的每一位医生都是我的救命恩人：吴教授、杨主任、主治医师王医生、甘医生……每一位医生我们都记得十分清楚，现在我们也和他们非常熟悉。

在这些白衣天使的帮助下，我已经进入了一个病情相对稳定的阶段，能够看看书，做一些自己想做的事情。

■ 政策支持让大部分患者看得起病，吃得起药

因为我家庭条件还不错，所以在靶向治疗中没有太大的负担。从2016年到现在，我们一家见证了国家医保政策的变化。我们一开始使用靶向药的时

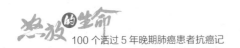
候，一个月要花近6万元，这在靶向治疗当中还不算是最贵的——有的患者一个月就要花十几万元。那个时候，这类药物还没有进入国家医保药品目录，所以很多人是吃不起这个药的。

2018年，电影《我不是药神》上映。我和病友都觉得这部电影非常真实。因为癌症患者需要一些特殊的药物才能够活命，但是这些药十分昂贵，在没有办法的情况下，只能四处寻找仿制药。我在抗癌五年的道路上见过许多病友，他们中有的人没有我这样的经济条件，所面临的经济压力是一般人难以想象的。

幸好党和国家关注到了这个群体，为癌症患者提供了较大的帮助。2018年后，部分药物进入国家医保药品目录——医保可以报销85%。随着国家医保政策的不断完善，越来越多的药物进入了国家医保药品目录。目前已经能够让绝大部分患者看得起病、吃得起药，对患者经济方面的帮助是巨大的。

如今，我只需要每两三个月接受复查，复查和治疗都成为我日常生活的一部分了。回想起从前比较艰难的时刻，心中也只有对世事无常的感慨和对家人、医生的感激。随着国家越来越重视全民健康，推动医疗事业不断前进，相信总有一天，人们不再会"谈癌色变"，"癌症"不再是"死亡"与"绝望"的代名词。

医学聚焦

精准医疗时代，最强调的是精准检测和精准的个体化治疗。出现两个基因同时变异，使用一种靶向药物往往控制不佳，双靶治疗可能可以取得较好的疗效。目前靶向药物发展迅速，若正确使用，可以实现长期生存，即使未来出现耐药，或许那一天已经研制出新的药物（甚至一种靶向药物可以覆盖两个或多个靶点），可以进行下一线治疗。

国家的扶贫政策和医保政策，让我可以与肺癌一斗到底

【患者档案】黄志雄　男　37岁　肺鳞癌5年余
【被采访人】本人
【治疗单位】中山大学附属肿瘤医院

　　一棵树最坚硬的地方，是曾经被伤害过的地方，因为它结了痂。这句话放在我身上同样适用。人之所以变得坚强，是因为受过伤，也是因为拥有足够的勇气对抗打击。

　　我所面临的敌人异常强大——因为反复发热，住院一个月后我被检查出了肺癌。这无疑是我平静生活里的一记惊雷，好在原本我就是一个勇敢无畏的人，我深信人的意志能战胜生活中的一切困难，这一次也不例外。虽然我刚开始也有一些害怕，也不断地彷徨，但是后来我坚信只要坦然面对，就可以战胜肿瘤。现在我的状态很好，而且我的生活比以前更加热烈、更加璀璨。

　　这是我与肿瘤的一场战争。

■ 如果想要看到明天的太阳，就得积极治病

　　一切还是要从那次发热住院、发现"敌军"开始。本以为只是一次普通的发热或感冒，输液吃药之后就会有好转，经历了一个月的反复发热，最后在CT检查中发现了我肺部有阴影，确诊肺癌。

刚开始听说自己得了这个病的时候，我还是非常害怕的，因为"癌症"这个恶魔第一次真正出现在了自己的生活中。但是我知道害怕也没有用，向肿瘤"投降"它也不会就此饶我一命——如果想要看到明天的太阳，还是得治病。于是，在朋友的推荐下，我来到了中山大学附属肿瘤医院进行治疗。

中山大学附属肿瘤医院的教授告诉我，根据我的情况现阶段已经无法进行手术治疗了，建议通过化疗来控制病情。

一开始，我对化疗有一些害怕。开始治疗后，我发现化疗也不像传闻中那么可怕，慢慢地，我习惯了这种"战斗"方式。进行了几个周期的化疗之后，我的肿瘤有一定程度的缩小——这个"战果"让我对胜利充满了信心。

在化疗起到了一定作用之后，医生通过分析目前的病情为我更改了治疗方案，开始放疗。一开始，我也十分不适应放疗，饮食、作息变化比较大：那一段时间我吃不好，睡不好。熬过了一段时间后，我也渐渐适应了放疗。

■ 基因检测发现惊喜，我是自己的英雄

在治疗期间，我和自己的主治医生在病情上做了很多次分析和讨论。我的病情不断反复，他们根据我的具体情况，制订了许多治疗方案。在一次又一次的治疗中，我不断好转。

2016年，中山大学附属肿瘤医院的陈教授建议我接受基因检测："你患的是肺鳞癌，驱动基因阳性的机会比较小，但是可以试着检测一下。"

检测结果让我惊喜：我的驱动基因呈阳性，可以吃靶向药。

现在吃靶向药基本上能控制病情，副作用也小。这算是我在对抗肿瘤过程中的一个最大的成功，我太感谢陈教授了！

在经历了这么久的抗争后，我自己都觉得自己很了不起，我就是自己的英雄——自己努力保护自己、拯救自己。

■ 兄弟姐妹都站出来：安心治病，钱的事情大家想办法

实话说，在治疗过程中，对我最大的折磨并不是忍受病痛，而是承受着巨大的经济压力，因为肿瘤的治疗实在不便宜。兵马未动，粮草先行，往往后勤才是决定战争最终结果的关键因素。得了癌症，除了对患者意志是一种很大的摧残外，对患者家庭的经济水平也是一个很大的考验。

在生病之前，我自己开小店做生意。生病之后，因为身体不能奔波劳累，加上总要往医院跑，没有太多的时间，治病需要的花销又这么大，考虑一番后，我把店面转卖，凑了一笔钱。虽然当下有了一些资金，但是在治疗肿瘤这个无底洞中，这笔钱根本起不到很大作用。之后，我一直没有工作，只能在老家帮助父母一起种田务农，而这些收入仅仅只够维持一家人的生计，根本不足以支付我进行治疗的"天价"费用。

不停地更换治疗方案，对我身体的适应能力是一个很大的挑战，我能够一一克服。但是在经济方面，只靠我一人，确实独木难支，我需要依靠兄弟姐妹帮忙。

因为经济压力非常大，我曾经想过放弃，但是在困难面前，一家人总是会紧紧地团结在一起，我的兄弟姐妹们都在尽自己最大的努力帮助我。每当我想要放弃的时候，他们都会站出来告诉我："安心治病，钱的事情大家一起想办法来解决。"他们不仅鼓励我积极面对病魔，而且说到做到，在自己的能力范围内给予我最大的经济支持。他们总是告诉我，不管是吃的、穿的、用的，还是医药费、挂号费、住院费等等，只要他们能帮到我，都会尽力帮。但是我需要承受的那些痛苦他们是无法分担的，还得靠我自己坚强地挺下去。

有这样的兄弟姐妹，我有什么理由放弃呢？现在我只希望能够早日战胜病魔，重新找回健康的身体，好好报答他们的恩情。

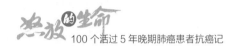

■ 慈善赠药极大缓解了我的经济压力

除了兄弟姐妹们的帮助外，政府的举措和医院、医生的帮助，也在很大程度上缓解了我治病过程中的经济压力。

村里了解到我的情况之后，对我们一家比较照顾，村委会为我申请了一项扶贫的资金，对我有所帮助。村委会经常派人来慰问我们一家，鼓励我坚持治病。在村委会的帮助下，我们家的生活有所改善，在经济方面也得到了一些资助。

医院、医生、社会各界也帮了很多忙。目前，我吃的靶向药是中华慈善总会赠送的，这在极大程度上缓解了我的经济压力。如果需要自费吃靶向药，那么每个月上万元的药费，我是无法承担的，或许早就放弃治疗了。

为了彻底解决看病难的问题，国家近年来多次颁布了新的政策，让老百姓能够最大限度地享受到优惠，不再让患有重大疾病的患者家庭感受到沉重的压力。特别是对我们癌症患者来说，许多靶向药、肿瘤药进入国家医保目录，让我们的经济压力得到了很大缓解——治疗癌症也不再让人感到绝望。

人生总是会面临一个又一个的打击，但是有的打击是为了让你更加坚强。我想说，不管面对什么样的打击，就算是目前暂时无法解决的问题，我们都要坦然一些、勇敢一些、坚强一些，用自己顽强的意志力去对抗，生命会因此更加热烈与辉煌。

医学聚焦

患者2015年诊断出肺鳞癌，行同期放化疗。在2016年4月复查发现双肺及胸膜转移，虽然患者病理类型为鳞癌，基因突变的频率较腺癌低，但是患者基因检测提示EGFR突变，自2016年开始口服靶向药物取得较好疗效，取得近5年的无进展生存期。虽然目前鳞癌患者靶向治疗概率低，但小标本活检的鳞癌患者在可能的情况下做基因检测，或许能在常规治疗之外提供意外的发现。

心大天地宽广，笑对人生路长

【患者档案】黎静　女　65岁　肺癌8年
【被采访人】本人
【治疗单位】广东省人民医院

　　我一直相信，一个能够坚持创造自己价值的人，生活会给他足够的馈赠——毕竟，生活是不会让一个对它充满热情和向往的人太失望的。

　　2013年，已经退休的我正享受着自己平静的生活，却在体检的时候发现癌灶，并做了手术切除。2017年的一次感冒，让我咳嗽胸痛，经检查发现癌症复发。

　　抗癌8年，我总结的经验就是保持心态的平和，始终按照自己的节奏来生活，不要因为疾病给自己的心理设限。我的"心大"和乐观，让自己的病情逐渐好转。我也不断地安慰家人，鼓励周围许多病友学会面对、积极生活。

■ 相信医生，正常治疗就可以了

　　2013年，在一次体检中，我被发现肺部结节已经长到一厘米那么大了，医院建议切除结节。当年10月，我前往广州进行结节切除手术，手术过程一切顺利，除了出现一阵子的失眠外，我没有感受到任何的身体不适。

　　坦白说，我并没有因为手术而特别担心，因为医生说像我这样早发现、早治疗，后面都会很顺利。所以我认为相信医生、正常治疗就可以了。

　　一个人活着，就要做一些有意义的事情，所以我积极参加各种活动，比如参加中国关心下一代工作委员会组织的帮扶青少年活动，从中感受到自己存在的价值，这让我觉得自己的生活十分有意义。

我一直都是一个热爱生活、认真生活的人，所以一个小小的手术并没有让我感觉到有什么异样。以这种平稳的心态做完手术后，我安安稳稳地生活了很长一段时间。隔一段时间去广州做复查成了我的日常，我也没有觉得这有什么特殊的。就在这样的日子里，我继续做着自己想要做的事情，全心全意地享受着生活，也在不断地创造着自己的价值。

■ 突然复发经济压力大，国家利好政策让我安心治病

2017年，我的生活又迎来了一个转折点。一次，我感冒了，持续咳嗽、胸痛很长时间，于是再次进入医院进行治疗。在治疗过程中，医生尝试过多种治疗方案，也吃过抗生素，但效果都不是太好。CT检查，发现复发了，是骨质损害，胸痛可能就是这个原因。

从那时起，我就开始吃靶向药，一直到今天。在这个过程中，我也见证了政策的不断出台和医疗技术的不断提升。

如今很多抗癌药物都被列入医保，患者负担有所减轻，目前我在吃的这款药已经降价两次，现在一个月不到1 000元就能够维持治疗。希望国家能研究、开发出更多药物，让更多患者受益。同时，我也希望国家医保事业能够不断发展，让看病不再是一件困难的事情，也希望检查费列入医保范畴。

无论如何，能在经济上得到一些帮助，我心里是十分感激国家的。除了正常的医保之外，我还参加了一个重大疾病保险，报销比例提高了很多。这也大大减轻了我治疗的经济压力，让我能够安心治病。

现在我的病情基本稳定，只需要服用靶向药治疗及定期复查来维持好的状态即可。

■ 病情严重一点时，反而是我去宽慰家里人

在治疗过程中，我十分信任医生，积极配合治疗。主治医师杨主任为我提供了很多专业上、心理上的支持。每次复诊，他都会夸赞我的自信与坚持，并告诉我只要坚持下去，就能看到光明。

我的丈夫也是医生，在治疗方面他比一般人更了解一些，他陪着我进行每一次的复查和治疗。丈夫因为我的病情，现在开始跨专业地关注肺癌的研究进展情况。他说，有报道显示，肺癌是可以作为一种慢性疾病来治疗的，存活期也在不断延长。他的这句话，让我对医疗发展充满了期待，也对自己的生活有了很大的期盼。

说来不可思议，从做手术到复发，再到坚持药物治疗的过程中，我一直保持着良好的心态，还经常和别人开玩笑，说："我一点都不紧张，病情严重一点时，都是我去宽慰家里人！"

患病以后，我更加觉得一定要好好保重身体，没有什么比一个人健健康康地活着更可贵。所以生活中我在饮食上比较注意，不吃油炸辛辣、刺激性

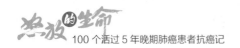

较大的食物，保证蛋白质摄入，每天保证足量的蔬菜和水果摄入，用食疗的方法来调理自己的身体。一旦不小心得病了，也要认识到治病是一个漫长的过程，是急不来的，只有坚持下去，才能迎来最终的胜利。

如今，我仍在坚持着，用自己良好的心态和先进的医疗技术，与肺癌进行着不懈的抗争。

医学聚焦

早期肺癌通过手术可能可以达到临床治愈，但早、中期肺癌相当一部分患者若干年后仍有可能出现复发/转移，这是疾病较为常见的转归。复发后，我们可以采取综合治疗手段控制病情。根据病理类型、基因检测结果和分子生物学发展程度，综合运用靶向、化疗、手术、放疗、免疫治疗等多学科手段，使患者获得长时间的带瘤生存。

33次放疗，5个周期化疗，他都坚持下来了

【患者档案】杜海生　男　65岁　小细胞肺癌6年
【被采访人】本人
【治疗单位】佛山市第一人民医院

　　33次放疗，5个周期化疗，6年漫长抗癌路，无数的疼痛，像吃饭一样地吃药……这样漫长、艰辛、枯燥的生活，是常人难以想象的。在生命随时充满威胁时，在病魔缠身时，在一般人觉得可能很难坚持下去时，65岁的杜海生始终相信：只要坚持，只要有信念，就能战胜病魔。

■ 多次放化疗，家人的陪伴是他坚持下来的动力

　　杜海生患病前长期抽烟，一天要抽一包左右。长期抽烟使他经常咳嗽，烟瘾至今难以戒除。

　　2015年，咳了许久的杜海生发现自己的口痰中带有血丝，这引起了他的警觉。随后，杜海生来到医院检查，确诊为肺癌。听到这个结果，杜海生当时非常的平静。"怕有什么用呢，能看好病吗？"他说。

　　在医生的建议下，杜海生选择了放化疗综合治疗加中药调理治疗的方式。此后，他经历了33次放疗，5个周期化疗。每一次的放疗与化疗，都让杜海生心有余悸。但一想到家人花了那么多的时间、精力陪他治疗，他又觉得自己没有理由不继续坚持下去。

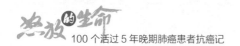

■ "不管癌症怎么样，我自己要开心一点"

杜海生患病之后，反而表现得越来越乐观，他常说："不管癌症怎么样，我自己要开心一点。生老病死是自然规律，平常心对待就可以了。"

杜海生每天早上起来出去锻炼，慢走三公里左右。晚上吃完饭，也会出去走走。一早一晚，天天如此，除了刮风下雨之外一直都在坚持着。

"行走可以增强身体素质，也可以放松心情。没有人天生强大，也很难有人一直秉持着坚如磐石的信仰。但我可以通过不断地提升自己，增强心理素质，树立信心，顽强地与癌症抗争。"他说。

在治疗的过程中，杜海生最感谢那些医德至上、医术精湛的医生：化疗的专家唐医生，化疗、放疗的专家陈医生、麦医生等。每每谈起他们，杜海生都带着无限的感激。

■ 医保政策的完善，大大减轻了人民的负担

2015年初患癌症的杜海生，经济负担异常沉重。"刚患病的时候，多数药都是自费药，近几年差不多都进入医保了。"杜海生不禁感叹国家越来越强大，医保政策实实在在地为癌症患者与家庭带来了福音，改变了"缺什么都不能缺钱，有什么都不能有病"的社会现状，费用显著降低，大大减轻了人民的负担。

医学聚焦

小细胞癌属于比较容易复发难治的肺癌类型。但小细胞癌对化疗、放疗很敏感，通过科学、合理的化疗、放疗，患者也有机会获得长期生存。

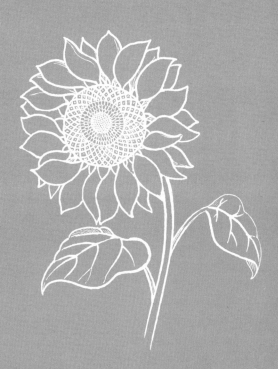

第二篇

科学抗癌

——医患互信

36万公里的抗癌康复之路

【患者档案】王欣　女　63岁　肺腺癌10年余
【被采访人】本人
【治疗单位】广东省人民医院

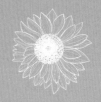

　　10年、195次飞机、36万公里……这些数字，讲述了平凡人王欣不平凡的抗癌故事。这个故事告诉所有的癌症患者：面对病魔，不必恐慌，只要充分相信医生，相信自己，勇敢抗争，癌症的彼岸不是绝望，而是希望。

■ 发现患癌，"活着一天就是赚到一天"

　　王欣的抗癌之路要从11年前说起。2010年，辛劳了半生的王欣终于过上了简单而又幸福的退休生活。虽然偶尔有力不从心、使不上劲、出虚汗等症状，但她以为是更年期导致的，从未往癌症方面想。随着时间的推移，她发现自己的淋巴结逐渐大了起来，这才引起了警觉。

　　2011年4月，王欣在沈阳当地的医院就医，查出了大问题——医生在她体内发现了淋巴结肿大，活检是恶性的，而且是转移癌灶。进一步检查后，在她的肺部找到了源头。她被确诊为肺癌Ⅳ期。

　　检查结果一出，全家人仿佛被黑雾笼罩。她的儿子得到消息，立刻从上海辞职飞回了沈阳。

　　亲人都吓得慌了手脚，没想到王欣却很镇定。她很快调整好心态，从容应对，以平常心面对病魔。

　　不久，王欣平静地在沈阳开始了6个周期的化疗。

化疗的副作用给王欣带来了诸多的不适，但她咬着牙坚持了下来。

治疗过程中，她从未垂头丧气、怨天尤人，她说："活着一天就是赚到一天，要活好接下来的每一天，因为往后的日子对我来说，可能就是倒计时了。"

■ 两度复发，"癌细胞怎么杀都杀不死，我还能战胜癌症吗？"

但她的一切努力，在癌细胞看来似乎都只是螳臂当车——化疗5个周期之后，癌灶便复发了。

不甘失败的王欣找到了另一家医院的一个肺癌治疗试验组，毫不犹豫地参加了试验，开始尝试新的治疗药物。

对于癌症患者来说，这是一场以命为注的豪赌。虽然现在回头看，这一场"豪赌"帮她至少赢回了10年的光阴，但对那时的王欣而言，一切都是未知，前方还有重重磨难在等着她，她一度想要放弃。

在接受了试验组28个周期的治疗之后，王欣转移的淋巴结又复发了。这是第二次复发。试验组的医生建议她进行大剂量的化疗和放疗，并且更换药物辅助治疗。

这次，她迟疑了，网络上庞杂的信息让她开始怀疑医生的建议。她尝试着与癌细胞和解，不再想着消灭它们，只是每三个月去医院进行一次CT检查，看看癌灶能否从此安分下来。短暂的"和平"只持续到2014年11月，这次检查的结果显示，肿瘤在3个月内长了六七毫米，发展得非常迅速。医生告知她：必须继续接受治疗。

"癌细胞怎么杀都杀不死，我还能战胜癌症吗？"一次又一次的打击，让奋战多年的王欣犹豫了，内心已经想要放弃了。

在王欣即将倒下的那一刻，她的儿子站了出来。他坚决不同意她放弃治疗，鼓励她坚持下去，哪怕只有一丝希望。家人的支持，是黑暗中升起的太

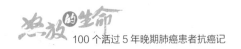
阳，为她驱散了一切迷惘。从此，王欣铁了心，誓与癌细胞斗争到底。

■ 千里求救，"我最感谢的人就是杨主任"

为战胜病魔，王欣在家人的陪同下，跨越2 000公里来到广州。在这里，她遇到了给予她新生的大恩人——杨主任。

"抗癌路上，我最感谢的人就是杨主任。他体谅患者，廉洁为医，每次我给他送去表达心意的小礼品，他都不接受，而我却未感受到一丝一毫的怠慢。"令王欣印象最深刻的，是杨主任知道她千里迢迢赶来，即使在下班时间也愿意为她看病，在术后还送她回去。杨主任告诉她，医生和患者就像是朋友，他会尽可能地帮助每一位患者。

2015年4月，在王欣得病4年后，她开始听从杨主任的建议，第二次进入临床试验，使用靶向药。虽然那时候还不知道药效如何，但靶向药能够最大限度地减少治疗的痛苦，也让她更容易坚持下去。

随着试验的进行，王欣的状态越来越好。但谁也没有想到，2015年12月，王欣的肺又被查出有一点小问题，需要继续观察，吃药控制；2016年3月，情况进一步恶化，王欣的肺部出现了几个结节。

难道复发了？可是其他指标都没问题啊！医生们觉得费解。广东省人民医院组织了MDT多学科专家进行讨论，提出了一种可能性：这是新发的良性结节，与之前的癌症无关。

2016年6月，王欣接受了手术，取出了结节。结果正如医生所料，结节是良性的，王欣的癌症没有复发。

这次，王欣终于守得云开见月明——杨主任的治疗方案效果很好，接下来的5年，王欣按时吃药、检查，癌细胞再也没有出现过。这时候，大家才发现，这条往返广州和沈阳两地的求医路，王欣已经足足飞了195次，合计约36万公里。

勇敢的王欣不仅没有被癌症打倒，反而过得越来越好。经历了疾病之

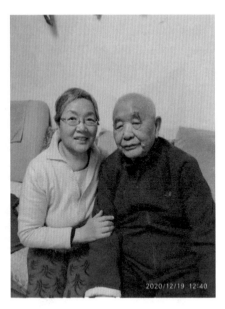

自己患癌的王欣，还能照顾老父亲

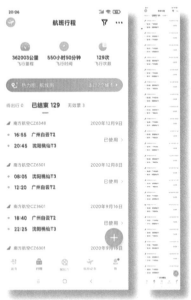

长长的行程单见证了王欣 36 万公里的治疗路

后，她更加注重饮食和锻炼，相较于过去，生活质量也有了大幅度的提高，甚至还能照顾自己 90 岁高龄的老父亲。不熟悉的人，完全看不出她得过一场大病。虽然服药还是会给她带来轻微的副作用，但完全不妨碍正常生活。王欣说："只要不再复发，没有其他的病变，这就是最好的结局。"

■ "广州就是我的第二故乡"

医者仁心，大爱无疆，这是王欣在治疗过程中最大的感受。国家拥有一名好医生，是国家的骄傲；患者遇到一名好医生，是患者的幸运。

漫长的抗癌之路带给王欣的不仅有心理压力，还有沉重的经济负担。在最初确诊的那一段时间，化疗的费用很高昂，疾病逐渐掏空了家里的积蓄。现在的她病情已然稳定，但还是需要来广州拿药，36 万公里的机票钱、400 多个夜晚的住宿费，对一般家庭，无疑是沉重的负担。

出手帮助她的，依然是杨主任。即使试验组已经功成身退，杨主任也依然为王欣提供免费药物——"直至她不再需要"。这大大减轻了她的负担。

广东省肺癌研究所的刘护士也为她提供了许多帮助。"如今医生不单单是对患者身体疾病进行治疗，更重视癌症患者的心理疏导，这对于癌症患者来说非常重要。"王欣说。在她身体和心灵极度脆弱时，是广东省肺癌研究所医护团队的心理疏导支撑着她继续走下去。"非常感谢他们，希望国家能够有更多这样的医生和护士！"王欣由衷地说。

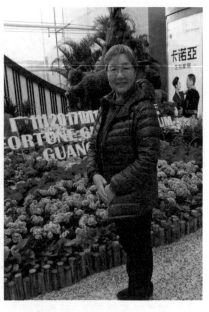

对于王欣来说，广州已成为她的第二故乡

因为与广东省肺癌研究所结缘，广州这座千里之外的城市，越来越令王欣感到亲切，连她的丈夫都说她来到广州，眼睛都在发亮。对周围的事物非常感兴趣，这让她在广州求医时不再困苦。王欣也说："广州已经成为我的第二故乡，而杨主任团队就是我第二故乡的亲人！"

医学聚集

驱动基因阳性（最常见的如*EGFR*基因突变、*ALK*基因融合等）的晚期非小细胞肺癌患者，使用对应的靶向药物，疗效显著优于化疗，副作用小于化疗，甚至可能获得5年甚至10年以上的生存期并享受高质量的生活。针对目前一些尚未上市的创新靶向药，应鼓励患者参加相应的临床试验。该患者6年前参加了尚未上市的*ALK*第二代靶向药物临床试验，一直有效并服用至今。

生命的裂缝，是阳光透进来的地方

【患者档案】冬玉　女　39岁　肺腺癌5年余
【被采访人】本人
【治疗单位】广东省人民医院

　　阳光都是透过缝隙才能照进来，而当生命有了裂缝，那一定就是阳光透进来的地方。我的生命就在突然之间有了一道裂缝，但阳光也顺利地从中透过。虽然道路上有荆棘，但两旁也开满了鲜花。

　　不知不觉，距离查出癌症已过去5年，如今的我自觉身体已经和正常人无异。从发现癌症、参加临床试验到接受治疗，我觉得自己在这场突如其来的恶疾中并没有损失太多，反而获得了与命运抗争的勇气，了解了更多这方面的信息，也得到了一个目前来说相对健康的身体。我不会感谢这场灾难带来的痛苦，但我会永远感谢那个在苦难面前顽强抗争的自己。

■ 参加临床试验，让健康重新回来

　　我本身就在医院工作，所以对疾病较为重视。2015年的那个晚上，我记忆犹新：刚觉得自己不舒服就去做了检查。当时的检查是放射科上夜班的同事为我做的，结果发现右侧大量胸腔积液。当天晚上，放射科医生就让我马上住院，进行进一步检查。我已经能猜到不是一般的疾病。

　　经过了一晚上的思考，我决定去更好的专科医院进行检查。第二天中午

　　我就到了广州，下午办理住院，开展后续的检查、治疗项目。

　　在广州的医院做完胸腔镜检查后，医生告诉我，根据胸腔镜情况，我是不能够进行手术治疗的。在广东省人民医院住院期间，我的主治医生告诉我需要回家等报告出来。在等报告的半个月内，我内心也有煎熬和恐惧，但是我一直都觉得自己的运气不会太差，并且我也对医疗事业的发展有信心，相信一定会有相应的治疗方案。

　　果然，半个月后等来了一个好的消息。我的主治医生打电话告诉我，报告已经出来了，并且有可以实行的治疗方案。

　　主治医生告诉我，目前我的情况可以选择靶向治疗，但是费用较高，需要五万多元。这笔钱对我的家庭经济水平来说不是什么大的问题，但想到这病可能会是一个无底洞，我还是为经济状况发愁。

　　后来，我的主治医生告诉我，有一个靶向治疗方面的临床试验，如果参加临床试验，治疗费用是全免的。我知道，临床试验虽然有一定的风险，但能够推进医疗事业进步。几番斟酌之后，我选择了参加临床试验。

　　那时候我对这方面的知识不太了解，只知道一般都是进行化疗、放疗治疗，像靶向治疗之类的治疗方案还没有普及。进入临床试验后，我不确定吃这个药有没有作用，再加上刚开始治疗时药物副作用明显，我甚至有点想放弃。在每次吃完药都会又拉又吐的折磨下，我一边想着放弃，一边又想：万一有效果了呢？

　　吃了2个月靶向药之后再进行检查，我的情况有所改善：病灶变小了，胸腔积液全部消失。

　　疗效这么好，我顿时觉得副作用再多都是能接受的，因为自己所受的折磨都是为了让身体变好，让健康重新回来。从2015年到2018年整整3年的时间，我都在吃靶向药进行治疗。一开始剂量太大，后来调小了剂量，之后又换了一种新的药物进行治疗，直到2020年9月，才换成了现在一直在吃的药。

　　在3次换药过程中，我的身体感觉挺好的，基本可以正常生活。虽然在发病时还需要忍受疾病的折磨，但我还是对生活和身体痊愈充满希望。

■ 保持好的心态才能更好地进行治疗

刚知道自己生病的时候，我挺难接受的，花了两个月时间来接受自己得病的事实。因为自己在医院工作，自认为对疾病还算比较了解，但是怎么也没想到这种事情偏偏发生在自己身上。

好在在整个治疗当中，家人和医生都给了我很大的支持，让我能保持乐观的心态去面对这样一件糟心的事情。

刚得病时我30岁出头，当时很怕家人知道我得病了，成为他们的负累，所以想自己消化，一个人面对死亡。

但后来他们知道了，却没有一个人说丧气话，都鼓励我坚持下去。特别是我妹妹，每次去医院看病、拿药，都是她陪着我，这一点让我很感动，有时候我觉得她才是姐姐，而我是妹妹。

当时我正好面临着事业的上升期，知道自己生病之后一切都会很难。最开始我也考虑要不要辞职，因为生命似乎已经要看到尽头了，不干了也没有什么可遗憾的。

但是经过一番考虑之后，我还是选择先向单位请假，休息半年，用这半年时间好好治病。治疗了大概三个月之后，所有药剂的副作用都变小了，剂量也有所下降，我的身体也逐渐恢复，和生病之前已经差不多，于是提前回到单位上班。

现在想来，我觉得幸好自己没有辞职，有这样一份工作和收入至少可以减轻经济上的一些压力，避免被经济压力压垮。

好的心态在治疗中是很关键的，保持一个好心态才能够更好地进行治疗，治疗效果也会更佳，身体状态也能够在心理因素的影响下不断好起来。我也会给自己周围的人传递这种好的状态，现在家里的气氛不会因为我的病情而沉重，一切都像普通家庭一样，我也像普通人一样生活、工作，一切都回到了正轨上。

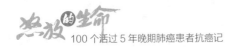

■ 医者仁心，医患共同努力治疗

整个治疗过程中，我十分感谢我的主治医生。如果不是找到了一个好的医院，遇到了一个好的医生，我的治疗过程不可能这么顺利。在近6年的治疗过程中，在医生的帮助和家人的支持下，我大部分时间都在参与临床试验，所以经济上并没有面临很大压力。

前3年的时间，我参与的临床试验药物免费，同时也有固定回访周期，这3年里在治疗上我没花过什么钱。后来更换药物，也是属于临床试验，依旧不用花钱。所以我在2018年到2020年8月期间并没有在治疗上感受到很大的经济压力，直到2020年9月药物被更换为自费药物，我才需要自费买药。但是我对治疗前景充满了希望，因为这几年来医保政策不断改进、完善，我相信已经在国内上市的这款药迟早都会被列入医保，只要能报销一部分费用，就能减轻我不少负担。

我能够恢复到现在这样的健康状态，很大一部分原因是医生尽心尽力治疗，为我制订合适的治疗方案，并在医生的介绍下进入了临床试验，减轻了我的经济压力。医者仁心，本身就在医院工作的我明白医生们在背后花费的精力，也知道为了推动医学事业进步，为了让癌症不再令人闻之色变，许多人都在努力着。

医学聚焦

该年轻的晚期肺腺癌患者，*ALK*融合基因阳性（被称为晚期肺癌的"钻石突变"），对于她来说是不幸中的万幸，并参加了当年一个*ALK*第二代靶向药物的临床试验，疾病控制超过3年，药物和检查都是免费的，大大降低了治疗成本。她身为医务工作者，从心底里相信医生、相信科学，是战胜疾病的基础。

一路南下寻医，我一定要把母亲的命"夺"回来

【患者档案】腾桂芝　女　71岁　肺鳞癌6年余
【被采访人】儿子
【治疗单位】中山大学附属肿瘤医院

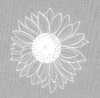

　　我们这个癌症家庭，在抗癌初期走了不少弯路，从黑龙江一路南下，跨越千山万水，终于在广州用上了最新的免疫治疗，把母亲的生命抢了回来。

■ 从绥化到哈尔滨再到北京，病急乱投医

　　我们一家来自黑龙江绥化。2014年，母亲出现了干咳的症状，越来越严重，吃药也不见好转。家里人便带着她去当地医院检查，没想到医生说母亲的肺部有阴影，可能是肺癌。

　　我那时还在广州，听到这个不幸的消息，第一时间飞回去，带妈妈南下哈尔滨复查，进一步确认了肺癌的诊断。当时医生告诉我们，手术是最理想的治疗方法，但肿瘤正好把重要的动脉紧紧包裹住，动手术有大面积出血的风险，加上母亲年纪也不小了，风险太大了。

　　得知这一情况后，我们兄弟姐妹6人顿时慌成一团。做不做手术，大家的意见迟迟无法统一。商量一番后，我们选择再次南下，前往北京的医院。

　　当时我们已经病急乱投医了，在北京多家医院排号、检查，整整花了一个月的时间。有的医院建议化疗，有的医院建议手术，最后我们选择了最为

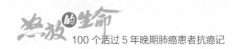

保守的中药治疗。

中药吃了3个月，肿瘤反而迅速进展，这时我们想后悔都来不及了。

■ 找到明路，心里的石头终于落下了

2015年春节，母亲的病越发严重，开始出现吞咽困难。于是我们再次南下，带着母亲又跑了几家医院后，最后抵达广州，来到中山大学附属肿瘤医院。

这次我们不再犹豫了。在医生的建议下，母亲开始接受化疗，但由于之前耽搁了太久，病情太重，医生说只能边治疗边看效果。遗憾的是，接受6个周期的化疗后，母亲病情依旧没有明显好转。

不能手术，化疗仅能短暂控制，传统的肿瘤治疗办法都试过了，难道母亲真的没有希望了吗？

就在我们绝望的时候，中山大学附属肿瘤医院的陈教授提供了一个治疗方向：前不久，美国上市了名为PD-1抑制剂的新药，是肺癌免疫治疗的最新应用，但国内还没完成临床试验，暂时无法上市。不能确定这个药是否有效，是否试一试，选择权在我们。

价格昂贵，值得我们搏一搏吗？母亲为我们这么多儿女操劳一生，我一定要把她的生命抢回来，至少让她再享受10年以上的生活。

我四处打听消息后，托朋友把救治母亲的这最后一根稻草买回来了。幸运的是，新药对母亲是非常有效的，之前她走路都很困难了，用了免疫治疗2个月以后，头发开始慢慢长了，体力也充沛了，人也有精神了。

我们陪同母亲回到中山大学附属肿瘤医院做检查，检查结果显示，肿瘤已经明显缩小。在医生的建议下，母亲坚持用了一年的免疫治疗，肿瘤从一开始的12厘米缩小到2厘米左右。

停药后，我们定期回中山大学附属肿瘤医院复查，至今6年没有复发的迹象。这对于我们一家人来说是个奇迹，我们非常感恩。至此，一家人心里悬着的石头终于落下了。、

■ 医保让我们安心，我希望母亲有更多的10年

2021年过年前，有一个消息引起了我的注意。救了母亲性命的抗癌"神药"PD-1，将纳入2021年医保目录。

这对我们来说是个天大的好消息，一开始母亲一个月用药近10万元，国内上市后价格有所下降，但也还需要数万元，依然是一笔非常大的负担。而进入医保后，降价将近8成，一年只要10万元左右。以后如果有需要，至少我们不用在经济方面发愁。

回想起来，要不是一开始耽误了那么多时间，可能母亲不用受这么多折磨。这一遭给我们的教训是要相信科学、相信医学，切勿病急乱投医，而是要以理性的态度看待疾病，以科学的手段去战胜病魔。最重要的是永远不要放弃。

渡过这一次劫难，母亲的心态好了许多。回到黑龙江老家后，她每天打打麻将、做做饭，晚上还能参加扭秧歌等老年活动，周围的人都说看不出她得过一场大病。看着母亲的笑容，我们觉得付出的一切都是值得的。

看到现在母亲这么健康，我真心心希望她能再活至少10年！

医学聚焦

医患互信能带来奇迹。患者诊断肺鳞癌，接受当时常规治疗后进展，相信医生的超前建议，使用了当时国内没上市的新药PD-1抑制剂，奇迹般获得"痊愈"，2016年停止治疗至今仍无病生存。肺癌晚期患者并不是无药可医，相信科学，相信医生，常规治疗进展后尝试新药或参加临床试验，也可为治疗打开一扇新窗口。

我不会放弃，你也不要放弃

【患者档案】叶女士　女　53岁　肺腺癌7年余
【被采访人】本人
【治疗单位】中山大学附属肿瘤医院

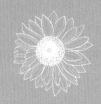

　　"黎明的那道光，会越过黑暗，打破一切恐惧，我能找到答案……"抗癌明星叶女士说，这首《你的答案》，是她最喜欢的一首歌。

　　叶女士抗癌至今已有7年。她觉得，这首歌就像是写给自己的。在她的抗癌路上，这些词句时常激励着她，而她也用实际行动践行着歌词的内容。

　　"关键是相信医生、不要放弃！哪怕一开始不够乐观，但只要坚持，我们所做的努力就不会白费。"

■ 已经经历过一次，所以并不畏惧再来一次

　　叶女士本是工薪阶层，在朝九晚五的单位上班，工作稳定，生活安逸。可是天有不测风云，平静的生活在2014年初被一个不幸的消息打破了。

　　2014年1月，叶女士因感冒咳嗽很严重去医院看病。本来她以为只是普通的感冒咳嗽，因为体质问题才迟迟未痊愈，检查结果却让她大吃一惊：肺腺癌晚期。

　　这样的结果让叶女士一家都觉得难以接受。但他们内心深知，得病既成事实，伤心难过是没有用的，只能抓紧时间去医院治疗，以免错过最佳治疗时机。辗转全国多地后，叶女士来到了中山大学附属肿瘤医院。

　　由于癌灶已经发生了转移，叶女士失去了手术根治的机会。在医生建议

下，她接受了基因检测。很遗憾，结果是阴性的，她只能接受化疗。

"化疗真的需要很大的毅力来坚持，还要承受呕吐的痛苦。"幸运的是，在连续做了6个周期的化疗之后，医生告诉叶女士，她的病情相对稳定下来了。

可惜好景不长，病情稳定了半年之后便复发了。"我当时都绝望了，整个人跌落谷底，感觉自己彻底没救了。"

但叶女士知道不能放弃，经过一段时间的自我调整，叶女士把这一切看作是老天爷对自己再一次的考验，是想让自己尝遍人生的苦，重新经历一场磨难。只要自己撑过去，之后的路就会顺起来。

反正她已经经历过一次，所以并不畏惧再来一次了，以坚强的意志去战胜病魔，才是她唯一的选择。

■ "没有陈教授，我早就不在了"

还好，陈教授一直在帮她。叶女士说："我最信任、最想感谢的人是陈教授。她医术高明，而且非常有耐心，常对我进行心理疏导，会站在患者的角度去看问题。"叶女士说陈教授是她遇到过的最好的医生，因此她没有中途换过其他医生，一直积极配合着陈教授的治疗。

癌症复发后，叶女士在陈教授的建议下，又开始了新的化疗，好在身体适应了化疗的过程，不再像一开始那样呕吐了。后来，化疗效果不明显，陈教授又为她推荐了PD-1抑制剂免疫治疗。

免疫治疗的效果不错，叶女士的肿瘤明显缩小。可惜做了5个周期之后，免疫治疗也开始耐药了。

久病成医，叶女士对肿瘤的了解越来越多了。她知道，按照以往的经验，已经没有特别好的方案了。叶女士的心情再次跌入谷底。

这时候，陈教授再次给了叶女士信心："虽然之前的基因检测结果是阴性的，但经过这么多年的治疗，肿瘤基因有可能出现变化。我不会放弃，你

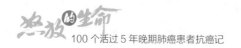

也不要放弃。"

叶女士再次进行基因检测，结果令所有人喜出望外：发现了一个罕见靶点——ROS-1。这个靶点正好有靶向药。

"感谢陈教授不离不弃，没有陈教授，我早就不在了。"叶女士后来才知道，像她这样的患者并不多。陈教授靠着自己丰富的经验和高明的医术，为她找到了这条生路。

■ 常怀感恩之心，积极过好每一天

一路走来，叶女士对国家充满感恩。治疗初期，各种抗癌药物还没有进医保药品目录，不能报销，价格高昂，一年就需要花费几十万元。即使叶女士家境相对殷实，面对这样巨大的开销也撑不了多久。

"一个家庭出这样一个癌症患者，家里的生活水平会倒退很多。我们家是工薪阶层，想想办法，挤挤凑凑可以有几十万元甚至上百万元的钱投入到治疗当中来。" 可叶女士在抗癌路上看到很多家庭因不堪治疗费的重负，不得不放弃治疗。医保之外还有许多项目是自己付钱，除了报销部分外单纯的药物还需要3 000多元一个月，对很多收入有限的家庭而言，依旧具有很大的挑战性。

好在随着国家对民生问题的重视，医保体系逐渐完善了起来，抗癌药物得以进入医保。每个月虽然还是需要在抗癌药物上花几千元钱，但和过去相比已经减轻了不少治疗费用，叶女士一家的经济压力大大减小了。

叶女士还想感谢自己的家人和亲朋好友：老公一直耐心陪护，为自己忙前跑后；孩子也比以前更加懂事了，在网络平台上学了不少拿手好菜，每天换着花样给她做吃的；亲朋好友也积极了解癌症相关信息，经常来探望她，给她普及抗癌小常识，宽慰她的心。这些人始终守护在她的身边，帮助她一步一步地往前走。

叶女士知道很多癌症患者通过治疗，能一辈子与肿瘤共存，相安无事。

所以她尽全力配合医生的治疗，按时吃药，按时做检查，每天定时定量运动，以此来增强体质，防止病情恶化。

闲暇时刻，叶女士喜欢看看书、听听音乐。"我一看书就喜欢沉浸在自己的世界里，两耳不闻窗外事，内心就能得到平静。我最喜欢的作家是余世存，他的书我基本看过一遍，他的采访和讲座我也没落下。"

叶女士也很想感谢自己，在和癌症作战的日子里，她磨炼出一颗不放弃、勇敢面对病魔的平常心。"既来之，则安之。我无法选择疾病，但可以选择面对疾病的态度。乐观也是一天，悲观也是一天。消极的情绪对于治疗是非常不利的，越乐观、越积极地面对，希望就越大。"

医学聚焦

　　患者2014年确诊晚期肺腺癌，驱动基因阴性，接受多线化疗及免疫治疗获得4年的生存期。2018年疾病进展，进行二次活检，基因检测找到靶点，靶向治疗至今，疾病控制时间达到30个月。对于驱动基因阴性的肺腺癌晚期患者，常规的化疗和免疫治疗进展后重新活检做基因检测，或许能给治疗带来新思考。

前行路上，总有人会为你点亮一盏灯

【患者档案】招老师　62岁　肺癌晚期5年
【被采访人】儿子
【治疗单位】中山大学附属肿瘤医院

招老师是一名默默地奉献着自己的人民教师，30余年的工作经历让她离不开讲台，如果可以，她愿意将自己余生的光热全部奉献给教育事业。但是天不遂人愿，突如其来的癌症让她再也无法站在自己热爱的讲台上，看桃李满天下的盛景。

■ 查出问题了，就要不断地寻找解决问题的办法

2016年，招老师被确诊为肺癌脑转移时，全家人都十分震惊。他们感到不可思议，平时生活、作息十分规律的招老师，怎么可能会患癌症呢？招老师的儿子用"了无生机"来描述那段日子。"一个家庭没有母亲是一个灾难。"他说。

刚被确诊的时候，招老师也一度低落失眠，但她还是拥有活下去的愿望。身为教师，她一直是家里人的楷模，这次她率先振作起来，对大家说："查出了问题，就要不断地寻找解决问题的办法。"

招老师十分信任医生，在治疗过程中她积极配合医生，医生对她也十分照顾，整个治疗过程相对轻松愉悦。招老师的主治医生常常询问她情况，还会与她唠唠家常，让她在心理上放松。

在医生的关怀照顾和自己的坚持下，招老师已经成功地扛过了5年。一路上，虽然她也曾被阴霾笼罩，被绝望侵袭，甚至对生活与生命失去希望，但是不管怎样艰辛与难熬，她都走了过来，现在，她深信：每一次治疗过程中的痛苦，都是为了迎接以后日子的灿烂。

■ 陈教授就是那个为她点灯的人

提起治疗过程，招老师一家人都不约而同地感谢陈教授。这5年，在陈教授的精心医治下，招老师试过靶向药治疗、各种化疗方案，一个周期、一个周期地控制，一步步走到了今天。

作为一个"老病号"，招老师一家人对陈教授是百分之百的信任。陈教授为人友善，有亲和力，与家属和患者沟通的时候都平易近人，对病情的阐述简单明了——她将那些晦涩难懂的专业术语转化成日常的话语，让普通人也能听懂；陈教授在关心病情的同时，也会关心患者最近的生活情况。总之，陈教授温暖了招老师一家人，给了他们坚持下去的勇气与信心。

那时的病友圈有这样一个"传说"，只要活过5年，后面的日子就没太大问题了。招老师对这个"传说"深信不疑，或许这是那些身患绝症的人们的信仰。正是因为有信仰的存在，招老师对自己充满信心，她自信满满地对家人说："我至少也要活满5年。"这是她的第一个小目标。

陈教授得知招老师的这个小目标后一直鼓励她，在各方面为她提供了许多帮助，这让招老师更加自信与坚定。每个人都有自己的路要走，这是别人无法替代的。这条路上，会遇到形形色色的人，总会有一个人点亮一盏灯，只为送你一程，照亮你前行的道路。对于招老师而言，在自己必经的这条抗癌路上，陈教授就是为她点灯，照亮她这一程的人。

■ 就算是为了多看几年孙子，我也要坚持下去

招老师患病之后，整个家庭都对她更为照顾，同时也更关注家庭成员的身体健康状况。

在家人的支持和鼓励之下，招老师逐渐恢复了自信与乐观。她明白，如果一直低沉失落，只会让自己的病情更加糟糕，也会让家人更加担忧。所以，她在抗癌5年的时间里，从不把自己当成一个癌症患者，而是照常生活，只是日程中多了一些治疗的项目。她依旧享受着生活的美好，也继续进行着自己退休生活中的娱乐活动——喝早茶、跳舞。这样的日子让她越来越热爱生活，也增强了对抗病魔的决心和勇气。

正是这次生命中的重大考验，让招老师更加珍惜与家人在一起的时光，她也因此更加重视家人的健康。而家人对招老师也是从未停止过鼓励和关心。一家人从最初的震惊、难以置信，到如今的乐观谈论、尽力治疗，心始终在一起跳动，劲一直在往一处使。

家人知道招老师非常注意形象，早在初次化疗之前，就为她准备好了假发。戴上假发后，一点也看不出她是一名癌症患者——她的脸上满是幸福甜蜜和对明天的期望。

招老师确诊后不久，她的孙子出生了。这个小天使仿佛是上天特地派来拯救他们家的，因为他的到来，家里多了许多欢声笑语。

如今孩子快5岁了，已经上幼儿园，俨然是家里的开心果。在招老师前两年病情不太严重的时候，她还会带着孙子出去玩。最近一年来病情有点加重，就没办法带孙子出去玩，但孙子会很体贴地照顾奶奶。看到奶奶难受，他会主动和奶奶聊聊天，为奶奶递水、递纸巾，也会拉着奶奶的手，鼓励奶奶要坚强。这样一个懂事的孩子，给招老师带来了许多欢乐和希望——孩子是家族传承的纽带，孩子的懂事与纯洁也最能带给人希望。招老师说："孙子的出生给我带来了很大的鼓励，就算是为了多看几年孙子，我也要一直坚持下去。"看着他从牙牙学语到蹒跚学步，看着他不断成长、逐渐独立，就是招老师最大的幸福。

■ 科技进步带来无限希冀

5年的治疗中，让招老师一家感触颇深的，还有医疗事业和医疗技术的进步。从第一代靶向药到第二代靶向药，医疗的更新换代与不断进步是招老师能切身体会到的。医疗界的专家们为维护生命而不懈努力，不断地寻找新方法来拯救每一个生命：药物的安全性更高，起到的作用也更加明显，患者经济方面的负担也越来越轻……所有的一切，都在向好的方面发展。

招老师一家坚信：人类医学事业在不断达到新的高度，疑难杂症将会不断被攻克，人们的生活质量在不断提高——只要坚持下去，就能等到医疗技术根治癌症的那一天。

医学聚焦

随着肺癌治疗的不断进步，肺癌脑转移这个临床诊断已经不再是患者的"死亡判决书"。尤其是驱动基因阳性的肺癌脑转移，通过积极的靶向治疗及脑转移瘤的局部治疗，可以获得较长的生存期。该患者靶向治疗耐药后，又进行了多线化疗、抗血管生成治疗等，成功跨过5年生存。综合治疗和全程管理是脑转移治疗成功的关键。

老烟民10年与癌共存：医生一句话，抽了几十年的烟戒了

【患者档案】阿景　男　72岁　肺腺癌10年
【被采访人】本人
【治疗单位】佛山市第一人民医院

■ 接过一根烟，几十年就不曾放下

　　阿景是一个老烟民。他早忘了自己是从哪一年开始抽烟的了，只记得是婚后染上的习惯。

　　年轻时的阿景从事农务工作，用他自己的话来说就是：自己是一个地地道道的农民。生活虽然说不上富裕，但也能凭借劳动养活自己和家人。阿景说自己所追求的也无非如此：三餐不愁，生活安定。

　　农作是一项与"轻松"无关的工作。累得慌了，阿景便和几个伙伴到一旁歇息一会儿。那时候身边几个伙伴都有抽烟的习惯，常常一边吞云吐雾，一遍闲聊家常。偶尔，他们也会向不会抽烟的阿景递一根烟。拒绝过几回后，阿景不好意思再摇头，便接了过来。这一接，几十年就不曾放下。

　　妻子好几次劝他戒烟，他不是没有尝试过，但戒了一段时间后，不知是心理作用还是身体反应，他总感觉头晕眼花，无论如何也无法缓解——直到再次拿起那根"续命"的烟。一来二去，阿景彻底放弃了戒烟的念头。

　　烟草和烟雾含有许多致癌物质，对肺部损伤极大。这些阿景不是不知道，他身边也有好些烟友患上了肺癌。但发生在别人身上的都只是故事，听听就算了，他并未上心。

■ "要是肯戒烟，手术时就饶过你"

而发生在他自己身上的"故事"，得从2010年年底说起。

那年工厂休息得特别早，休假在家的阿景隐隐觉得头疼。被折磨了几天后，他去当地医院检查。检查结果显示：阿景肺部有可疑阴影。医生建议他定期复查。

7个月后，身体再次不适的阿景回到医院复查。一系列检查下来，医生告知阿景，他患的可能是肺癌。

阿景懵了一下，反应过来后，只憨憨地问了一句："能治吗？"

在当地医生的建议下，阿景的妻子伴随阿景辗转到了佛山市第一人民医院，找到了肿瘤科的邓主任。邓主任看过阿景的病历资料后，给他做了详细的分析。阿景和妻子对邓主任的话一知半解，只记得他说："要手术后活检才能确认。"然后，邓主任问道："烟能戒了吗？"

"戒过，戒不了。"阿景有些无奈地说。

"你要是不戒，手术时我就给你多切两刀；要是肯戒，我就饶过你。"邓主任说。

阿景皱紧眉头，经过了一番激烈的心理斗争后，他应道："成，我戒吧。"

手术进行得十分成功，病理报告确诊为右上肺腺癌。此时阿景已经下定决心把烟戒掉。熬过术后4个周期化疗后，病情得到了有效控制，抽了几十年的烟也顺理成章地彻底戒掉了。

随后，阿景辞去了工厂的工作，和妻子一起过上了悠闲的退休生活。在妻子每天的汤水"伺候"和悉心照顾下，阿景的身体在化疗后很快恢复了过来。

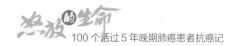

■ 健康过好往后的每一天，就是对从前最好的反思

阿景自小心宽，天大的事也不怎么放在心上，一般人畏如猛虎的癌症，他却一直没太在意。他认为，能活着当然是最好的，但凡事不能强求，一切顺其自然。

2013年5月，阿景在定期复检时发现癌细胞转移，他仍是淡然一笑，还是问了那句："能治吗？"

幸运的是，阿景的基因检测发现了适合使用靶向药物，接下来的靶向药治疗取得了显著的疗效。2013年5月至今，阿景的病情一直得到有效控制，有些时候，他甚至忘记了自己是一个癌症患者。受他的影响，这10年来，除了刚开始确诊时家人震惊了一瞬间外，此后大家都是坦然面对，不曾因这突如其来的疾病停下生活的脚步。

10年光景，阿景卸下了工作的重担，时间成了他这个"闲人"最富有的资产。他本来不爱出门，患病后，除了陪妻子一起享用早茶外，他偶尔也会在家附近的大街小巷走走。或许是到了一定年纪，身边的一砖一瓦也能让他想起从前的许多事，心有感慨。

有时他甚至会想：如果年轻时没接过那根烟，那么现在的自己是否会不一样？

这个问题他永远也无法知道答案。但他深知：对于无法改变的过去，多想是徒劳；健康过好往后的每一天，就是对从前最好的反思。

医学聚焦

患者为EGFR突变晚期肺癌，使用第一代EGFR靶向药物已经可以获得长期生存。目前，EGFR突变晚期肺癌变成慢性病已经逐渐成为可能。

历经5次手术，我在大自然中变得神清气爽

【患者档案】刘文铭　男　53岁　肺癌12年
【被采访人】本人
【治疗单位】佛山市第一人民医院

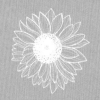

　　人吃五谷杂粮，生病在所难免。但在面对病痛，尤其是大病的时候，人却会表现出不同的样子：有的人被病魔击垮，有的人却能够不断地爬起来继续生活。有人说我是勇士，因为我接受了5次手术；有人说我和大自然有缘，因为我经常到西樵山疗养。我知道自己不是勇士，我不是无所畏惧，也不是天赋异禀，我只是一个在医生和家人的帮助下，摸索出了适合自己的与癌共处之道的普通人。

■ 两次检查误诊，癌症从天而降

　　在被确诊肺癌之前，我从事过企业管理、贸易、股票等多个领域的工作。后来因为股市行情好，我便辞职回家专职炒股，日子过得还算不错。直到2009年，我的生活突然发生了翻天覆地的变化。

　　我记得很清楚，那是2009年的夏天，我在去桂林旅游的途中突然出现咳血的现象。虽然我有些诧异，但因为身体并没有太多不适，而且我身体一向很好，因此也没有太放在心上。

　　旅游回来以后，我开始不停地咳嗽，直到2009年8月，我才去当地医院

做检查，医生仅仅检查了头部和喉咙，未查出问题。当时我的一位医生好友怀疑我得的是慢性咳嗽，建议我去做进一步检查。我想咳嗽又不是什么大问题，并未听从，继续按照平时的习惯运动健身，没留意到咳嗽的症状在不断加重。

到了2010年的春天，我的体质越来越差，患上了感冒。于是，我到广州某医院就诊。这一次，医生听完我的描述后，给我做了正面胸透——由于没做侧面胸透，心脏刚好挡住了肿瘤，导致这一次的检查依旧没能发现癌症。医生为我开了一些药物，让我治疗并观察。

生活还在继续，就这样又过了3个多月。这期间，我每天在家静养，闲暇时间依旧保持着爬山锻炼的习惯，体质慢慢恢复了一些。我甚至觉得自己根本没毛病。

2010年8月，我的那位医生朋友来南海出差。闲聊中，我向他描绘了自己近一年咳血的症状。朋友听完之后感觉不太对劲，建议我尽快去做一个支气管镜。架不住老友的坚持，我第二天就去医院做了支气管镜。

检查的时候，当值主任医师发现我的肺部下面有出血点，职业的敏感马上让医生警觉起来，他要求我去做CT。果然有异样，医生又要求我做了加强CT。

当"肺癌"两个字赫然出现在诊断报告上面的时候，我发呆了好一阵子。人生迄今为止经历过的事情仿佛像翻挂历一样在眼前翻过，然后突然间脑子一片空白。

当时，医生说了什么我都没听见，只记住了"手术""化疗""治疗"这么几个字眼。在医生的一声声询问中，我很久才缓过神来。

■ 5次手术治疗，病情反复循环

我是一个个性十分要强的人，平时习惯什么事情都一个人扛着。面对这突如其来的肺癌，除了刚开始的时候有些失落，意志有些消沉之外，我很快就收拾好了自己的心情。我决定听从医生的建议——手术治疗，去搏一搏生存的希望。

　　毕竟我的病情因为前两次误诊耽误了一年的治疗时间，如今已经发展到比较严重的程度了，即使采取手术治疗，也不可能一次就好，必须做好打持久战的准备。

　　确诊一个月后，我接受了第1次手术，当时切下来的肿瘤直径将近6厘米，足足有一个拳头那么大。手术虽然顺利，但后续的4个周期辅助化疗才是关键。

　　2011年11月，医生告诉我癌细胞转移到了左肺上。由于当时肿瘤比较小，医生建议开展第2次手术，术后继续4个周期的化疗。

　　那段时间的辛苦大大超出了我的心理预期，只有经历过的人才能体会到。且不说手术本身带来的身体损伤，一次次化疗之后，如期而至的掉头发和食欲不振也一直折磨着我。我原本还算健硕的一个人，日渐消瘦，脑子里时不时地会出现放弃的念头。

　　没想到，命运似乎认为对我的考验还不够。2012年4月，化疗之后检查，发现我左肺又出现了4厘米的转移病灶。咨询医生后，我才知道，为了保证我术后的生活品质，经验丰富的医生没有选择左肺全切，保留了一部分左肺。

　　我是一个不愿意认输的人，既然事情发生了，那就继续面对。很快，我接受了第3次手术。这次手术后，我按时吃中药、做化疗，平时也继续保持运动健身，并定期复查。我似乎渐渐找到了一种与肺癌共存的生活方式了。

　　2013年5月的一次复查中，医生又发现我的肺部出现了模糊的阴影。在观察了几个月之后，确诊肿瘤复发。这一次，我没有选择继续化疗，而是进行了第4次手术——介入冷冻手术。

　　但手术的效果并不好，一个月之后，肿瘤仍有增大。于是，我又接受了第5次手术治疗，切除了剩余的左肺。

■ 山上调养，大自然中遇转机

经历了5次手术之后，我的身体变得特别虚弱。为了调理好身体，我一直按照医嘱服用中药。只是每天待在封闭的环境中，对比以前的生活，我的心里觉得特别压抑和苦涩。

儿子似乎察觉到了我的心理境况。他说我之前身体健康的时候，经常去西樵山锻炼，如今这种情况更需要加强锻炼。儿子的一番话提醒了我：去山上待一阵，或许能缓解我内心的压力。

我开始每周开车去西樵山。一路爬到山顶，住在山顶旅社，一边调理一边锻炼身体，坚持每天按时服药。儿子说，自从我得病以来就看不到我的笑容了，现在每次从山上下来，我的脸上总挂着笑容。我觉得愉悦的心情对抗击癌症有不小的帮助。

就这样，一晃4年，我感觉自己的身体变得神清气爽了。

然而，2017年12月，我再次被检查出肿瘤复发。2018年1月，经基因检测，在我身上发现了难得的"黄金靶点"。在医生的指导下，我开始吃靶向药。我把自己长期住在空气良好的山上的事情告诉了医生，得到医生的认可后，我的心情变得更加愉悦。

抗癌的经历给了我很大的信心，现在我不再和家人诉说治病的不易了，更不用说外人了——很多朋友甚至不知道我患上了肺癌。

■ 坚定抗癌信心，积极接受治疗

12年抗癌，经历了手术、化疗、中药、靶向药治疗，我的治疗之路可谓一波三折。令人心碎的诊断结果和充满艰辛的治疗过程，足以让一个生命在希望中凋零。

值得庆幸的是，之前那些犹豫不决的痛苦的日子，我在不知不觉中咬着牙扛过来了，最终没有向病魔低头，这才有了今天的希望。

抗癌是一场硬仗，只有斗志昂扬地去拼，才有赢的可能。其实人人身上都有抗癌的潜能，只要充满希望、精神不垮，就能调动这些抗癌力量，对癌细胞发起攻击。积极配合正确的治疗，与癌症的这场硬仗还是有胜算的，绝对不能轻易放弃。

医学聚焦

非小细胞肺癌术后出现远处转移一般不进行手术治疗，但对于单发的转移病灶，经过适当的手术，仍然能给患者带来长期生存的希望。另外，该患者得益于存在基因突变，可以使用靶向治疗。在靶向治疗时代，晚期肺癌患者的生存期得到明显改善，甚至可以获得5年、10年乃至更长时间高质量的生存。

身上有癌，心中无癌

【患者档案】叶姨　女　73岁　肺腺癌6年余
【被采访人】本人
【治疗单位】佛山市第一人民医院

■ 这是死亡宣判吗

　　我对晚年生活的期待，本是子孙绕膝、圆满幸福，然而这个梦想在2014年10月破灭了。

　　当时，我因为胸痛去附近医院做了检查，结果发现了左肺占位。当地医院因为技术不足，建议我去大医院复查。于是，我来到了佛山市第一人民医院，检查确诊为左肺癌并双肺门、纵隔、双锁骨上淋巴结转移、双肺转移……一张薄薄的诊断书，将我打入了冷冰冰的地窖——肺癌晚期。

　　我一遍遍地翻看手里的片子和检查结果，不敢相信自己的眼睛，不敢相信这样的事情会发生在自己身上。

　　我觉得天都塌下来了。这是死亡宣判吗？难以治愈，死亡率高，治疗痛苦，费用高昂……这些需要面对的问题像一座座大山压在我的心头，让那段时间的我喘不过气来，夜不能寐。

　　我家里兄弟姐妹众多，得病之前，家里大事小事多由我出主意解决。我的兄弟姐妹都好好的，家族里也没有癌症史，我怎么就得了癌症呢？我昨天还在安排一大家子的晚饭，毫无异样，怎么今天就成了肺癌晚期患者？我多希望这是一个梦，多希望醒来以后一切都还是原样，但这偏偏是现实。

我感觉老天一点也不眷顾我。我不想面对，也不愿见人，脾气逐渐变得暴躁起来。

好在经过家人的悉心陪伴、朋友的耐心开导，我慢慢找回了开朗的自己，接受了现实，决心选择面对。

我就这样开启了自己的抗癌之路。

■ 不迷信不盲从，科学抗癌才是正道

2014年10月到2015年1月，我在医院开始了4个周期的化疗。

当初我决定化疗的时候，街坊邻居都劝我不要做，说化疗很痛苦，还会掉头发，身体哪儿都疼，会吃不消的。他们建议我用偏方先试试看。

但病友们的经验告诉我，现在科学技术这么发达，抗癌药物已经很先进了，只要相信医生，相信科学，不盲目相信偏方或者不靠谱的经验，乐观看待癌症，理性对待治疗，癌症也不是没有克服的可能。

经过了4个周期的化疗后，我的病情控制住了。在医生的建议下，我从2015年2月开始维持化疗至今。

那段时间，我最大的压力是经济压力。我们一家并不富裕，得病以后，我就办了退休，在家休养，只有丈夫一个人打工。刚发现病情的时候，家里几乎把存的钱都花进去了。虽然丈夫和子女们全力支持我治疗，他们一边宽慰我，一边积极为我筹集治病的资金，但我怎么忍心呢？

正在这个时候，国家将多款抗癌药物纳入了医保范围，并确定了医保支付标准，这为我的抗癌之路带来了新的希望。有了医保报销，我的治疗费一下子缩减到了一个月3 000~4 000元，大大缓解了全家的经济压力。从此，我可以放心地进行治疗了。

到2020年12月，我经过了整整57个周期的化疗，CT复查显示疾病处于稳定状态。我悬着的心终于放下了。全家人也非常高兴，祝贺我迎来了新生的曙光。

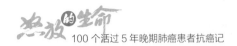
■ 好的心态和亲友的陪伴，也是治疗的关键

得病以来，最辛苦的就是我的家人。丈夫为了维持家里的收入，每天都外出打工，一下班就急匆匆地赶回家给我做饭，然后送到医院——就这样风里来雨里去，我化疗6年，他一次都没有耽误过。

最让我感动的是，化疗的副作用导致我头晕、脱发，丈夫无微不至地照顾我，我熬了过来。化疗之后，我的身体急需补充营养，他严格按照医生的嘱咐，每天照着食谱细心地给我准备营养餐，从不嫌麻烦，就是为了让我多吃点，增强免疫力。

我的儿女们也非常孝顺，经常给我送来各种补品。平时有时间他们就来陪我聊聊天，或者陪我出去散散心，生怕我太闷了会胡思乱想。没有他们，我恐怕坚持不到现在，状态也不会这么好。

我的朋友们只要出去玩，无论K歌还是短途旅游，都会邀请我，没有人把我当患者。因为她们都知道，只有我心情好了，免疫力才会提高。对这群好姐妹，我满怀感激。

正是因为有了周围人的陪伴和支持，我渐渐认识到癌症其实并不可怕，可怕的是不去治疗。所以一定不要放弃——只有坚持治疗，才会有奇迹发生。

现在国产药物疗效好、性价比也高，可以让更多的普通老百姓受惠。所以千万不要想着得了癌症就不治了，怕治不好还费钱，如今医疗技术有了很大的进步，去正规医院接受治疗，积极配合医生，还是很有希望战胜癌症的。

人这一辈子，谁能保证不生病呢？得了病就去治，要相信科学、相信医生，心态好，病才好得快。接受医院的正规抗癌治疗以来，我整个人无论是精神状态还是身体状况，都显著提升，希望我能将癌症控制住，使它不再复发。

现在，我觉得可以再次拾起之前对晚年生活的憧憬了：跟老伴一起，把小孙子带大——如果能看到小孙子上大学，余愿足矣。

如果问我有什么抗癌经验可以和病友们分享，那就是：身上有癌，心中无癌。虽然自己是癌症患者，但心态上不能把自己当患者。保持乐观心态，多与人打交道，做一些力所能及的事，相信医生、相信科学，就能收获健康，生活如常。

■ 抗癌是一场持久战，要乐观面对

回顾自己的康复历程，我觉得最重要的还是要及时发现、及早治疗，相信医生、积极配合，并保持良好的心态。

首先，抗癌是一场持久战。要做好思想准备，要有毅力，乐观面对，通过主动学习抗癌的本领，包括跟疾病有关的知识、治疗的方法和原理、养生的方法等——知己知彼，才能百战百胜。

抗癌和生活是互通的。生活上要当自己是一个患者，心态上又不能当自己是一个患者。在生活上，要严格遵守医生的要求，按时就医、按时吃药，合理饮食，保证充足的睡眠，找一些力所能及的事情去做，比如做做简单的家务，培养一些兴趣、爱好等。

其次，抗癌过程中，心态必须保持乐观。在治病的同时，也要积极提高自己的身体素质，比如简单步行或者做一些家务等，要持之以恒。只有身体素质上去了，才能在这场抗癌战争中取得最后的胜利。

最后一点就是，抗癌不能孤军奋战。治疗期间也要适当地参加一些锻炼和社交，避免自我封闭。找到和自己病情相似的病友，相互鼓劲，相互关爱，学习旁人的经验，减轻自己的思想包袱。

医学聚焦

化疗对于相当部分晚期肺癌患者是有效的，并且副作用绝大多数是可以耐受的。患者4期联合化疗后使用单药维持化疗获得了长期生存。

抗癌11年，他总结出了一个"四词诀窍"

【患者档案】阿祖　男　77岁　肺腺癌11年
【被采访人】本人
【治疗单位】佛山市第一人民医院

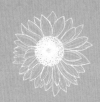

■ "我这病啊，多少也是吃出来的"

　　在确诊肺癌之前，阿祖的身体一直十分健朗，退休后如他这般年纪的人身上或多或少都有些小毛病，他却是个"另类"，平常连感冒咳嗽也少见。但他并没有因此忽视身体健康，反而因为年纪大了，对此十分关注。2009年10月，他参加了当地政府每年组织一次的老人体检，同年11月出来的体检报告显示：右肺上有阴影。工作人员建议阿祖前往佛山市第一人民医院进行复查。

　　确诊的过程并不顺利，初时怀疑是肺结节，进行了10来天的相关治疗后不见成效，医生才决定进行手术切除。术后化验证实：是肺腺癌。这个消息让阿祖的妻子懵了，一时无所适从。阿祖反过来镇定地安慰她："不用担心，勇敢面对事实，没有信心怎么能打赢这场仗。"

　　在阿祖的开导下，妻子与他很快达成一致，要与癌魔抗争到底。术后的化疗如期开展，并取得了良好的疗效，阿祖的身体很快恢复过来了。

　　回想起从前的生活习惯，阿祖连连叹息："辛苦了大半辈子，难得过上好日子，就想把从前没吃上的都吃回来，因此每顿大鱼大肉，挑贵的东西吃，也不管味道好不好。我这病啊，多少也是吃出来的。"

确诊后，在妻子的监督陪伴下，阿祖改变了从前的生活方式。早上，妻子跟他一起往返步行半个小时到茶楼，一边享受简单的广式早茶，一边聊聊身边的趣事。为帮助阿祖调理身体，妻子准备的午饭和晚饭大多是青菜肉片，每两天煲上一锅清汤。与过去的"奢侈"相比，如今的清淡在阿祖尝来别有一番滋味。

■ 忘记年龄和疾病，过好每一天

转眼度过了7年规律而平静的日子。向来"不信任"自己身体的阿祖按照佛山市第一人民医院肿瘤科邓主任的嘱咐，每个季度到医院复检一次。2016年8月，癌症的阴影再次笼罩在他和妻子的心头，这一次是左肺。妻子努力表现出云淡风轻的模样，背地里却偷偷哭泣，数十年夫妻相伴，阿祖早已成为她生活中最重要的一部分，她害怕就此失去丈夫。

偶然发现妻子情绪不对的阿祖搂着妻子的肩膀，柔声劝慰："这不是发现得早吗？这个病不可怕，可怕的是没决心、没信心。你要相信我，相信医生，相信科学。"

幸而如阿祖所言，和7年前一样，由于发现及时，经过手术治疗，他很快恢复了健康。说起这两次相隔7年的手术，他充满感激："我特别感谢邓主任、张主任，还有为我做手术的杨主任和朱主任，他们就像是我的救命恩人，两次大病，都是他们给予了我信心。"

第二次手术以前，除了规律饮食外，阿祖每天还会跟老朋友一起打上几场乒乓球，让自己动起来，出一身大汗。第二次手术后，他感觉自己手脚不如从前灵活，就慢慢地减少了耗能的运动。但他并未就此闲下来，他知道生命在于运动，每天除了早晚与妻子一起散步外，他还会给家里的花花草草浇水施肥，扫地拖地……所有力所能及的事，他都亲力亲为——不让妻子累着的同时，也让自己好好活动一下筋骨。

"我不喜欢躺着。"阿祖说，"我上学的时候就喜欢运动，现在运动不了了，总得给自己找点事情做。陪陪妻子，帮她分担一下家务，对我身体也好，何乐而不为？"

"许多人得了癌症会垂头丧气，或者求神拜佛，缺少科学头脑，导致病情耽误。我从来都是直面事实，保持平和的心情。很多时候，我会忘记自己的年龄和疾病，只想过好每一天。"阿祖说。

正是抱着这样的心态，今年77岁的阿祖从确诊患癌至今已经走过了11年的人生路程。11年的时间对一般人而言说长不长，说短不短，但对一个肺腺癌患者来说，这个生存时间堪称奇迹。向来善于思考的他将自己的抗癌经验总结为一个"四词诀窍"：定时体检、清淡饮食、动静适宜、相信科学。他希望分享给其他病友，大家一同践行，早日康复。

医学聚焦

肺癌术后出现寡转移（一般指转移灶不超过3~5个），虽然已属晚期，但仍然有可能通过手术治疗治愈。患者通过手术将单个转移病灶切除后，已无瘤生存5年。

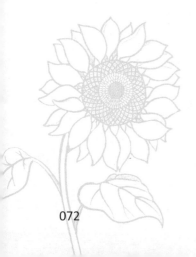

药价降了10倍，这之间的差距可能就是生与死的距离

【患者档案】陈先生　男　71岁　肺癌5年余
【被采访人】儿子
【治疗单位】南方医科大学附属东莞医院（东莞市人民医院）

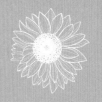

在我的心中，癌症几乎就是死亡的代名词。从我的父亲不幸患上肺癌起，我们整个家庭就笼罩在悲伤的气氛中。在对抗癌症6年多的日子里，我们全家都做出了巨大的努力。

■ 我们要当父亲温暖、坚定的后盾

父亲被查出癌症时已经66岁了。他本来可以在退休后做一些自己想做的事情，领着一份退休金，安享晚年。但是天不遂人愿，厄运突然降临到我们身上。

父亲以前常常吸烟，在东莞市人民医院工作的姐姐比较重视，每年都会让父亲去做一次体检——因为一些特殊原因，这次时隔2年才进行体检。没想到，这次体检，发现了父亲的身体有一些异常。进一步检查之后，确诊了父亲是肺癌晚期。就因为中间停了一年，姐姐一直很自责。

为了让父亲保持一个好的心态，我们几个孩子商量后选择了先向父亲隐瞒实情，带着他去做一系列治疗。我们一家辗转了几家医院，最后确定了手术和治疗方案。

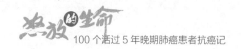
因为之前身边有亲友患癌去世，父亲在这方面比较敏感，很快，他就隐约感觉到自己患上了癌症。

瞒不住之后，父亲脾气突然变差，甚至跟我们说："不要治疗了，直接回家吧！"特别是在住院后准备手术之前，他听到身边的一些病友说起对抗癌症的艰难历程，听到他们提到一些离世的病友，总会想起自家那熬了几个月就离世的亲戚。

我们没有对父亲糟糕的状态苛责太多，毕竟谁都需要时间来接受这样一件糟糕的事情。只是，我们更担心母亲。母亲的性格比较柔弱，又多愁善感，如果父亲出事了，她可能也熬不了多久。父亲母亲的生命是连在一起的，同生同死。这个家不能缺少任何一个人，我们只能相互扶持，共同渡过这个难关。

为了让父亲接受治疗，我们不断鼓励他，跟他讲一些成功的案例；我们一有空就去陪父亲，让他能感受到家庭的温暖，感受到来自孩子们的鼓励。

■ 医生的高明医术和耐心劝导挽救了父亲

我们一家辗转了很多医院，也遇到了很多医生，其中巫医生和李医生是我们最感谢的两位医生。医者仁心，他们用精湛的医术挽救了父亲的生命。

父亲第一次做手术是一个重要转折。当时他的肺部肿瘤已经有2厘米大小，上面有很多小结节，癌症已经是晚期，加上父亲已经66岁了，这种情况，医生一般不建议做手术。还好我们遇上了巫医生，巫医生很负责，也很有耐心。出于多方面因素考虑，最后我们决定做这个手术。

巫医生的手术排得满满的，而且现在医疗资源相对紧张，但他还是亲自给父亲做了手术。这台七八小时的手术，让这位名医出来后差点虚脱。微创手术对医生要求非常高，巫医生医术高明，手术十分成功——父亲身体里2厘米的病灶和周围的小结节被切除了。

这个手术带来的不仅仅是结节和病灶的完全切除，更是给父亲带来了希望。他知道，很多病情严重的病友已经不能再进行手术治疗了，而自己还能做手术，说明病情并不是很严重，这大大增强了父亲抗击癌症的信心。这样的医院和医生真的很难得。

做了手术之后，父亲还要接受三个月的化疗。化疗期间我们很担心，害怕化疗的副作用会击溃父亲好不容易建立的信心。

最终结果算是喜忧参半。好消息是父亲对化疗的副作用反应不是那么明显，导致他不太抗拒治疗。同时带来的坏消息就是化疗的成果也不太明显，病情依旧没有得到有效抑制——在化疗三个月后的复查中，发现父亲脑部出现癌细胞，癌症发生了脑转移。为了抑制脑内癌细胞继续增殖，我又带着父亲到另一家医院做了第二次伽马刀。

因为化疗效果不明显，我们考虑试一试中医治疗。这次，我们找的是广东省中医院肿瘤科的李医生。李医生非常尽职尽责，经常放弃自己的休息时间加班给患者看病，也会在看病过程中考虑患者的经济因素，给出合适的治疗方案。

李医生对中医的优势、劣势有清楚的认识，他建议父亲用靶向药治疗，并详细地跟我们讲解了靶向药的原理和优缺点。虽然费用不便宜，但是为了父亲的身体健康，在再三和李医生交流后，我们三个儿女接受了李医生的建议，决定让父亲使用靶向药进行治疗。很快，父亲做了基因检测后开始使用靶向药，顺利控制住了病情，一直延续到今天。

■ 医保政策缓解经济压力

昂贵的靶向药会给癌症患者带来很大的经济压力。当时父亲吃的靶向药每个月需要15 000元，我们三个儿女一起凑钱都很吃力。无奈之下，我们只能尽力节省家里的开支，甚至向亲戚朋友借钱。后来赶上了医疗改革，我们家的经济危机才得以缓解。

国家在重大用药方面改革的成就是显著的，我们就是亲历者和见证者。

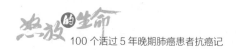

国家近几年严控重大疾病的药价，把绝大多数高发性的重大疾病所需药物列入了医保药品目录，减轻了很多患者家庭的经济负担。从前很多患者担心花了钱不能把病治好，人财两失，现在调整了价格之后，大家都能接受这样的治疗费用，更多人拥有了看病的权利和活下去的希望。

有了政府和国家的政策帮助，原本15 000元的靶向药调整至1500元，这让我们一家不用面临那么大的经济压力。对于一些更贫困的家庭来说，这10倍的差距可能就是生与死的距离。

父亲患病这几年，我们也看到了整个医疗系统的进步。医生的专业化程度和技术水平不断提高，能够解决很多从前无法攻克的重大难题。

如今父亲的病情得到了有效控制，大多数时候他能够像正常人一样生活，这与国家的政策保障和医疗技术的不断更新有很大关系。我们一家十分感恩，也希望在未来的日子里，目前无法医治的绝症都能被攻克，让更多的人拥有生的希望。

医学聚焦

肺癌的主要治疗手段有手术治疗、放射治疗、肿瘤内科治疗（包括靶向治疗、免疫治疗、化疗），晚期非小细胞肺癌患者有时候需经过多学科讨论，有计划地、合理地综合应用以上治疗手段，也即多学科综合治疗，使患者可以获得最大疗效。

我很幸运，找到了值得性命相托的好医生

【患者档案】余远方　56岁　肺腺癌5年
【被采访人】本人
【治疗单位】中山大学附属肿瘤医院

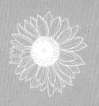

■ 不要过分忧虑，专业的事情还是交给专家来做

我的病其实在2015年底就有征兆。当时因为声音嘶哑、甲状腺肿大，我去医院检查过，所有指标都是正常的。但我弟弟是医生，他敏锐地意识到问题并不简单，让我赶紧去医院做个CT。

CT检查发现肺部有阴影，加上弟弟的反应，我已能猜得八九不离十了。可能是有了这层心理准备，等到甲状腺穿刺结果确诊的时候，我反而坦然了——肺癌晚期，甲状腺是转移灶。

经过一两天的消化调整，强烈的求生欲望告诉我，必须要保持乐观向上的心态，积极配合治疗，好好活下去。

在这样的念头驱使下，我开始学习肺癌知识。很快，癌症该怎么治疗、该怎么控制，我都了然于胸。没想到我反而因此犯了"自己吓自己"的错误。有一次半夜我腿痛得厉害，基于我浅显的理解，我脑海里就浮现出一个念头——深静脉血栓，随时可能要了我的命啊！我连夜跑到医院做了一堆检查，确定没问题才安下心来。

这也提醒我，对待我们无法控制的东西，不要过分忧虑，兵来将挡、水来土掩。专业的事情还是交给专家来做。学习仅仅能改善心理，而非治疗自己。

■ 弄巧成拙，感恩医生不离不弃

一开始我们找的是中山大学附属肿瘤医院的外科教授，他说我现在已经没有手术的必要了，建议我转到内科，"最好能吃靶向药，这样可以不用化疗。"在那里，我遇到了我患癌以来最大的幸运，就是陈教授。

陈教授是我遇见的最有耐心的医生，她总会安抚、鼓励患者，给我们坚持下去的动力。

之前为了吃靶向药，我已经在其他医院接受了血液检查，结果发现没有基因位点，以为不能用靶向药治疗。但陈教授为我安排了穿刺检查，做进一步的基因检测。这次检查结果带来喜讯——有靶点，我可以接受靶向治疗。

我记得很清楚，2016年3月1日，我接受了第一代靶向药的治疗。

2016年9月，我感觉左边的甲状腺进一步肿大，回医院一查，果然是第一代靶向药开始耐药了，经过再一次基因检测，陈教授建议我口服新一代靶向药。

虽然新一代靶向药也控制得很好，但我总担心和第一代一样，一两年就出现耐药性。于是我自作主张地停药两个月，去另一家医院接受了其他治疗。令我万万没想到的是，病情没有得到缓解，反而还加重了——左肺又长出了两处新的癌灶。

陈教授知道情况后没有一丝责怪，毫不犹豫地继续为我治疗。我知道她是冒着我的病就此恶化下去的风险来为我治疗，这令我十分感动。我越发觉得陈教授是个值得以性命相托的好医生，很后悔当初没有好好听她的话。

如今新一代靶向药用了4年，我之前所担心的问题并没有出现，还是一直控制得很好。

陈教授没有放弃我，就像她从没放弃任何一个患者一样，她总对我们说："只要情况有变化，我们一定会想办法的。"我和病友们都从她身上得到了许多温暖，有了好好生活下去的希望。

■ 祖国日渐强盛，《我不是药神》已成历史

一路走来，我很感谢我的家人。

确诊后，弟弟第一时间请了假从千里之外的浙江赶到广州，用尽人脉为我找医生。后来他回到浙江，也会经常给我打电话，问问身体情况和病情进展。

我的妻子和孩子知道我患癌后十分伤心，但他们知道我是一个什么样的人，所以他们选择相信我，治疗需要下的每一个决定，都让我自己做。为了让他们安心，我一般不把病情的进展告诉他们，他们则尽可能地在生活上照顾好我，这就是我们一家人的默契。虽然我确实生病了，但我们不会生活在疾病的阴影下。

我还要感谢党组织。得知我的病情后，组织上非常照顾我，把我调到了工作压力较轻的岗位。

最重要的是感谢祖国日益强大。我是在国外读的研究生，当年我们曾被国外的先进技术震撼。现在看到祖国日益强盛，特别是党的十八大以来，癌症药物研发、进入医保药品目录的速度加快，《我不是药神》的故事已成历史。

当今时代的医疗技术和物质条件比历史上的任何一个时期都要丰富，所以癌症虽然治疗不易，但是不必恐慌，更不能讳疾忌医，找到一个值得托付的医生，谨遵医嘱，保持良好的心态和生活方式，一定能战胜病魔。

医学聚焦

虽然使用靶向治疗的肺癌患者会面临耐药的问题，但医学的进步也使新一代的靶向药物不断问世，与其担心焦虑，不如相信科学。患者在靶向药出现耐药时，行动态基因检测后，口服第三代靶向药至今近4年，病情仍控制良好。驱动基因阳性的肺癌已经成为慢性病，随着基因检测技术及靶向药物研制的不断进步，耐药的问题也会不断被科学地解决。珍惜当下，科学治疗，未来可期。

当保险营销员自己成了理赔对象

【患者档案】阿宏　男　47岁　肺腺癌10年
【被采访人】本人
【治疗单位】佛山市第一人民医院

曾经有朋友问阿宏：有比癌症患者更痛苦的吗？他脱口而出：癌症患者的家属。没承想，一语成谶。

阿宏就职于佛山的一家大型保险公司。从业期间，他多次为身边的客户申请重大理赔，其中不乏癌症患者。他见过癌症患者和家属为一场大病付出的沉重代价，一方面他感慨生命的无常，另一方面他也为自己工作的意义而自豪。代理理赔手续的时候，他不止一次地想过，有一天自己也可能变成理赔对象，只是没想到这一天来得那样快——那一年，他才37岁。

颤抖的手接过检查结果的那天，他茫然地望向妻子。妻子张开双臂给了他一个深深的拥抱，轻轻拍了拍他的肩膀，说："没事的，没事的。"

■ 体检异常，他暴瘦了近20斤

保险从业人员向来都是风险与健康意识同在，定期体检是他们每年必不可少的规划之一。而阿宏的抗癌之路就始于2011年10月的体检报告：肺部结节。

为了弄清楚这陌生的疾病，阿宏到佛山市第一人民医院进行了更为详细的检查。然而检查结果出来后，医生表示结节太小，无法判断是良性还是恶性。这模棱两可的结论让阿宏一颗忐忑的心更加不安，一时间竟有些茫然。

"别太担心，要不我陪你到广州去看看吧。"妻子轻声安慰。

他点点头，同意了。

在妻子的陪同下，阿宏在一个多星期里到好几家权威的医院进行检查。让他们失望的是，几家医院的结论都是大同小异。夫妻二人没了主意，阿宏心里害怕，在那一个多月里暴瘦了近20斤。

"你这样下去可不行。"妻子很心疼，"疾病没有打垮你，你就先把自己整垮了。手术也好，吃药也好，该如何就如何，只要你好好的。"

妻子的话让他幡然醒悟，不由得有些瞧不起自己：不就是癌症吗？用得着给吓成这样吗？

■ 有健康险做后盾，他才能从容抗癌

阿宏对自己的病唯一清晰的认知是：这个病需要很多钱。由于早年间阿宏已经购买了商业保险，所以他很快冷静下来，回公司提交完自己的理赔手续，便开始了自己的抗癌之路。

"做保险营销13年，接受的大大小小的培训不计其数，这些培训在这个时候起了作用。"阿宏开始有条理地安排自己抗癌的有关事项。

跟妻子商量一轮后，阿宏很快接受了右下肺癌根治手术。2011年12月，术后病理确诊为右下肺高中分化腺癌Ⅱ期。

术后的化疗没有他预想中的难受，偶尔的胃口不佳和恶心感都在他的承受范围内，4个周期的化疗使病情得到有效控制。化疗期间，阿宏的商业保险理赔资金也顺利到账，解决了他对医疗费用的最后一丝忧虑，从而能安心养病。

"肿瘤切除手术的医疗支出大约是5万~6万元，手术后，如果请接受过专业训练的护工，每天大约要250元。后续的各种医疗费用以及营养费也是很大的一笔开销。"阿宏知道，疾病侵蚀的不仅是患者的肉体和精神，还有家庭的经济状况。如果没有当初的健康险做后盾，他肯定会面临经济困窘的

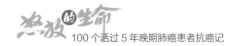
局面。

身体恢复后，阿宏重新投入到工作中。经过这次难忘的经历，他更热爱自己的工作了。但他也知道，如今的身体已经不允许他像从前那样忙碌奔波，幸好因为工作性质特殊，他能灵活地安排自己的时间，加上妻子在身边辅助，从而能放缓脚步，兼顾工作与身体。

■ 相信亲人，相信自己，更重要的是相信医生

"肺部癌细胞复发了，还伴随骨转移，是晚期。"在2016年7月的定期复查中，医生用冷静的语气告诉阿宏这一残酷的事实。

抗癌第5年，阿宏一度以为自己走出了癌症的阴影，没想到还有更艰辛的战役在等着他。妻子紧握着他的手，手心传来的温度安抚了他烦躁的内心，"要怎么做，医生您说吧。"

不幸中的万幸，此后的化疗和靶向药结合治疗取得了良好的效果，阿宏的病情再度稳定下来。

每次在他迎来最黑暗的时刻，想要放弃的时候，妻子的陪伴和医生的引导总能让他重见光明，当真是应了那句"柳暗花明又一村"。

放慢了生活与工作节奏的阿宏得以做许多从前没有时间做的事。有时他喜欢到图书馆里安静地看一下午书。

经历过人生10年抗癌的大起大落，阿宏庆幸当初购买了保险，也真正学会了忘记疾病，相信亲人，相信自己，更重要的是相信医生。

医学聚焦

患者为EGFR突变晚期肺癌，使用第一代EGFR靶向药治疗，副反应小，高质量带瘤长期生存。

有信心，有渴望，才是战胜病魔真正的法宝

【患者档案】叶建聪　男　51岁　肺腺癌7年
【被采访人】儿子
【治疗单位】中山大学附属肿瘤医院

"现在他其实是处于退休状态的，白天帮着带一下家里的小孩，出去散散步，走动一下，整天乐呵呵的。我们看着状态很好的父亲也很开心。"叶建聪的儿子说。

■ 及时发现、及时治疗才有康复的希望

2014年，在工厂上班的叶建聪感觉膝盖非常不舒服，于是到医院进行检查，并在住院检查期间查出肺部有阴影，最后被确诊为肺腺癌。

"当时谁也想不到父亲会得这个重病，仔细想想，父亲患癌可能和他抽烟有关。"叶建聪的儿子说，叶建聪有30多年的抽烟史，平均一天要抽一包多。

与其他患者不一样的是，叶建聪在发现自己患癌之后，心态非常平和。"在朋友的推荐下，我们选择了中山大学附属肿瘤医院，找到了陈教授。分析病情后，陈教授给出了化疗加放疗的治疗方案，我们听从了专家团队的建议。"

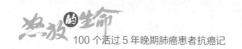

在接下来的一年多时间里，叶建聪每个月定时到医院进行治疗，身体状态也慢慢好转，到2015年8月，叶建聪结束了整个治疗的过程。经过这一年多的治疗，叶建聪更加珍惜自己的身体，也明白了一个道理：对于疾病，及时发现、及时治疗才有康复的希望。

■ 每天等着接送孙子，享受天伦之乐

一年多的治疗之后，叶建聪辞去了工作，回到家中休养。忙碌了大半生，这次终于能够放个长假了。

"医生告诉我们要多增加营养，因为他现在的身体处于比较虚弱的状态，所以妈妈每天都会熬一些比较好的汤给他喝。"家人每天都会为他准备营养丰富的食物，让他的身体状态慢慢恢复，也希望他能够慢慢接受这个现实，在家中好好休养。

回到老家的叶建聪，享受到了属于自己的天伦之乐：每天早上在江边绿道散步后回家煮早餐吃，中午偶尔帮忙煮饭，下午有时打麻将，四点接小孩放学。这样的生活轨迹，让叶建聪感到轻松惬意。"我和妹妹的孩子出生之后，父亲很开心，每天等着接送孙子，没事的时候就和孙子们一起玩。"叶建聪的儿子说。

■ 医生的鼓励帮助他慢慢建立起信心

2019年6月，叶建聪前往医院复查，检查结果显示，肿瘤的指标有所上升，有复发的迹象。在医生的建议下，叶建聪进行了口服化疗药物治疗。

"我们家不是特别富裕，但是我们从来没有过放弃治疗的想法，我们鼓励父亲，希望他能一直有信心去对抗癌症，延长自己的生命。"叶建聪的儿子说，"之前化疗的时候花了很多钱，现在治疗费用在我们兄妹俩的承受范围之内。"

对于医生，叶建聪儿子的感激之情溢于言表。"这一路上最重要的就是医生的鼓励。从2015年治疗开始，医生一直鼓励父亲，告诉他现在的医疗技术非常先进，肺癌已经慢慢成为一种慢性病，通过吃药就能有效缓解，不用太担心。医生给父亲的鼓舞很大，他的自信也是这样慢慢建立起来的。"

家人的陪伴，医生的鼓励，让叶建聪更加珍惜当下，也更加有信心，他相信自己能够不断战胜病魔，延长自己的生命。

"在先进的医疗技术面前，疾病将会不断被战胜，而要战胜自己的内心，只能依靠自己。"叶建聪的儿子说，有信心，有渴望，才是战胜病魔真正的法宝！

医学聚焦

患者是仅仅依靠化疗就实现长期生存的幸运儿，不仅病情控制稳定，并且有较好的生活质量。目前，肺癌治疗领域百花齐放，免疫治疗、抗血管生成治疗等疗法也会继续为患者带来更多的奇迹。

从不敢面对到无所畏惧，医生和家人给了她信心

【患者档案】才姨　女　65岁　肺腺癌7年
【被采访人】女儿
【治疗单位】佛山市第一人民医院

■ "那几天，我们没有人敢去面对这个现实"

2014年7月，才姨发现自己有咳血的情况，于是马上在家人的陪伴下到佛山市第一人民医院进行了检查。诊断结果是才姨患上了肺腺癌。

"因为我的外公也是得了肺腺癌离开的，所以其实我们一家人都对癌症非常惧怕，当时得知母亲患上了肺腺癌的时候，我能够明显感受到我们一家人的沉默，在那几天，我们没有人敢去面对这个现实。"才姨的女儿说。

才姨突然被诊断出肺腺癌，让这个本来幸福美满的家庭笼罩了阴霾。确诊之后，才姨消沉了不少，家人也和她一样。才姨的先生在得知妻子患上肺腺癌的那段时间内，消瘦了很多。在才姨一家人看来，这是一个巨大的难关。

■ 先生的陪伴和医生的鼓励，让她有了面对病魔的勇气

让才姨下定决心去治疗的，是医生的鼓励。主治的梁医生告诉才姨家人，现在的医疗技术很先进，医生有一定的把握能够帮助才姨战胜病魔，回到正常的生活中来。本身患有心脏疾病的才姨在听到医生的鼓励之后，决定

开始治疗肺腺癌。

"医生给了她信心，家庭给了她鼓励。我们一家人一直都在鼓励她，勇敢地去面对疾病，战胜疾病，我们也相信她能够做到。"

从那时候开始，才姨开始了自己的化疗之路。化疗是一个痛苦的过程，呕吐、厌食等症状的出现，让才姨感受到了疾病带来的痛苦，而且同病房的患者都处于消极的状态下，才姨很难不产生负面情绪。

"做一次化疗要2万多元，总共做了四次，还有营养费等，价格比较高。我们家也花了不少钱，病情压力、经济压力都很大。"女儿说。高昂的治疗费用，让农村家庭出身的才姨一家面临着经济和心理上的双重负担，而这些，并没有打倒才姨和她的家人。

真正让才姨走出来的，是她的先生和她的主治医生。在化疗期间，先生一直陪伴着才姨，寸步不离地照顾她。本来不会做饭、做家务的先生，主动承担起了这些事。先生的陪伴和主治医生梁医生对她的不断鼓励，让才姨有了面对病魔的勇气。

■ 这世间仿佛再没有什么能够击倒她

这样的治疗很快就过去了2年，才姨慢慢适应了这样的生活。但是让一家人没想到的是，新的病灶出现在了才姨的体内，病情变得更加严重，才姨开始服用靶向药。这一次，病情的恶化并没有让才姨再一次走向消沉，她选择直面病魔。

"很不幸的是到了2016年发现了转移，得知转移的时候我们一家人都难以接受，本来以为最糟糕的事情已经发生了，没想到还有更糟糕的事情出现。我们姐妹俩那时候就开始轮流照顾母亲，希望母亲能够自己调整心态，勇敢地战胜病魔。"女儿说。

从那时候开始，才姨开始服用靶向药。面对病情，她慢慢变得自如了，在经历了过往的这些病痛之后，这世间仿佛已经再没有什么能够击倒她了。

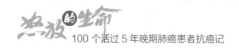

■ 家人陪伴，医生鼓励，她充满了力量

2018年8月，才姨又开始咳嗽，身体出现耐药性。12月开始化疗，她的抵抗力越来越差，身体接受不了化疗带来的副作用，于是暂停了半年，用靶向药控制。2019年5月，梁医生开始让才姨服用另外一种靶向药。

"因为我们要工作，所以爸爸负责照顾她的日常。那时候爸爸瘦了很多，现在情况好了，爸爸也胖了，大家都轻松了不少。"

面对疾病，才姨不再以消极的情绪去面对，而是勇敢地去享受生活，积极地接受治疗。一年多的时间，才姨的精神状态好了很多，身边有家人的陪伴，有医生的鼓励，她感受到了温暖，这些温暖让她充满了力量。

"所以我说精神状态非常的重要。医生给信心，家人给关心，这两者是最重要的。"

谈起妈妈这几年来的抗癌史，女儿的语气中有坚定，有释然，更有幸福。这几年的抗癌经历，带来的是一家人心智的成长，更是一家人之间亲情的不断凝聚。疾病虽然带来痛苦，但自己内心经历的成长和身边的温暖，都足以让人变得更为坚强，去面对那看似不可战胜的病魔。

医学聚焦

患者为 *EGFR* 突变晚期肺癌，经过第一代靶向药化疗，第三代靶向药治疗，疾病控制稳定。

哪怕处于最艰难的境地，也要有信心

【患者档案】李涛　男　46岁　肺腺癌5年余
【被采访人】本人
【治疗单位】中山大学附属肿瘤医院

"当时感觉挺恐怖的，反正就是要把心态调整好。"每每有人问起他患癌的感受，李涛都这样答复。

从得知自己病情后的无比恐惧与失落，到调整心态接受这个既定事实，李涛坚定地走在抗癌之路上，成功度过了5年。"现在我的心态挺好的。基本的生活都能自我料理，每天做饭做家务，和正常人也没两样。"

■ 数次介入手术都不理想，参加临床试验收获惊喜

时隔5年后的今天，李涛回忆当年确诊癌症的情景时，依然非常难忘。

2016年春节前夕，在深圳一工厂打工的李涛因咳嗽到当地医院进行检查，以为只是感冒或抽烟引起的咳嗽，却万万没想到被诊断为肺癌晚期。那一刻，李涛感觉天旋地转，整个天都快塌下来了，没想到癌症会降临到他的身上。情绪低落的李涛再次去了其他医院进行复查，得到的诊断结果都是一样的。

万念俱灰的李涛走出了医院，灿烂的阳光那一刻在他的眼中却异常的灰暗。春节将要来临，处处洋溢着节日的气息，大地一片祥和美好。但李涛却只有沮丧，不知道该如何告诉家人自己得病的消息，不知道今年的春节怎么度过。

这可能是他一生之中坐过的时间最久的火车。一家人满怀欣喜地等待着李涛的归来，却突然得知他的病情，心情都变得十分沉重，但只能积极地面对治疗。

回到江西后，李涛做了数次介入手术，但效果都不太好，还给家里带来沉重的经济负担。自从确诊肺癌之后，李涛便没有上班了，家中的积蓄都花在了他的治疗费用上，女儿还在读大学，妻子和年迈的母亲成为家中的经济支柱。每每想起这些，李涛的眼中便泛起泪花。"我感到深深愧疚，但我的妻子安慰我，要积极配合治疗，只要我可以痊愈，花再多的钱也是值得的。"

和妻子商量后，李涛决定前往中山大学附属肿瘤医院进行治疗。

幸运的是，中山大学附属肿瘤医院的医生们了解了他的病情和家庭情况后，对他很是照顾。先是进行化疗，肿瘤有所缩小，但做了6次化疗后，病情又开始进展。

这时，医生告诉他，中山大学附属肿瘤医院正在开展免疫治疗临床试验，他可以入组治疗。连续进行了3个月之后，李涛的肩膀便不再疼痛，CT检查发现肺部肿瘤明显缩小了。这些治疗都是免费的，这让李涛看到了希望。

就这样平安度过3年后，李涛肺部病灶又开始进展了，医生推测是产生耐药性了。在医生的建议下，他重新进行了6个周期的化疗。

这次化疗效果一般，但惊喜的是，医生再一次推荐他入组新的免疫治疗药物的临床试验，再次免费接受治疗。这次治疗效果不错，肿瘤开始逐渐变小，一直到现在都控制得很好。

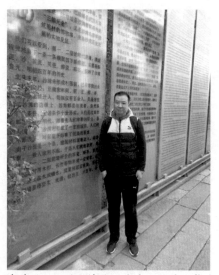

李涛说，好的心情是治疗癌症的最佳良药

■ 家人支持，抗癌路上温情满满

在李涛的抗癌路上，从来都不孤单，还有来自家人的支持与医生的关怀。

李涛患病之后，妻子一直无微不至地照顾着他。他晚上因为病痛翻来覆去睡不着觉，妻子便熬夜帮助他洗澡、擦身子。李涛认为妻子为他做了太多太多，是对他帮助最大的人。

李涛的女儿现在正在读大学，和父亲关系非常好，没事的时候经常通电话、通视频。每次看到女儿的脸，李涛都非常开心，似乎忘记了疾病的威胁。

得知李涛的病情，开朗活泼的女儿变得沉默寡言，反而是患病的李涛安慰女儿，每次视频聊天时都勉励女儿好好读书，要做一个阳光开朗的女孩。

李涛和兄弟姐妹来往非常密切。得知他患病之后，兄弟姐妹都很担心，隔三岔五来家里看望，鼓励他要有努力活下去的希望与信心，坚持治疗。兄弟姐妹的关心和支持，像一股暖流流淌在李涛的心里，像阳光一样驱散他心里的阴霾。李涛说，兄弟姐妹的情谊，千言万语也道不尽。

■ 医生的关怀，技术的进步，给予了他勇气

李涛感言：除了家人的鼓励和关心，是医生的关怀给了他继续走下去的勇气和动力。

李涛刚刚确诊的时候情绪非常低落。住院的时候，医生曾说过一句话，"已经看到效果了，还是不错的。"就是这句话让李涛的心情渐渐变得明朗起来，不再怨天尤人。

"我们患者康复的希望很多都寄托在医生身上，医生这么一说，感觉所有的不愉快、不开心都消失了。特别信任医生，特别希望医生能告诉我更多的情况与消息。就算不乐观，但只要医生说有希望，就能给我强大的鼓励与

信心。来自医生的关怀，似乎让所有的病痛都烟消云散了，我们又重新燃起了希望，不再那么悲观。

一家好的医院、一群好的医生是患者们治疗疾病的希望。李涛在这家医院待了5年，最大的感触便是医生们都有一颗仁心，不仅全力进行治疗，也从心理层面进行辅导，使本来万念俱灰、心情低落的患者重新建立起对生活的信心与战胜疾病的勇气。

这些年，医疗条件在不断地改善，进一步增强了李涛抗癌的信心。在接受了几个治疗方案之后，李涛深切地感受到了医学的进步，当自己所使用的药物产生耐药性时，新一代的药品又研制出来了，可以一定程度上解决当前的困扰。这些医学上的进步，对患者来说也是一种恢复的动力，让患者对自己病情的控制充满信心。

如今，李涛经常会和妻子一起出去散心，看看风景，放松心情。他说："好的心情，是治疗癌症的最佳良药。"

医学聚焦

患者确诊晚期肺腺癌，驱动基因阴性，一线化疗联合抗血管生成治疗进展后参加免疫治疗临床试验，疾病控制时间达到3年，进展后再次参加临床试验，疾病控制至今。随着医学技术的进步与成熟，新药临床试验不仅使晚期肺癌患者获得长期生存获益的可能，更给经济情况一般的患者带来生的希望。

生如夏花

——不凋不败，妖冶如火

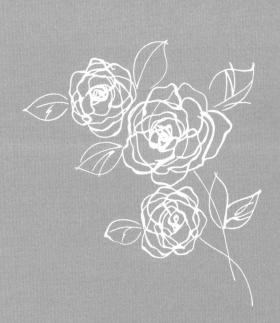

身似剑兰　自有芬芳

【患者档案】大海　男　58岁　肺腺癌6年余
【被采访人】本人
【治疗单位】广东省人民医院

剑兰，因其叶似长剑而得名，与月季、康乃馨和菊花一同被誉为"世界四大切花"，而剑兰更有"切花之魁"的美誉。代表坚韧的剑兰，花语温暖而美好：福禄、康宁。它是我最喜爱的花。

我是大海，今年58岁，是一名肺癌晚期患者，在抗癌道路上已走过了6年半的时间。

■ 那晚，我梦到了剑兰

2014年9月是我生命的转折点。在一次普通的例行体检中，CT检查出我右下肺有结节。

一开始，一切都较为乐观。我是1984年获得学士学位的医学院毕业生，毕业后在一个中等城市从事公共卫生预防医学工作，1997年获副主任医师任职资格，虽然不久后因工作需要我脱离了技术业务岗位，但我依然具备一定的医学知识，我知道怎么应付这种情况。

经进一步检查确诊后，我于次月在广东省人民医院肿瘤中心做了肺叶切除。从手术前的系列检查到手术后的台前诊断，均显示为肺腺癌Ⅱ期。我觉得这次治病之旅可以画上句号了。

但真正的打击来自手术后切除组织的病理检查——发现切除肺叶的胸膜布满了"癌性结节"。这些结节虽然很小，小到连PET-CT（全身增强CT）都无法检查出来，但我知道它们的出现意味着什么：癌细胞已经通过血液传播扩散，甚至有发生全身转移的可能。

2014年11月10日，我被确诊为肺腺癌Ⅳ期。在从病房去医院病案室打印病案资料的路上，我与妻子在无人处抱头痛哭。好不容易走到病案室，已临近下班了。病案室管理人员看见妻子红肿的眼睛，特意推迟下班，为我们打印了病案。

2014年11月11日，当很多人在这购物狂欢节彻夜不眠、享受着购物快感的时候，妻子却陪我住进了广东省人民医院附近的旅店。其实，在结果出来之前，我们夫妻二人在网上选了不少电器、家具，因为我们已装修好了新的住房，即将乔迁新居。那晚睡前，我轻声问妻子："还搬家吗？""搬！"妻子的话语里充满了坚定。

我和妻子下单购买了之前选的全部商品，然后一觉睡到天亮。

那晚，我梦到了剑兰。

■ 处变不惊，是剑兰盛放之美

突然得知自己患上了癌症，而且已是中晚期，这对于任何人都是一种痛彻心扉的考验。难过、低落、抑郁、焦虑、抱怨、愤怒、哭泣……出现什么样的情绪都不为过，关键问题是，难过、悲伤之后心态该如何调整。

我虽然不上临床，但平时还是能接触到不少患者，他们中有的人接受现实，既来之则安之，积极配合治疗，心情随之恢复到正常状态；而有的人则沉湎其中，不能自拔，自暴自弃，甚至走极端。我知道我必须尽快从中走出来，以积极的态度去面对，像我喜欢的、盛放的剑兰一样，处变不惊。

俗话说，"屋漏偏逢连夜雨，船破又遇打头风。"现在看来，这些或许不尽是坏事。其实，这不是我第一次遭遇足以威胁性命的重疾了——我还是肾移植的尿毒症患者。1999年，我被确诊患上终末期肾病导致的尿毒症，透析近2年后，于2001年接受了肾移植手术治疗，直至今天，我仍需长期服用抗排斥药。

因此，作为经历过大风大浪的男人，之前换肾的经历让我在得知自己患癌后，很快就调整好了心态，积极面对癌症。毕竟肾移植术后存活20年的，目前在国内外并不多见，而我做到了。

现在回想，当时我的身体状况算是病友中底子最差的那一批。好在我能够积极调整心态，很快摆脱了"恐癌心理"，这为我后来有效地抗击病魔打下了良好的基础。

■ 好的园丁，是剑兰盛放的护花使者

患病后，我的身体每况愈下。皮炎、甲沟炎和腹泻等反应如期而至，这些我都能承受——通过相应的预防和治疗，完全能减轻症状。此外，一些不明原因导致的头疼、身体倦怠、胃口不好等毛病也会周期性地袭扰我，后经运动调节也缓解了。最难熬的，还是抗癌治疗的服药过程。

因为身体原因，我不适宜化疗。幸运的是，我癌变组织 *EGFR*19外显子缺失，适于使用靶向治疗。于是从2014年11月11日起，我开始服用第一代靶向药。这个药我用了3年，在2017年9月出现耐药表现。

耐药表现是在每2个月一次的CT随访中发现的——肺结节及纵隔淋巴结增多增大，后经抽血检验，发现*T790M*突变，证实了耐药的发生。

很多人在这个时候开始着急，甚至会怀疑医生，病急乱投医，这万万不可。我在尿毒症肾移植治疗的近20年时间里，见过、听过不少尿毒症患者由于轻信庸医和民间偏方的个案，其结果往往是延误病情，严重影响治疗效果和预后，有的甚至直接危害生命。

在肺癌诊疗过程中，我真切地体会到一流专科团队与普通医院的不同，特别是医疗资源配置及诊疗方向的差异。值得感恩的是，我的肾移植手术及

肺癌的治疗都是在省级一流医院进行的，特别是肺癌术后治疗，我一直得到广东省人民医院杨主任的关照。

在医生的帮助和家人的陪伴下，我从2017年10月开始转服第三代靶向药至今，治疗效果是显而易见的。从发病至今，我一直没有出现明显的恶性肿瘤病症。除了术后证实的胸膜转移外，也没有发现其他脏器有转移。

近一年来，可能是因为术后组织纤维化的牵扯，CT检查胸部纵隔出现轻度偏移，肺叶切除缝合处肉芽组织增厚增长，并有双肺组织局部慢性炎症的表现，同时我也出现了干咳、气喘及进食哽咽感等症状。所幸症状都比较轻，也没有出现日趋严重的迹象。

找到好的医生，选择正确的治疗手段，坚守尊医重药的信念，此乃求医之道。在大病、重病的医治中，绝对不容马虎。

■ 汲取知识的营养，是剑兰绽放的自信

一位医生朋友曾经夸我："恰到好处地把所学到的医学知识应用到自己的疾病治疗中。"他说得不全对，其实我的很多医学知识都是在患病后通过不断学习补充的。当然，求学时医学生的身份及毕业后在预防医学机构的工作经历帮我掌握了一定的医学基础知识，这对我在患病后能够正确认识和对待病情，从而更好地配合治疗、增强疗效非常有好处。

我发现，许多病友因对自己的病情认识不足而陷入了茫然无措的境地。患者在治疗过程中，不可避免地会碰到诸如该吃什么药、不该吃什么药、什么时间吃药，何时复查、复查什么，出现副作用如何处理，饮食、作息应该注意什么等各种各样的问题。在疾病的治疗当中，对医生的依从性（我们业内说医从性）非常重要。我对医从性的理解是：除了在诊疗重大原则上要绝对服从医生外，渗入到日常生活中的其他相关细节也应符合科学，这样更有利于医学手段功效的整体发挥。

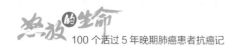

■ 剑兰需要土壤，亦如人需要爱好

在罹患肺癌以前，包括接受了尿毒症肾移植术的那十几年，我对事业的追求从来没有停止过。其间我因在工作中取得了成绩而受到过较高层次的表彰。我还是2008年北京奥运会火炬手。尽管身患肺癌，但我依然每天坚持正常上下班，一日三餐按时吃，过着稳定而又平淡的生活。我还经常与亲朋好友会面，节假日经常出去走走，努力维持着正常的社交活动。

唯一的变化就是节奏变慢了。以往没日没夜忙碌的日子一去不复返，工作和生活清闲了许多，我急躁的性子也平和下来了。少了许多无谓的纷争和烦恼，日子似乎变得轻松起来。

除了社会性保障（包括单位的支持）外，家庭保障也不可或缺。家人的理解和陪伴，贴心的爱护和帮助，合理的费用安排都非常重要。在这一点上，我很感恩我的妻子，她一直尽心尽力地为我提供着一个理想的家庭保障环境。

在治疗之余，运动锻炼终于被提上了我的生活日程：每天坚持走8 000步以上并做40分钟的甩手操。郊外踏青和外出旅游成为我热衷的事情。我还重拾了放弃已久的摄影爱好，背着十几斤重的摄影器材成为我旅游时的常态。对于饮食，我不迷信保健品，保持营养均衡是我的宗旨。

总之，让自己总有一些事干，尽量保持正常的生活节奏，对疾病的治疗和健康的维护能起到积极作用。

岁月不居，时节如流。这6年间，我不知不觉中活成了自己喜爱的剑兰。一切都是特别的安排，人生如路，自有芬芳，走过的路虽然荆棘满地，但我相信，我们总能用坚韧和豁达去不断浇灌，让人生之路遍地鲜花盛开。

医学聚焦

同时是医务工作者又是*EGFR*突变晚期肺腺癌患者，甚至还是一名多年的尿毒症患者，该患者一线治疗开始服用第一代靶向药，耐药后出现*T790M*突变，二线使用第三代靶向治疗，学医的经历让他深知自身的病情，即使明白药物终究会发生耐药，但仍然对未来充满希望。配合治疗是唯一可以获得长生存的选择。

"三十而已"却走上抗癌之路：最美园丁为爱怒放

【患者档案】丁丁　女　35岁　肺癌7年
【被采访人】本人
【治疗单位】广东省人民医院

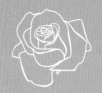

　　30岁，有人乘风破浪，抓住青春的尾巴；有人笃信"三十而已"，未来的路还很长。丁丁是一名人民教师，有着自己热爱的事业、在积极步入30岁的时候，万万没想到，前方迎接她的，是一场人生大转折。

　　早在2014年单位体检中，丁丁的报告中就赫然标注着：肺部有阴影。但当时的她刚抓住黄金生育年龄的尾巴生了娃，尚在哺乳期。奔波于孩子与学生之间，她转眼就忘了体检报告上那几个不起眼的小字，也压根没意识到这个发现会与肿瘤有关，生活和工作依旧。

　　一年后的一次检查，打破了丁丁原本平静的生活。在这次检查中，她被诊断为肺癌，她惊过、慌过、哭过。这一年，她才30岁，却要自此走上艰辛的抗癌之路。

■ 抗癌，从接受自己生病了开始

　　身兼女儿、妻子、母亲、教师等多重身份，30岁的丁丁站在这样的人生转折点，彷徨无措。"一开始简直不愿相信，我还这么年轻，还有那么多的事情没有完成，太遗憾了！那种感觉真的就像世界一下子失去了色彩。"当绝望的念头来袭，一个给出"镇定剂"的人，可以让人重新燃起希望。丁丁很庆幸，遇上了广东省人民医院的杨主任。

在朋友的介绍下，丁丁踏入了杨主任的诊室。"承认自己生病，这是第一步。"他的第一句话，便如醍醐灌顶。杨主任耐心地告诉她："虽然我们摊上了这个疾病，很不走运，但是我们出生在这个医疗发达的时代，可以手术、可以进行药物治疗，又是何等的幸运。肿瘤本身没有那么可怕，是我们潜意识里的恐惧支配着自己不愿面对。既然命运给了我们这个考验，我们就要尝试接受它、克服它，我们不是一个人在战斗！"从这一刻开始，丁丁的世界重新有了颜色。

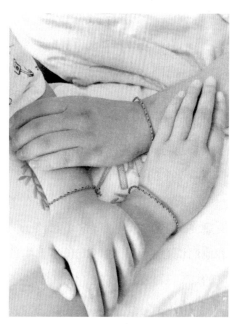

丁丁一家三口

经过一系列详细的评估，丁丁开始了抗癌征程，也逐渐了解到了疾病背后更多、更深的含义。不久，丁丁接受了肺部的肿瘤切除手术，手术很顺利，术后她进入化疗。化疗后，丁丁的头发开始脱落，大把大把地掉。后来，她干脆剃光了，戴假发。化疗的时候，有时打完针会疼一两天，一整晚睡不着觉。

病情反复，丁丁的信心也在动摇。2015年7月做了肺部手术，当时丁丁认为自己手术之后就会没问题了，信心满满地进行康复治疗。可一个月后复查，医生说还要继续化疗巩固。一时间，她接受不了这个结果，在楼道里痛哭。丈夫劝了她很久。丁丁和丈夫商量数日，决定再一次鼓起勇气，全力配合医生治疗。

■ 是患者，更是教师

面对癌症，熟悉它、学会熟练地和它打交道，是最好的办法。丁丁渐渐地找到和疾病相处的模式，精神状态明显开始好转。家人和朋友们发现，他们所盼望的那个丁丁回来了；对于学生们而言，他们的丁老师也真的回来了。

"我是高三班主任呢！"丁丁在心里反复地告诉自己。原本该多休息，但心系学生的丁丁在手术后不久就回到了学校，重新站上了熟悉的讲台。回归工作岗位后的丁丁，对于生命有了新的认知，她更加用心地投入到了自己所热爱的事业中。"习惯了和孩子们在一起的生活，每天倾听他们的烦恼，和他们谈心，解开他们成长过程中的一个个心结……我的生活还是相当有意义的。"丁丁很快就在工作中再次找到了生命的动力。

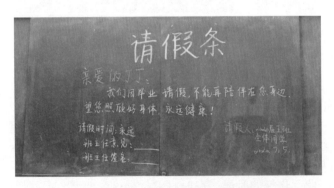

高考前丁丁的学生们在黑板上写下"请假条"

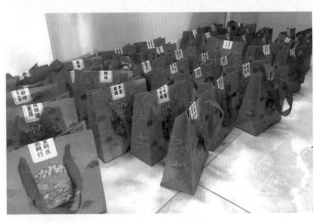

病中的丁丁不忘为孩子们准备高考礼

　　然而，意外再一次降临，丁丁再一次从教师切换成患者。2016年，丁丁的肺癌细胞转移到脑部，她只好重新回到杨主任指挥的战场。"在患者的观念里，癌症脑转移是非常可怕的，但这并不意味着我们没有办法治疗。在这个靶向及免疫治疗的时代，如果有合适的药物，我们也可以像正常人一样生活很多年。从某种意义上来说，你是非常幸运的，要对自己充满信心。"在杨主任这番话的开导之下，丁丁再次进行手术治疗。由于肺癌脑转移，丁丁经历了多次癫痫发作，她坚持了下来。

　　命运给了丁丁一张张前路惊险而结局未知的考卷，丁丁像应对考试的考生一样从容作答，这也让她更清楚地知道了教师这一职业对于自己的意义。"只有在工作岗位上，我才会忘记自己是一名肺癌患者，我热爱我的职业。"

　　作为一名有着12年党龄的老党员，丁丁始终没有忘记自己作为一名教师的职责。为了不影响毕业班学生备考的情绪，丁丁对学生们隐瞒了病情，咬紧牙关带领毕业班闯过了一道又一道关卡。学校党组织知道丁丁的病情后，上报了党总支，为她提供了力所能及的帮助。

丁丁的学生祝福老师抗癌必胜

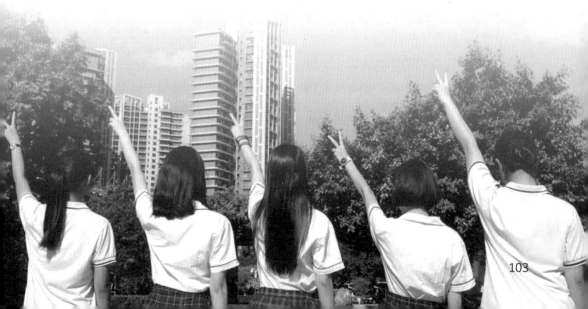

病情加重的时候，丁丁的身体会伴随着癫痫。2020年年初，突如其来的新冠肺炎疫情让学习改为网络授课，丁丁在家里坚持了长达数月的在线课堂讲解。那是高考即将来临的关键时刻，丁丁却再一次癫痫发作。她不断地提醒自己不能倒下，因为自己还有无尽的牵挂——家人、年幼的儿子和她班级里可爱的孩子们。

丁丁一直坚持到了高考结束才重新回到医院。她用生命托起全班学生的希望，用实际行动践行着人民教师的初心与责任。"丁老师，我们一直在您身边，为您遮风挡雨！"丁丁的学生录制暖心视频，为老师打气。

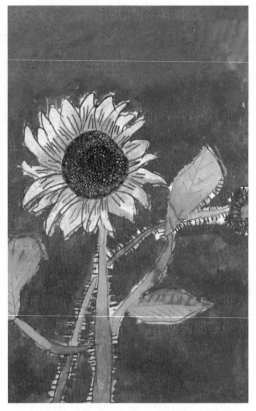

丁丁珍藏的儿子的画作——《向阳而生的向日葵》

■ 抗癌路上不孤独，"对不起，谢谢你"

身边人的陪伴融化了丁丁抗癌路上的坚冰。曾经，丁丁会把最糟糕的一面留给最亲近的人，丈夫为此调侃："你若安好，我便晴天；你若不好，全家阴天。"玩笑归玩笑，抗癌路上，家人不离不弃的陪伴和鼓励，给了丁丁莫大的精神支持。

眼下，她最放心不下的就是家人。原本她该陪伴家中父母，让他们颐养天年，现在父母却因为她生病而一夜白头，丁丁很是愧疚。虽然父母总是劝她好好休息，但还是无条件地支持她继续工作。丁丁没生病之前，经常与丈夫拌嘴，可当她生病后，丈夫从典型的东北老爷们儿变成了东北小媳妇儿，对她非常体贴。为了尽可能多地陪伴儿子，丁丁与儿子约定，每天晚上一起吃晚饭。她想陪伴他久一点，再久一点。

正是因为有父母、丈夫、儿子的默默支持，丁丁在抗癌道路上无所畏惧，走得坚定、从容。她深情地说："我想对所有的亲人说一声：对不起，谢谢你！"

医学聚焦

晚期肺癌可能会转移到身体多个器官，例如脑、骨、肝等部位，复杂的病情需要多学科讨论研究，制订更为全面、精准的个体化治疗方案。靶向治疗的患者可能肺部病灶控制良好，但出现其他转移部位的局部进展时，局部微创治疗控制显得十分重要，可以为患者争取更佳的局部控制、甚至更长的生存期。该患者先后使用了第一代和第三代的EGFR靶向药物，脑部微创局部治疗，化疗联合免疫治疗等多学科手段，都获得了不错的疗效。

"我太爱这个美丽的世界"

【患者档案】徐老师　女　54岁　肺腺癌6年余
【被采访人】本人
【治疗单位】佛山市第一人民医院

　　悠然种菜理荒秽、侍花弄草戏游鱼、赏荷听雨露沾衣……翻开徐老师的朋友圈，仿佛看到了现代的李子柒、古代的陶渊明……

　　然而，看似岁月静好的生活，背后却是荆棘满途的人生。

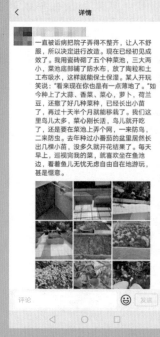

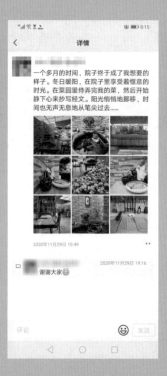

徐老师诗意盎然
的朋友圈

如果没患病，徐老师还是那个站在三尺讲台上的语文老师，为她最爱的学生们传道授业解惑，度过一年又一年。

■ 就在日子好起来了的时候，她突然病了

2015年1月27日，刚好是那个学期的期末考试时间，所以徐老师记得特别清楚。

那天下午学生考完试，还有一个小时左右就放学了。她正在班里进行纪律安全教育，学校工会主席忽然把体检报告拿来给她。这是一个多月前做的体检。徐老师翻看着迟来的体检报告，视线落在了"右肺上叶结节状阴影"这行字上。

她反复看了几次，确认自己没看错后，惊出了一身冷汗。她立刻找同事帮忙看班，骑车飞奔向佛山市第一人民医院。等她找到医生，开了CT检查单时，已经快到下班时间了。更让她着急的是，CT检查要4天后才能做。于是徐老师连忙联系另一家医院相熟的医生朋友，得到第二天就能做检查的答复后，她马上赶了过去。虽然预感到结果不太好，她还是决定：结果没出来前不告诉家人。"我比较要强，只要能自己扛的，我都自己扛。"她说。

第二天，徐老师还是坚持参加了区里的六年级集中改卷，直到预约检查时间快到了，才请假前往医院。当她拿着CT诊断报告书，看到上面写着"右肺上叶前段内见圆形肿块"时，泪水模糊了她的双眼。她强忍伤心和恐惧，把结果拿给认识的医生朋友看。朋友马上为她联系了胸外科的陈主任，陈主任建议做手术，并让她马上入院。牵挂着学生的徐老师向陈主任请求道："学生后天才放假，我还有很多收尾的工作没做完，能过几天再入院吗？"陈主任说先办入院，术前还有很多检查。

徐老师的大姑到徐老师家里看望老人，发现了她遗落在家的CT检查预约单。作为B超医生的大姑发现了端倪，马上给徐老师打电话。正拿着报告单的徐老师一听到亲人的声音，再也忍不住了，哽咽着把结果告诉了大姑。大姑

安慰她："你别急，我们马上赶来。"见到亲人，一直很坚强的徐老师忍不住与家人抱头痛哭。

29日一早，徐老师回学校完成了所有工作后，走进校长室，平静地向校长说明了情况。她说工作都完成，就差明天散学典礼把学生安全送出校门了。校长也很难过，只能不断安慰她，鼓励她，让她停止所有工作，马上到医院治疗。

和绝大多数癌症患者一样，刚拿到确诊结果时徐老师也有"天塌下来"的恐慌："那时女儿刚毕业，找到了让人羡慕的工作，本以为日子要安定下来了，没想到我突然就病了。"

为了不让在上海工作的女儿担心，也考虑到女儿放假回来时自己刚好可以出院，躺在病床上的徐老师，在听到女儿电话询问为什么她的声音听起来很虚弱时，没有说出实情："我有点累，感冒了。"直至女儿回来，才得知妈妈患了癌症。

同年2月，徐老师在医院接受了右上肺癌根治术。由于发现及时，手术很顺利。医生嘱咐徐老师定期检查即可，不需要进行其他治疗。

■ "好不容易迈过一个坎，怎么又来一个"

为了尽快恢复，徐老师向学校申请了一个学期的休假。

病休中的徐老师不时收到家长们的信息：徐老师，你快点回来吧，孩子们都不听话了。"我是从二年级开始做这一届孩子们的班主任兼语文老师的，刚接手时他们很调皮，班级不好带是出了名的。看到家长着急，孩子们的成绩也每况愈下，我就提前回去上班了。"徐老师笑着说，因为身体原因，回归校园的徐老师虽然依然担任班主任，但不再给孩子们上课，只是在一旁指导代课老师。作为中国共产党党员的她，因工作优秀还被区里评为优秀班主任。

2016年6月，徐老师开始偶发干咳，女儿提醒她抽空到医院检查。"那时我们学校刚搬了校区，孩子们又刚换了代课老师，还碰上期末要召开家长会，工作一忙，就不知不觉耽搁了。"她说。在女儿的多次催促下，徐老师再次到医院复查PET-CT。

第二天，走在前往医院拿结果的路上，徐老师突然摸到脖子淋巴有状似肿物的颗粒，当时就想着不好了，可能发生转移了。果然，检查结果提示：双肺多发小结节。

9月，经全身PET-CT复查及右锁骨上区淋巴结穿刺活检，徐老师被确诊为右上肺腺癌术后双肺、左侧肾上腺转移，双侧肺门、纵隔、右侧锁骨上区淋巴结转移。

"好不容易迈过一个坎，怎么又来一个？"她不禁在心里嘀咕。再次站在鬼门关前的徐老师没时间怨天尤人，她马上通过朋友介绍，联系上了佛山市第一人民医院肿瘤专科的权威医生，商量治疗方案。

医生建议马上住院化疗。虽然之前听闻化疗会给身体带来痛苦，但徐老师想着必须用最快的速度控制肿瘤发展，所以没有过多犹豫，她就决定接受化疗了。得益于徐老师的果断，化疗后淋巴结逐渐变小，病情趋向稳定。

■ 太阳每一次升起，都会让人看到新的希望

从2016年底开始，徐老师每天早上5点起床，独自开车至河边锻炼。

第一次看日出是2017年初，太阳升起来的时候，霞光真的很美。过去只在文学作品上了解过日出的美丽，但当她亲眼看见时，还是感觉很震撼。日出带来的希望和震撼，让徐老师爱上了看日出。她几乎每天都会拍下日出的景象，发在朋友圈与亲友共勉。

"3年，1 095天，34次化疗，没有谁会给我一个承诺，告诉我这些数字到哪一天就不再增长。我的相册里记录了好多好多朝阳升起的时刻，我守候日出，是因为太阳每天都是新的。每一次升起，都会让人看到新的希望。"2019年9月，徐老师发了这样一条朋友圈。就在那个月，她经脑部MRI检查发现右侧颞叶转移灶，前路未知。

徐老师随后接受了伽马刀治疗，或许是朝阳带来了希望，徐老师的脑部病灶逐渐改善。

时至2021年新春，徐老师化疗的数字已经更新为4年余，40余个周期。"每次化疗后一周内都会很辛苦，吃不下、想吐，但之后就缓解了。除此之外目前还没受太多苦。感谢我的主治医生张主任和冯主任，我坚信医学总有一天可以战胜癌症。"虽然历经磨难，但徐老师依然充满了感恩。

除了对现代医学充满信心外，徐老师也很感恩国家政策带来的费用优惠："作为中国人我特别骄傲：我原来每个月的治疗费将近6万元，党的十八大召开以后，就减至1万余元了。"

■ 因病得"福"，她得以打造自己的"徐家花园"

2010年，酷爱书法的徐老师抄写了刘禹锡的《陋室铭》。当时的她，何曾想过有朝一日自己真的会过上"苔痕上阶绿，草色入帘青"的生活。只不过，她并非真正的颐养天年，而是因癌症脱岗养病。

然而，塞翁失马焉知非福。如果不是得病，徐老师或许就只能在鲁迅的

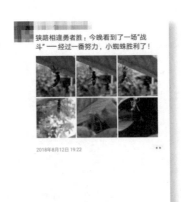

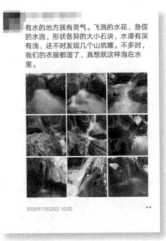

徐老师因病得"福"，过上了亲近大自然的日子

到处游玩的徐老师，文字清新自然，充满乐趣

《从百草园到三味书屋》中回味童趣生活，从而错过了人生的另一种美好。

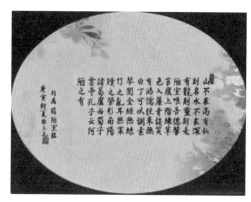

徐老师的书法作品

雅室何须大，花香不在多。如今的徐老师，拥有让人艳羡的"徐家花园"，院子里的一砖一瓦、一草一木，皆由她亲自打造。种菜施肥、松土捉虫、赏花戏鱼，她常常一忙活就是一整天。不止如此，徐老师还将院子里的青菜、瓜果做成精致的点心与可口的菜肴，邀请亲友品尝小聚。

徐老师的朋友圈除了满屏的日出照片，还有文采斐然、生动有趣的日常记录。她抄写经文、制作包点、学习国画、把玩陶艺、练习绣花、拍摄美照、周游世界、参加爱心活动，把日子过得丰富多彩。

对于年迈的父母，只要身体允许，徐老师就会给他们做好吃的送至老人院。她会定时为父母开药，也会在出院的第二天，强撑着虚弱的身体给母亲做好吃的饭菜庆祝生日。

虽然在上海工作的女儿不能时刻陪伴在她身旁，新春佳节也因疫情影响无法回家，但只要女儿回来，徐老师就会做她爱吃的肠粉、包点、粽子。每

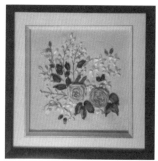
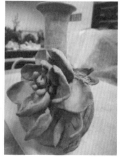
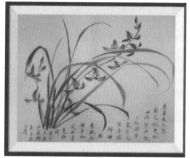

徐老师的绣花作品（左）、陶艺作品（中）、国画作品（右）

逢女儿生日，或女儿遇到困难，甚至是
六·一儿童节，徐老师都会给她送上鼓
励和祝福。

相伴30余年的先生，是徐老师每
次外出游玩的牵挂。每次出门前，徐老
师都会给他准备充足的食物。"为了照
顾我，重新就业的先生只能辞掉工作。
当时医疗费很高，先生却说不要考虑费
用，不行就卖房子。"说到此，徐老师
眼中泪光闪烁。一辈子不怎么说情话的
先生，把对徐老师的爱都化为了相濡以
沫的行动。

除了亲人们外，徐老师还放不下她
的学生。2019年7月，那个让徐老师惦记

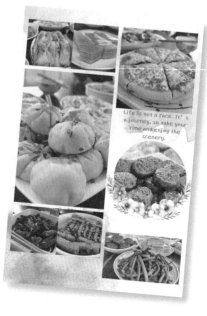

徐老师做的糕点和菜式，
用来招待亲朋好友

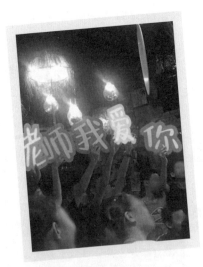

孩子们在毕业宴上表达对老师
的深情

又是一年白露，你的生日如期而至。又长
一岁了，愿你健康美丽，事事如意！

徐老师给女儿的生日祝福

一眨眼，你就独自打拼五年了，这期间的
酸甜苦辣，你经历了不少。我知道，每当
你焦虑困惑的时候，最需要的就是父母能
给予帮助，可是我们只能安慰，鼓励，默
默地为你祝福……加油宝贝，妈妈相信你！

徐老师鼓励女儿

又是一年六一节，翻看相册时，无意间看
到那一年还在幼儿园的你主持六一节活动
后的照片，一晃眼，过了多少年了？在妈
妈眼里，你永远都是乖巧的孩子，祝你节
日快乐！

徐老师给女儿的六·一节祝福

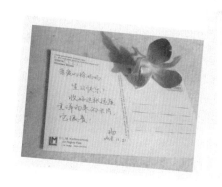

女儿送妈妈的生日祝福

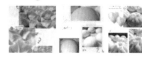

2019年10月23日 09:56

徐老师出去游玩还惦记着先生的日常饮食

又遗憾的班级迎来了小学毕业。虽然没能陪伴孩子们走到毕业，但孩子们从没忘记她——他们在毕业时齐刷刷地举起了"老师，我爱你"的灯牌，令这个站了大半辈子讲台的园丁泪流满面。

医学聚焦

患者联合化疗控制肿瘤稳定后，继续单药维持化疗。期间出现局部脑进度，于伽马刀、抗血管生成药物综合治疗后，疾病控制稳定至今。

何以知天命，她在抗癌路上找到了答案

【患者档案】新月　女　60岁　肺腺癌6年
【被采访人】本人
【治疗单位】广东省农垦中心医院

五十知天命，新月正纳闷这天命该会是什么样子，没想到它就来了。辛苦了大半辈子，新月刚开始享受退休的休闲生活，在55岁这年，生活却骤然给她出了一个难题。

当癌症的阴影开始笼罩她的生命时，她终于想通了天命。

■ 她是最听话的患者，对生存有深深的渴望

2015年9月的一天，已经咳嗽了2个多月而且一直感觉头晕的新月来到了广东省农垦中心医院检查，原以为只是普通的感冒咳嗽——也奇怪为什么这么久没好，但当她看见胸部CT的结果出现了"考虑为肺癌、胸膜转移"等字眼时，她的心情瞬间掉到了冰窖里，浑身冷飕飕的，即使站在医院外温暖的阳光下，也无济于事。

几天后，她在医院里进行了左肺肿物穿刺术检查，确诊为肺腺癌。这一切来得那么迅疾，但她没有时间悲伤，果断地踏上了抗击癌症这条艰难的路。

9月底，新月根据医生建议，接受了左侧胸腔闭式引流术，找到癌细胞后进行了胸腔内注药。

为了更好地治疗，新月的儿子几经周折联系上了广东省农垦中心医院的蔡主任，同时由李医生作为主诊医生跟进治疗。在整个治疗过程中，新月都是最听话的患者，医生说的能干什么不能干什么、能吃什么不能吃什么等种种注意事项，她都尽力做到。除此之外，她按时到医院进行复查。李医生告诉她："在你身上，有一种对生存的深深渴望，这对康复有着非常积极的作用。"

某一天晚饭后，新月突然晕倒，幸好家人在场。他们马上开车，以最快的速度把她送到医院。新月被救过来后并无大碍。蔡主任发现新月的病情有所进展，不建议做手术，经基因检测，可以使用靶向治疗。从2015年10月起，新月开始接受靶向治疗，10月末再应用PD方案继续化疗。2016年10月复查胸部CT提示肺部肿瘤仍有残留，接下来的2个月，她接受了肺肿物姑息性放疗，并继续服用靶向药。她内心一直存着最深的信念，渐渐地，她发现，一切她都能咬牙坚持下来。

■ 找到与命运相处的方式

无论是患病前还是患病后，有一件事情始终没改变：新月一直是孩子的好妈妈、丈夫的好妻子、孙子的好奶奶。她对家人的关爱一如既往，同时也更注意关爱自己。除了配合医生进行针对癌症的治疗外，她也注意调整情绪及进行适当的锻炼。

如果心情急躁，就会不停地咳嗽，因此新月尽力保持平和的心态。为了分散注意力，她日常会刷刷短视频平台，学习养生知识或者看搞笑视频，也会经常琢磨吃点啥、喝点啥，才能帮助体内的正常细胞战胜癌细胞。如果时间允许，她就会去散散步和做其他运动，活动筋骨，让身体变得轻松起来。跟多年的老朋友打牌也是她的抗癌方式之一——聊聊天、打打牌，让心情放

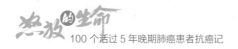

松下来。

当初在得知确诊结果的时候，家里的气氛一度处于低气压中，但看到新月因身体状况不好导致情绪低落，家人们也努力掩饰自己的情绪，尽管心急如焚，表面上也要表现出若无其事的样子。他们到处寻医问药，知道灵芝有增强身体免疫力的作用，便找来十几种灵芝，跟医生确认同抗癌药物疗效不冲突后，每天煮灵芝水给新月喝；日常饮食也谨遵医嘱，为新月准备健康营养的食物，用食疗配合治疗。

新月的大儿子为了让家庭更和谐，会定期召集家庭会议。除了解决大小琐事以外，大家都会彼此检讨自己哪里做得不好，互相表扬对方做得好的地方。虽然癌症的出现就像人生路上从天而降的一块大石头，挡住了前进的路，但家人们的心从未像此刻一样靠近。浓厚的爱是世界上最好的一味抗癌良药，它让新月保持高昂的斗志，抵抗疾病的侵袭。

目前，新月能够基本维持正常人的生活状态，继续享受愉快的退休生活。一路走来，虽然艰难，但这个有爱的家庭就像一条坚固的船，在惊涛骇浪中稳稳航行，渡过了一个又一个难关。

如今，新月已迎来自己的耳顺之年，回顾这5年间的历程，她淡然一笑，这个天命，她稳稳地接住了。

医学聚焦

患者2015年9月确诊为晚期肺腺癌，在基因检测结果未出之前，经历了左侧胸腔闭式引流术及1个周期姑息性化疗。非常幸运，她有EGFR 19位点的缺失，于是继续完成了3个周期化疗，之后序贯口服吉非替尼行基因靶向治疗至今。对于驱动基因阳性的患者，合适的靶向药物既可以控制病情，又能够延长生命，是治疗的最佳选择。

医生们和我许下约定：每年给他们画一幅画

【患者档案】冼建红　女　50岁　肺腺癌9年余
【被采访人】本人
【治疗单位】南方医科大学附属东莞医院（东莞市人民医院）

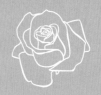

我叫冼建红，今年50岁。

如果没有41岁那年东莞市人民医院的一纸肺癌ⅠA期诊断书，或许我会和普通人一样，过着自在快活、知足常乐的生活。然而确诊肺癌后，我的人生轨迹急转直下：手术、化疗、放疗，以及昂贵的药物……这一切，让我的生活变得越来越糟糕。

确诊肺癌后，我才静下心来回顾自己41年以来的生活，每一天、每一时、每一秒，都是那么的鲜活而珍贵。每天上下班路上那些看了多少遍的建筑，这一刻在我眼里，都成了一件件精美绝伦的艺术作品。

面对癌症的死亡威胁，是自怨自艾、坐以待毙，还是抓住一切活着的机会，来一场不一样的"重生之旅"？我选择了后者，努力过上"全新的正常生活"——不因癌症而失控的生活。

■ 我可以用画笔把看到的一切画下来

2012年，被确诊为肺癌后，我在东莞市人民医院进行了肺叶切除手术，由于肿瘤分期较早，预后比较好。手术之后也没有化疗，我就回家休养了。

就这样过了2年多，再次复查的时候，发现癌细胞已经扩散了，转移到了3条肋骨上。医院让我接受化疗。1个周期后，经过基因检测，我适合进行靶向治疗，然后开始吃靶向药进行常规治疗。

最开始的时候，我因为无所事事，每天脑子里想的都是治疗带来的副作用、日后生活压力变大等，越想就越紧张，吃不好、睡不好，整个人的精神状况非常糟糕。我的主治医生江医生让我在生活中找一些自己感兴趣的事情做，一方面可以培养新的兴趣爱好，调节心情；另一方面也可以缓解疾病带来的痛苦。

在从医院回家的路上，我一路走，一路看。看着沿途欢快奔跑的小孩子，看着车水马龙的马路，看着高耸入云的摩天大楼，蓬勃生长的大树……每一样都是那么的鲜活。看着这些情景，那一刻才明白什么是生命，什么是生活！我想我可以用画笔把自己看到的一切画下来，万一将来有一天，自己因为疾病无法外出，那么还有这些画作可以陪伴自己。

■ 国画打开了生活的新大门

于是我开始学习国画。最初的时候，我什么都不会，就跑到公园去看那些画画的人如何画，有时候他们画一天，我就在旁边看一天。慢慢地，看得久了，那些画画的人也知道我了。

有一天，一位大姐主动来跟我聊天，问我为什么每天都来看他们画画，而且一看就是一整天。

我告诉她我得了癌症，想找一点事情做。大姐一听，脸上就露出了赞许的表情，夸我很勇敢，并答应教我画国画。从那以后，我只要有时间，就跟着大姐学画画。大姐是一个非常乐观的人，每天都乐呵呵的，笑容挂在脸上。在她的感染下，我慢慢地也变得开朗起来了。在大姐的指导下，我开始学习画花鸟、山水画。有时候，我会到湖边去逛一逛，呼吸新鲜空气，感受四季的变化，然后把眼前的美景都画下来。虽然作品不专业，却能让心神得

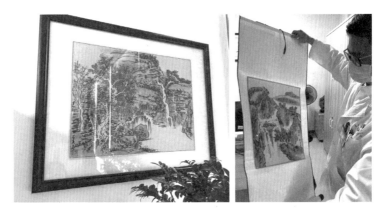

挂在主治医生江医生办公室内的冼建红的部分画作

到极大的放松，心情也变得越来越好，治疗效果自然也就卓见成效。大姐看到我身体一天天变好，也非常开心，时常鼓励我，给了我很大的支持。

一座瓦房、一池碧水、一棵绿树、一片繁花……春天就在你我的房前屋后。这美妙的春景，收入笔下画中，夜夜可入梦。

我不仅用手中的笔墨来表现一切物象的轮廓、明暗、质感，也可以用它来揭示物象的内在精神和思想感情。2014年开始，我给我的主治医生送上了自己的作品。

后来，门诊的几位医生跟我许下一个美好的约定，他们鼓励我积极治疗，以后每年都为他们画一幅画，坚持下去。

■ 坚持运动，享受亲情时光

除了画画之外，我也积极锻炼身体。我办了健身房的月卡，坚持在跑步机上走路。在教练的指导下，我每天都走上5~6公里，走出一身汗之后，回去洗个澡就睡觉。那段时间就这么一直坚持了下来，身体也恢复得越来越快了。

我从小生活在一个简单但幸福的家庭里，爸爸妈妈给予了我无私的关爱，哥哥给予了我成长的陪伴。我和哥哥长大后，各自生活，在我生病后，大家又重新凝聚成了一个整体，也让我能够有信心抗癌。

刚确诊的时候，我谁也没有说。但是父母永远是父母，他们总是能从细节中观察出我的异常。他们的乐观感染了我，因为在他们心里，无论多大的困难，只要一家人团结一心，一定可以扛过去。

可能是被爸妈乐观的精神感染了，我坚强地扛了下来，并且开始憧憬未来的生活。

吃靶向药治疗的时候，一个月大概需要5万元，爸爸妈妈和哥哥的生活压力也大，但他们还是给予了我无私的帮助，在经济上帮助我。此外，他们还积极奔走，帮我去找社区报销，极大地减轻了我的经济负担。

看到父母脸上绝不放弃的表情，我就想，无论如何自己也要站起来，以后还要好好地孝顺父母，与他们一起享受亲情时光。

非常感谢抗癌路上的亲友们，他们对我精神和身体上的无私关怀和帮助，让我从当初封闭的个人世界中走了出来，看到了这个美丽斑斓的世界，也更加坚定了自己想要努力活下去，好好享受人生的信念。

医学聚焦

患者虽然是号称"钻石突变"的ALK融合晚期非小细胞肺癌，使用ALK抑制剂获得超过5年的生存时间，并且副作用很轻。但患者在出现椎体转移且有压迫脊髓的风险时及时进行局部放疗，其后的5年时间里一直没有出现椎体病灶恶化，可见在全身治疗的前提下，适当时机及时给予局部治疗非常关键。

一位解放军老战士的对癌反击战

【患者档案】张老先生　男　71岁　肺癌11年
【被采访人】患者夫妇
【治疗单位】广东省人民医院

　　一个标准的军礼，一个笔挺的军姿，即使未着军装，眼前这位鹤发童颜的老人还是当年对越自卫反击战战场上那位英勇无畏的解放军战士，完全看不出他罹患肺癌11年。

■ 舍小家为大家

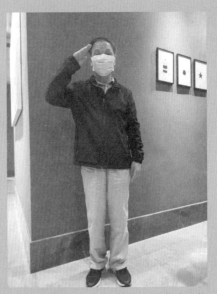

不变的军礼

　　"我们××军战功累累，一直打到越过凉山东南7公里的地方。"回忆对越自卫反击战的峥嵘岁月，张老先生的眼里忍不住泛起泪花，嘴角露出自豪的微笑。

　　都知道战场上枪弹无眼，而张老先生上有老下有小，尤其是刚刚怀上二胎的妻子和蹒跚学步的儿子，都需要特别的照顾。但他为了保卫祖国，毅然决然上了前线。

　　他曾目睹无线电台车被炸弹损伤，有的战士被堵在猫耳洞，但这还不

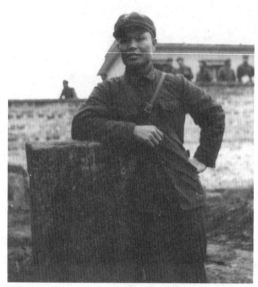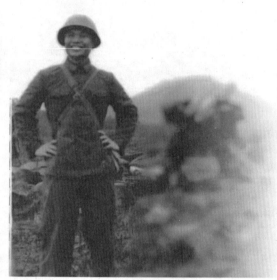

年青的张老先生在战场

是最危险的。有一次，他在夜里冒雨查哨，为了避免使用光电设备而暴露位置，只能摸黑前进。边境一线山路险峻，一不小心，他从山上跌了下去，差点出事。

■ 积极治疗从不叫苦

战后平静的日子过了31年，没想到另一场"战火"正在张老先生身体内蔓延。

2010年，张老夫人发现丈夫清喉咙的次数越来越多，痰液中还有些许血丝。她放心不下，就和张老先生来到当地医院检查。由于医疗条件有限，当地医院难以确诊，他们来到广州的一家医院，经检查，确认为肺癌。

枪弹都不怕的张老先生，当然不会害怕手术刀。当时微创技术还不成熟，他需要进行创伤较大的正中开胸手术，他果断接受。为巩固治疗效果，术后进行了辅助化疗。

2014年，癌细胞又卷土重来了——复查发现张老先生肺部重新出现3毫米的结节。出于对内脏粘连的顾虑，加之肺内有淋巴转移，医生表示这种情况不适宜进行手术治疗。考虑到之前在其他医院的基因检测报告呈阳性（ALK），广东省人民医院的杨主任为张老先生分析："结节生长较慢，加之ALK阳性的靶向药物选择余地大，密切观察即可。"

在杨主任的指导下，张老先生继续保持正常的生活状态，又与癌平安相处了7年。

2021年春节前夕，二老回到老家，准备过新年。张老夫人却敏锐地发现，丈夫走路的姿势有点不对，"像踩在棉花上"。这时他们才想起，度过"5年生存期"后，张老先生已经2年没有复查MRI了。原本张老先生想过完年再复查，但张老夫人不同意，坚持要第一时间回广州做检查。检查结果出来了：癌细胞脑转移。

"好好观察，有问题就来找我。"杨主任的话回响在二老的耳边。张老先生于是来到广东省人民医院找杨主任求助，这次基因检测阳性，可以进行靶向治疗了。

用药不到一个月，张老先生便自觉缓解了不少。复查结果提示病灶缩小了。很快，这位坚毅的老军人又恢复了自理能力。

■ 老战士的抗癌"战术"

不知不觉间，张老先生已经抗癌11年了，他的经历鼓舞了身边的许多病友。他总结了自己的抗癌"战术"。

首先，要有"战狼精神"，敢打必胜。战场地形复杂，丛林密集，山岳山沟犬牙交错，明碉暗堡不计其数，狡猾的敌人藏匿其中——癌细胞也是，潜伏在复杂的身体结构中，随时准备给人致命一击。

其次，要放宽心态、积极应对、自我调理、配合医生，敢于、勇于战胜癌细胞。

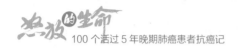

最后，癌症治疗检查为先。患者要时刻监控自己的身体状况，遇到问题要及时和医生沟通，不能掉以轻心，给癌细胞以可乘之机。要主动学习、系统了解癌细胞的特性，从中医、西医不同维度认识癌细胞；对自己的身体状况也要有比较深刻的认识，才能做到知己知彼，百战不殆。

最重要的一点：肺癌治疗要早发现、早治疗。张老先生的第一次根治性手术虽然也有创伤，但因为及时打击了癌细胞，才为后面10年抗癌打下了基础。

"我的很多战友倒在了战场上。我一直觉得我们这些幸存的共和国卫士是替他们见证了祖国的强盛，人民的幸福。"张老先生饱含热泪地说，"如果可以，我还想替他们多看几年。"

医学聚焦

该患者11年前是ALK融合基因阳性早期肺腺癌，接受了完全性切除术，5年后双肺出现了微小转移结节，没有发现向淋巴结或远处器官转移，没有任何症状，属于"温柔"的晚期，没有接受任何药物治疗。后来逐渐缓慢进展，今年初出现了脑部转移的症状，马上使用第二代的靶向药物阿来替尼，迅速取得了疗效，生活质量显著改善。术后出现微小转移是目前的临床研究热点，新的检测技术及诊疗理念可望进一步优化患者的临床管理。

抗癌路上不只有苟且，还有如诗的远方

【患者档案】熊阿姨　女　78岁　肺淋巴上皮瘤样癌5年余
【被采访人】本人
【治疗单位】广东省人民医院

我姓熊，今年78岁了，大家都叫我熊阿姨。我有两个女儿和一个儿子，还有三个孙子，其中两个已经大学毕业，最小的孙子也已经17岁了，一家子过着和和美美的生活。

2015年底，当时73岁的我在女儿的要求下，去医院做了一次健康检查。我一向身体硬朗，连感冒咳嗽这种小毛病都很少有，因此也没把这次体检放在心上，检查完毕就回家了。没想到过了不久，替我去拿体检报告的女儿打来电话，声音里隐隐带着焦虑："妈妈，你要做好心理准备，你的身体检查可能有点问题。"她拿出报告，我的胸部CT显示"右肺中叶内侧段实质占位"。

2016年1月初，孩子们带我去医院做了复查。我还记得那天的太阳很暖，但检查结果就像一阵凛冽的寒风：我患了肺癌，而且已经出现转移了。这时候我才开始对生病这件事有了点真实的感觉，第一反应是怎么可能是真的？根本没有任何感觉和征兆，我的呼吸系统一向比较健康，几乎从来不咳嗽，也不容易感冒，居然患了肺癌？这可真是一个意料之外的大惊吓！

■ 以前我把孩子们带大，现在是他们贴心地照顾我

孩子们马上联系了广东省人民医院的医生，10天后我就接受了右侧锁骨

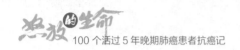

上淋巴结切除术，病理报告显示是肺淋巴上皮瘤样癌。这种癌是一种比较罕见的非小细胞肺癌，算是比较严重的疾病了。淋巴上皮瘤样癌是原发于淋巴结或淋巴组织的一种恶性肿瘤，目前对这种疾病的治疗主要是手术切除。很快，广东省人民医院肺一科杨主任带领的医疗团队就为我制订了治疗方案。由于身体原因不适应大手术，我开始接受化疗。

每次来广州治病，三个孩子都想一起陪着来，怕我孤单，也怕有事情时身边人手不够。住院的时候，三个孩子总是商量好时间，"你一天，我一天"轮流陪护我，从不缺席；化疗期间我常常没有胃口，孩子们就会跑很远找饭店，买我平时喜欢吃的食物过来；有一次晚上化疗到8点多，儿子还陪着我没吃饭，但他生怕我饿着，耐心劝慰和喂我吃东西。以前我把他们带大，现在反而是他们在贴心地照顾我。孩子们的爱是我重要的精神支持，让我一直走到了现在。

我的老伴跟我同龄，从26岁结婚到现在已经一起走过了50多年。在生活上我们总是互相扶持，乐呵呵的，不会吵架。但他的身体也不太好，2015年他检查出肝硬化和慢性肾衰竭，2016年我又患癌开始治疗，家里就有了两个重病号。我的身体比他好，他刚生病时还是我全程料理，现在我们请了阿姨帮忙干活。我们也会在身体状态不错的时候一起手拉手去散散步，买买菜，或者他坐着轮椅，我推着他去晒晒太阳。

老伴也在广州的一家医院住院，我每天在广东省人民医院做完治疗后，会住在那家医院旁边，方便照顾他。我身体的抵抗力低，所以不能一直在医院里陪护他，但可以去跟他的医生沟通病情，帮他买自费药等等。

■ 在旅途中品味人生，路还长着呢

5年间，每隔3周我会从珠海到广州进行复查，打针治疗。有时候孩子们实在没空，我也能自己去。我已习惯与疾病共存的感觉，生活自理不成问题，不习惯被服侍。

2016年的治疗很有效果，到了2017年8~9月情况好转、身体状况也还可以的时候，两个女儿还带我去了日本和俄罗斯旅游。不管是日本琳琅满目的美食、历史悠久的古寺，还是俄罗斯的克里姆林宫、色彩斑斓的瓦西里升天大教堂，每个旅游点我都没错过，吃喝随意，像没事人一样，其他团友都看不出我有病在身。

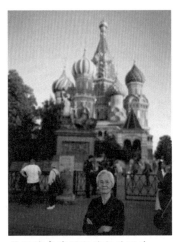

熊阿姨在俄罗斯旅行的照片

在坚持治疗的这5年里，我非常信任医生，按照医生建议的治疗方案，使用靶向药进行治疗。但每隔一年多，靶向药就会出现耐药，于是只好重新检查，再换药，跟新药进行磨合。每次都会难受一两个星期，幸好之后情况都会稳定下来。

因为年纪大了，我也会考虑到生死这些问题。我的态度是：如果还能坚持下去当然要好好坚持。但如果病情真的严重了，也不要过度治疗或者抢救，就让一切顺其自然。今年3月，我的肿瘤变大了，住了2次医院。3月上旬是因为换药需要重新做病理切片、基因检测等检查而住院，3月26日再次入院治疗。现在孩子们有想法就跟我商量，一般都会很快达成共识。我现在78岁，但我觉得前面路还长着呢，要好好过每一天才是。

医学聚焦

淋巴上皮瘤样癌是肺癌中的一种类型，较为少见生物活性偏惰性。针对这一类型，即使驱动基因阴性，化疗联合抗血管生成治疗，仍可长久控制疾病，PD-1/PD-L1免疫治疗也是其中一种治疗选择，部分患者也取得不错的疗效。该患者长生存更多得益于第一种治疗方案。

生命的力量在于不顺从
——一个患癌演员的"蝴蝶人生"

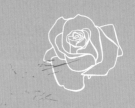

【患者档案】夏雨　女　61岁　肺腺癌13年
【被采访人】本人
【治疗单位】广东省农垦中心医院

　　中国当代作家冯骥才说："风可以吹起一大张白纸，却无法吹走一只蝴蝶。因为生命的力量在于不顺从。"夏雨就是这样。在癌症像暴风骤雨一样袭来时，她没有顺从，而是靠自己的坚韧成为"一只风吹不走的蝴蝶"。

　　夏雨曾经是一名文工团演员，作为粤西阳江籍的老知青，从20世纪70年代上山下乡，再到广东农垦湛江垦区，她都是文艺骨干——农场文艺宣传队队员和农垦局文工团演员。

■ 抗癌治疗一波三折

　　2008年6月的一天，彼时家庭、事业双丰收，幸福指数100%的夏雨，突然经历了一场狂风暴雨的洗礼：单位的年度体检胸部CT结果显示她的右下肺有一个肿物。疾病不允许她多想，身为军人，她当机立断，6月24日就在中山大学附属第一医院胸外科进行了右下肺叶切除术和系统淋巴结清扫。当时医生得出的结论是：右肺中分化腺癌。本以为在问题面前速战速决是最好的方法，结果手术后发现，已有右肺门淋巴结转移。夏雨再次陷入了一片迷茫：人生难道就要这样无情地终止？医疗技术如此发达的今天，难道治不了？如果自己离开了，家人将会多么难过……

根据医生的建议，夏雨在手术后继续进行常规的化疗。化疗过程中产生的恶心呕吐、腹泻和脱发等副作用令她的身体变得虚弱。好不容易熬过了放化疗的副作用，经过了一段时间的治疗，复查未见复发及转移，夏雨的人生仿佛又重新回到了正常轨道。

2015年7月的某天早上，夏雨起床后上洗手间时，咯出了20毫升左右的鲜血，同时感到喉咙痒，喘不过来气，面色发紫，非常难受。在家人的陪伴下，她再次到广东省农垦中心医院做胸部CT检查。结果不乐观：纵隔肿大，淋巴结较之前变大，压迫并侵犯了主气管，导致气管变形狭小；同时，左肺上叶舌段及下叶后基底段各见一小结节影，考虑为转移。为了明确病情，她又进行了支纤镜检查，被确诊为浸润性肺腺癌——这是一种癌细胞容易侵入浸润肺周围组织的恶性肿瘤。同时出现侵犯大气道并堵塞气管，如果不治疗可能随时出现窒息死亡的风险。

哭干了眼泪的夏雨仍然不愿放弃希望，她没时间埋怨命运的不公，她要和死神赛跑。专家充分讨论后，决定先让她接受伽马刀治疗，解决气道的梗阻。随后基因检测提示*EGFR*19外显子阳性，适于使用基因靶向治疗。她从2015年8月开始口服靶向药，进行基因靶向治疗，肿瘤很快得到了控制。现在，肿瘤全部消失，她再次回到了人生的正常轨道上来。

■ 积极调动身体的生命机能抗击癌症

在长达13年的抗癌历程中，无畏迎战病魔的夏雨身后，有一个温馨美满的家庭，为她注入着无限力量。

夏雨的丈夫一直是妻子的忠实支持者，也一直用最深切的爱鼓励着她："有病就治，咱不怕它，有我陪着你呢！"夏雨则是一名相信科学而且最听医生话的患者。面对疾病的侵袭，夫妻二人树立了坚定的信念：在充分了解病情的基础上，照顾好自己的身体和心情，同时创造改善自己身体健康状况所需要的条件，调动身体的生命机能来对抗癌症，一定要活得更好，活得更久。

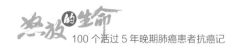
夏雨在积极配合服用靶向药物的同时，还通过改变生活方式来调节身心，希望这种积极尝试能达到增强自身免疫力的效果。她的生活准则就是简单、健康和规律。

在心态方面，她就像没事人一样生活，秉持任凭风吹浪打，我自闲庭信步的信念，不多想、不颓废，该干啥干啥；在饮食方面，她学习营养学知识，注重健康均衡，用食疗来配合医生的治疗；在娱乐方面，她更注重身体和精神的放松，她会在闲暇时跟文工团的老朋友一起吹拉弹唱，在合作的愉快氛围和音乐的美妙怡人中度过愉快的时光……

■ 随着生命尺度的变化，生命的真谛渐渐浮现

经过命运的洗礼，现在的夏雨整体情况基本向好，表面上已经看不出是一个癌症患者。她仍然跟最爱的家人、朋友一起，过着平静而幸福的生活。抗癌路上经历的种种艰辛，犹如人生中的一杯苦涩的酒，皱着眉头饮下后却发现有丝丝回甘。她就像一只曾经困在死亡的阴影中却最终破蛹而出的美丽蝴蝶，对人生有了更深刻的理解。

夏雨之所以能够慢慢走上康复之路，正是在相信现代医学的同时，建立了促进康复的正确思维模式，同时辅以果敢行动。这只风吹不走的美丽蝴蝶，将一直沐浴在灿烂阳光下，自在地翩翩起舞。

医学聚焦

该患者为晚期驱动基因阳性的肺腺癌患者，初诊时接受了手术及术后辅助化疗，但在病情进展后仍发现 $EGFR$ 19 位点的缺失，可以接受基因靶向治疗。这种治疗方式高效低毒，并在医保的覆盖范围下，为患者的病情和生活都提供了保障。

与癌共舞12载，她用大爱报真爱

【患者档案】陈竹　女　42岁　肺腺癌和甲状腺癌双原发癌12年
【被采访人】本人
【治疗单位】中山大学附属肿瘤医院

　　"黑夜无论怎样悠长，白昼总会到来。"莎士比亚的名言至今还抄在陈竹的笔记本里。可是，她的黑夜似乎来得尤为突然，而且持续得尤为漫长。

　　2009年，陈竹当母亲了。当她还沉浸在初为人母的喜悦中时，产后的一次例行检查硬生生地把她拉进了一个残酷的现实：她同时患了肺腺癌和甲状腺癌双原发癌。

　　在12年漫长的抗癌路上，她跌倒过，迷茫过，痛苦过，但后来豁然开朗：活着一天，就开心一天。

■ 女强人患癌，丈夫的爱为她保驾护航

　　陈竹是一名高级知识分子。得病前，她一直在外企担任高管。先生从事教育工作，两人携手过着温馨又幸福的生活。2009年，一个小生命的到来为他们增添了更多的笑声。然而，随后"癌症"这一诊断结果如一道响雷，把他们幸福的生活打得支离破碎。

　　陈竹向来是一个心宽的人，但这一次，深深的恐惧笼罩在她的心头。作为人类尚未攻克的顽疾，每一种癌症都直接威胁着生命，何况一下子出现了两种。

"孩子那么小，一下子查出两种癌症，这可怎么办哪！"除了眼前令人害怕的疾病，更令陈竹害怕的是自己无法保护尚在襁褓中的孩子。对她而言，儿子是天赐的礼物。自己刚刚收到这份礼物，就要面对死亡的威胁，生活仿佛和她开了一个天大的玩笑。

女子本弱，为母则刚。"不能让孩子没有妈妈。"看着怀中酣睡的小儿，陈竹的心中燃起了与病魔抗争活下去的勇气。她慢慢地平静下来，决定积极配合医生治疗。

详细检查后，医生告诉陈竹，虽然她查出了两种肿瘤，但都处于相对早期，只要及时接受手术治疗，治愈的概率很大。医生的这番话给了她信心，很快她便接受了手术治疗。术后她根据医生的建议，进行了4个周期的化疗。

吃过的苦有了回报——最初的治疗取得了良好的控制，病情一路往好的方向发展，嗷嗷待哺的孩子陪伴陈竹走过了相对平静、安稳的4年，长成了天真、懵懂的小童。两种癌症的出现似乎只是他们生活中的一段小插曲。

2013年，沉寂数载的癌细胞突然不甘寂寞，卷土重来，攻陷了陈竹的纵隔淋巴结，再次让这家人陷入惶恐的挣扎中。所幸当时中山大学附属肿瘤医院正在进行一种靶向药的临床试验，经检测ALK（+），陈竹被筛选入组，从而开始了漫长的靶向药治疗。

患病后，陈竹总是抱着医生说什么就是什么的心态，但她本能地对医院有些抵触，每次匆匆做完检查就不想再去。每次，她的先生都会寸步不离地守在她的身边，陪伴和劝导她。

家人的陪伴是陈竹抗癌路上的最大动力，先生的不离不弃和无怨无悔安抚了她原本烦躁的心。她想：既来之则安之，想太多也没用，好好地睡觉，好好地吃饭，好好地听医生的话，努力活下去。

然而，病魔并未就此放过这个女强人。2014年，癌细胞继发脑转移，即便陈竹坚强，也无法承受这一次又一次、越来越沉重的打击。这漫长的抗癌之路，似乎没有尽头。

这时，又是先生给了她勇气："你别想太多了，就当它是一个慢性病，就像高血压、糖尿病一样，终身伴着它一起活。"

　　在先生的鼓励下，陈竹重新拾起信心，遵医嘱先后接受多代靶向药物治疗，不知不觉又坚持了7年——远远超出了她的预期。现在，她的孩子都快上初中了。

■ 她登记了器官捐赠，希望更多生命因此延伸

　　陈竹很清楚地知道，自己总有一天会离去，她无法控制生命的长度，但她希望在这世界上留下些什么，以某种方式延续自己的生命。于是，她默默地登记了器官捐赠，并告知了先生。做这个决定的时候，陈竹心中并无一丝迟疑，也坚信家人会支持自己。在她看来，无论身前身后，生命不能因为病痛而失去意义。她希望那些因她这小小的举动而受益的人，能代替她继续活下去，这样，自己的生命也因此延伸。

　　尽管一次又一次地忍受着病痛的折磨，但陈竹还是对未来的医疗技术充满了期待。她庆幸自己检测出基因突变，能接受有效的靶向治疗，但她也知道，这种治疗方式不是每个个体都适合，而且靶向药也总有耐药的一天。因此，她一直在关注新的治疗方式，依然对未来科学的发展充满希望。

　　无论如何，她都会继续坚持走下去，把爱的种子传递下去。

　　　　　　　　　　　　　医学聚焦

　　相对于甲状腺癌，肺癌具有更高的恶性度和转移倾向，更应该积极治疗。所幸的是ALK（＋）被称为肺癌的"钻石突变"，有这基因突变的患者是幸运的，靶向药控制时间很长。目前针对这一靶点，已经有第一、第二、第三代靶向药物面世，力求为患者赢得更长的生存。

我的父亲蔡英明：天塌下来当被盖

【患者档案】蔡英明　男　76岁　小细胞肺癌9年
【被采访人】儿子
【治疗单位】广东省农垦中心医院

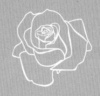

　　我的父亲蔡英明是一名小细胞肺癌的患者。大多数小细胞肺癌患者的生存期在少于1~1.5年的情况下，他坚持治疗，生存了9年。

　　父亲是一个农民，生活在广东湛江吴川，一辈子都在种地。沉默寡言的他，性格却是远近出了名的"看得开"。他总说，世上没有过不去的事。他脸上总是带着憨厚的微笑。几十年间，他和母亲靠着勤劳的双手，任劳任怨地养育了我们七个儿女，让我们每个人不仅吃饱穿暖，还都接受了良好的教育。

　　但是，2021年春节的前两天，他和我们永远分开了。

■ 生命倒计时的"滴答"声

　　十多年前，一直与父亲相濡以沫的母亲因病过世，这对他是个不小的打击。在发现癌症的一年多前，父亲又被诊断出脑卒中，从此行动不便，需要我们在身边照顾。

　　2012年，也就是父亲67岁那一年的秋天，当时他已经脑卒中一年多了，我们发现他的脸和双脚已经连续好几天都浮肿，用手指一按就是一个窝，好久才恢复。他没放在心上，只当自己年纪大了浑身毛病。但我们觉得不太对劲，于是带他到医院进行检查。

检查报告上，一长串的结果看上去就令人有种不祥的预感。我们兄弟几人听完医生的话后，脸色都变了：父亲患上了肺癌。为了进一步确认病情，几天后我们又带他去做了右肺穿刺活检术，病理结果为：（右肺肿物）见小细胞癌浸润。

拿着诊断结果，我们仿佛听到了父亲生命的时钟倒计时发出的"滴答"声。父亲一辈子善良豁达，为什么偏偏是他！我们悲痛欲绝。但父亲并没有被打倒，他用长久以来坚韧的人生哲学支撑着自己，还笑呵呵地说："危机危机，有危必有机！不要太担心啦，我没事。"这是爷爷之前常挂在口中的一句话，父亲想让我们放宽心。

■ "天塌下来当被盖"

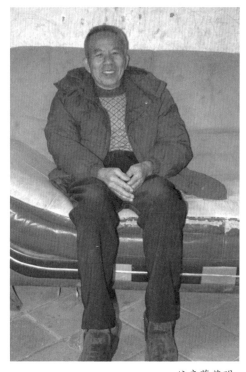

父亲蔡英明

屋漏偏逢连夜雨。2017年末，因为下雨天屋里地板滑，父亲不慎滑倒，摔断了脚。当天我们就把他送到医院进行了手术。我们三兄弟三天三夜不眠不休地在父亲床边照顾他。术后的恢复非常煎熬，但父亲坚强得很，坚持按医生的叮嘱进行物理治疗，平时挂着拐杖散步，加强锻炼。在这段时间，他除了要抗击癌症外，还要忍受骨折的疼痛，但他甚至连呻吟都很少发出。

我们都非常尊敬父亲，也深深被父亲坚韧不拔的精神所感染。除了陪他去医院以外，我们会轮流照顾他，陪他聊天；孙子孙女们也最喜欢跟总是笑眯眯的爷爷一起玩。生病以后，父亲跟家人待在一起的时间反而更多了，他每天看上去都平静而满足。这种平和的心态大概也是他能够一次次击退癌症的原因之一吧。

我看过一本书，里面的医学专家讲到，导致癌细胞扩散的原因有许多，其中包括持续不断的无助感和挥之不去的绝望感，这会对患者的精神造成致命的打击。但这两样在父亲的身上从未出现过，在我们的眼里，他还是之前那个"天塌下来当被盖"的父亲。无论治疗过程多么痛苦，

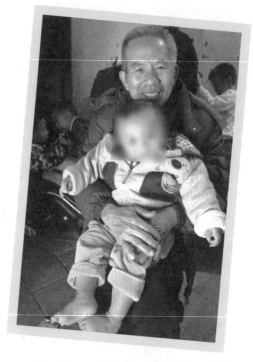

2016年2月8日 抗癌第四年，年初二爷孙合照

他从来不会让痛苦的神色表现在脸上，看上去就像没事人一样，实际上他要用极大的毅力去控制自己。

只要生命一息尚存，就不轻易放弃希望。在化疗过程中，当父亲恶心反胃吃不下饭时，就叫我拿来生大蒜，捣烂后先吃大蒜，再赶紧扒几口饭咽下去，用那火辣辣的口感来减轻恶心的感觉。他说："人是铁饭是钢，生病了尤其需要补充。我多吃下去一口，就能早一点打败病魔。"

■ 离开时，他很平静

医生告诉我们，小细胞肺癌是肺癌的一种，主要发生在中老年人群身上。它的恶性度较高，生长、繁殖都比较迅速，容易扩散、容易转移。患者

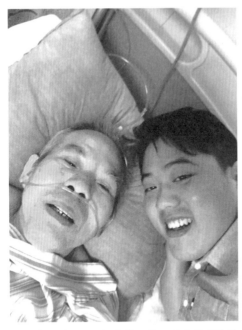

2018 年 1 月 23 日 抗癌第六年，父亲摔断脚做接骨手术前两天，儿子为父亲打气加油

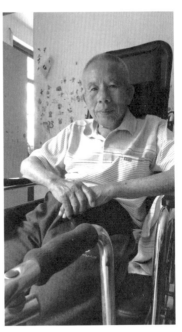

2019 年 5 月 11 日 抗癌第七年，父亲摔断脚的第二年

的生存期一般不长，极少数患者可存活3年或更长，而一般患者的生存期限在1~1.5年。

2021年农历年前夕，父亲被诊断出病情加重。当时他的身体出现了多个部位的癌转移灶，有疼痛、咳嗽、气促等不适，但他仍然尽力控制情绪，在清醒的时候朝我们微笑。有一天，我们正在准备过年的事情，父亲突然呼吸困难，喘不过气来，我们急忙把他送到医院，不久他就停止了呼吸。父亲在离开人世前非常平静，并没有太大的痛苦。我们以为他会继续撑下去，就跟之前一样。坚强如他，抵御住了癌症一轮又一轮的猛烈攻击，比原本预料的存活期足足多活了9年。

子欲养而亲不待，是人世间最大的遗憾之一。当我们终于有能力回报父亲时，他却已离开了人间。时至今日，他那微笑的脸还常常浮现在我面前。父亲这一生活得动人、充实，他将永远留在我们的记忆中。

医学聚焦

　　小细胞肺癌是起源于支气管黏膜或腺体的一类肺恶性肿瘤，疾病进展快，自然病程短。该患者确诊时已经是小细胞肺癌广泛期，合并上腔静脉压迫综合征，经历了规范的化疗、放疗及预防性脑照射，而取得了9年的生存期，在医生的眼里，也是一个奇迹。

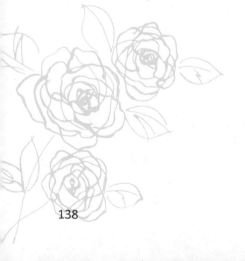

第四篇

凤凰涅槃

——生活以痛吻我，我却报之以歌

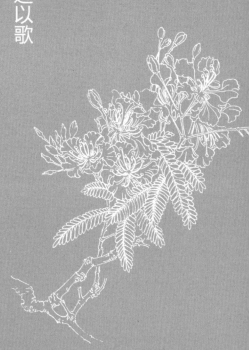

涅槃重"声"，抗癌女高音唱出最美的生命之歌

【患者档案】李志明　女　70岁　肺腺癌7年余
【被采访人】本人
【治疗单位】广东省人民医院

　　在深圳凤凰涅槃艺术团，有这样一位特别的合唱队女高音，她自信、阳光、开朗，每次登台演出，她都用心地歌唱，用自己的歌声，唱出对生活和生命的热爱。她进入社团时63岁，因之前的演艺经历和专业素养，几经周折后破例进入了凤凰涅槃艺术团，带头成立了合唱团。

　　她叫李志明，今年70岁，是一位自信、豁达的抗癌女战士。

　　每当别人问及她这段经历时，李志明都会面带微笑地说："即使得了这么大的病，也不代表生命就要终结，我们还活蹦乱跳的，漂漂亮亮的，这一点真的可以做到。"

■ 懂事的孩子让她渐渐走出阴影

　　李志明老家在武汉，现在是深圳市一家医院的药品会计。在她38岁那年，她带着对丈夫炽热的爱和对未来的美好憧憬，背井离乡跟着他来到深圳打拼。但丈夫的不忠让他们的婚姻走到了尽头。坚强的李志明靠自己在深圳立下了脚跟，养大了儿子。

　　但运气并未十分眷顾这位苦命的女子。在一次年度例行体检中，体检报告表明李志明的肺部有点异样。同事们看了后都要她去跟踪复查。李志明忐忑不安地换了一家医院做检查，最终确诊为肺癌。

李志明的儿子在澳大利亚，自己患病后，为了不让孩子担心，李志明默默地承担着所有的病痛。当儿子从澳大利亚回来，才知道母亲的状况，这个20岁出头的小伙子对母亲嘘寒问暖，比平常更加关心。李志明没有在儿子面前哭哭啼啼，她觉得天还没塌，没必要做出那个样子。

后来李志明的儿子找到了一份很好的工作，要调到杭州。为了陪母亲治疗，儿子一直纠结要不要去。李志明对儿子说："我现在自己能走，也能够看病，生活基本没影响，我不想给你添麻烦，你要以事业为重！"儿子去杭州上班了，但依旧牵挂着李志明的病情，经常从杭州飞到广州，陪她看病。没有空回来的时候，他也不忘和母亲视频通话，这使得病中的李志明感受到了亲情的温暖、爱的力量。懂事的孩子，让李志明渐渐走出了癌症带来的阴影。

■ 天无绝人之路，她竟获得了慈善给药的名额

为了治病，李志明遍访名医专家，还在亲戚的介绍下回武汉做了一次手术，但癌细胞没能够彻底清扫——第一次例行复查的时候发现又长了结节。

是复发吗？那段时间李志明非常紧张。在弟弟的帮助下，李志明住进了一家医院的肿瘤科。医生让李志明保持好心情，进一步观察。3个月内再次复查，确定结节长大了，医生便为李志明做了基因检测，结果为阳性。在医生的建议下，李志明开始服用靶向药，一直吃了5年。

当时的靶向药并不便宜，一个月连续吃下来就要5万元钱，以李志明的家庭条件根本无法负担这笔费用。李志明一向坚强、乐观，癌症都没有打垮的信心，现在却被钱打垮了。那是李志明第一次哭泣。李志明说，当时真是跳楼的心都有了。

天无绝人之路，此时深圳的一位同事告诉李志明，说中华慈善总会有赠送靶向药的名额。在医生的推荐引导下，李志明忐忑不安地和中华慈善总会的工作人员取得了联系。李志明认为自己并不是贫困户，也没有享受城市低

保，可能无法得到这笔赠送。但中华慈善总会审批时，认为李志明确实家境比较困难，因为癌症早已负债累累，而且其本身的病情确实需要这种药，于是，便将这个宝贵的名额给了李志明。

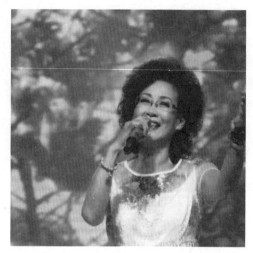

李志明为生命高歌

对于李志明而言，中华慈善总会捐给她的药可谓雪中送炭，救了她的命。当时，李志明就下定决心，以后只要有能力，要帮助更多有困难的人。她也常常和儿子说，中华慈善总会做的是有利于人民的好事，以后自己也要向它捐钱，用来帮助更多的人。

■ 用歌声唱出对生活的热爱

与李志明的生命一起重生的，还有她深埋多年的爱好——唱歌。

李志明爱唱歌。她的爸爸喜欢苏联歌曲，在他的影响下，李志明从小就学着他用洋腔洋调唱苏联歌曲。爸妈也支持李志明，让女儿跟着老师认真学习唱歌。每一次音乐课、每一次演出，李志明都很认真、很用心，也很开心。

确诊肺癌之前，李志明就在老年大学学习美声，后来进入了深圳市老干艺术团合唱队，担任女高音。没过多久，她便被检查出患了肺癌。不得不离开自己无比热爱的合唱团，这是李志明最为惋惜的。

不过，医生说唱歌不会影响病情，反而令人身心愉悦，对治疗也能起到一定作用。既然医生说可以唱歌，那就要坚持唱。李志明是唱美声的，需要用气，肺活量、张合力等等都能得到锻炼。

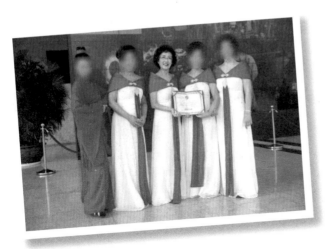

李志明（左三）加入了凤凰涅槃艺术团，组建了合唱队

　　病友还告诉李志明，深圳有个凤凰涅槃艺术团，是癌症患者组建的艺术团。李志明一听，很想加入。之前，中华慈善总会无私地捐赠了药品给身处绝境中的李志明，她就想着要回馈社会。李志明找到这个艺术团，希望能加入他们，传递正能量，将癌症患者乐观向上、不畏病魔、坚强自信的精神表达出来，给更多患者树立榜样。

　　唯一的问题是年龄。当时李志明63岁，已经生病一年了，而凤凰涅槃艺术团是不收60岁以上的人的。不过，因为艺术团了解到李志明之前的演艺经历和专业素养，大为欣赏，就破例让她进团了。郭团长是拉小提琴的，这个团的歌唱正好是块短板，也没有合唱队，因此希望李志明这个专业人士来提升艺术团的歌唱水平。

　　知恩图报。李志明进团后便开始有意识地培养歌手，成立合唱队，带大家参加各类演讲和歌唱比赛。现在合唱队深得观众喜爱，整个艺术团的实力也提升了。

　　"这些年来，我进行了不少的义演，我发现我带给观众力量的同时，观众也在给予我力量，给予我活下去的希望。或许这就是'凤凰涅槃'的含义吧！"

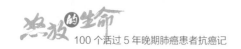
除了唱歌，李志明还喜欢拍照、旅游，兴趣十分广泛。从李志明的外表和精气神，一点也看不出她是个身患重病的人，她对生活的热爱，乐观豁达的心态帮助她涅槃重生，唱出人世间最美的生命之歌。

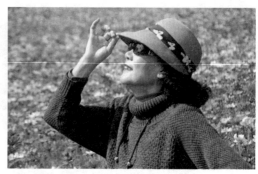

尽管身患重病，李志明依然保持着对生活的热爱和对美的追求

医学聚焦

EGFR敏感突变在亚洲肺癌人群中，尤其是不抽烟的女性患者中最常见。目前EGFR敏感突变晚期肺癌患者一线使用第一代、第二代或第三代靶向药物，中位总生存期都长达30多个月，5年生存率也得到明显的提高。获得慈善赠药的患者，不仅可以得到有效的治疗，经济负担也减轻了。该患者先后服用了第一代和第三代的EGFR靶向药物，有效，生存期长，生活质量高。

我希望再活出个奇迹，看着女儿结婚生子

【患者档案】陆贵萍　女　46岁　肺腺癌10年
【被采访人】本人
【治疗单位】广东省人民医院

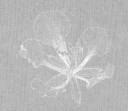

人生总有很多意外，在这一生的旅途中，总要经历过一些挫折，留有一些遗憾，才算丰富多彩。越是坎坷的人生，开出的花朵就越娇艳；越是充满意外的人生，就越有可能出现奇迹。

■ 我才刚满36岁，怎么就得了癌症呢

2011年6月，我得到一个去上海参加培训的机会，这对我的事业有很大帮助。本来是件开心的事，但培训期间，我突然出现咯血的症状。

我并没有将它放在心上，但在同事们的热情关切下，我到医院进行了常规检查，检查结果却显示：疑似癌症。我不甘心，又做了多次检查，直到9月在贵州的医院做了穿刺，确诊为肺癌晚期。

当时我才刚满36岁，一时之间难以接受这个打击。最先让我振作起来的是我的家人，虽然他们一时也无法接受我患癌的事实，但他们都鼓励我再坚持一下、尝试一下，我也默默地告诉自己，"万一有奇迹发生呢？"

在尽力说服自己接受这个事实之后，我也做出了一些改变。在饮食方面我更加注重，只要吃得下去就尽力补充营养。同时也坚持锻炼，每天慢走一

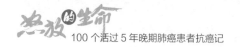

小时，在运动中不断调整自己的心情和心态。

■ 我应该算是倒霉蛋里最幸运的一个

和一些病友不一样，我从来不去了解肺癌的原因、结果，我宁可医生不给我解释，反正医生说怎么治，我就怎么治，积极配合治疗。少知道一些，我就不那么害怕。

最开始我都在贵州看病。贵州的硬件设施和软件配备各方面都比较落后，给我看病的医生推荐我到广州治疗，但因为我的家庭条件很差，便一直没去广州。后来化疗没效果，医生说只剩靶向治疗，再次建议我去广州看病。于是，2015年我到了广州，没想到真救了我一命。

能遇上杨主任是我患癌以来最幸运的事情。杨主任知道我家经济上比较困难，在制订治疗方案的时候会更多地考虑我的经济负担。靶向药特别贵，但在杨主任的帮助下，我一直坚持治疗。直到今天我都是贵州、广州两地跑，能够坚持这么长时间，真的离不开杨主任。

电影《我不是药神》的上映，让我仿佛看到了自己的影子。我需要的正版药比电影里还贵，一个月就得花费5万多元，实在是无法承担。

实在没有办法，2017年，我托朋友找渠道，通过层层关系，买到了国内未上市的外国仿制药。就算是仿制药，一个月也接近一万元。虽然政府帮我申请到了低保，但是买靶向药是远远不够的。

那段时间，我的病情十分严重，医院多次下达病危通知，仿制药也越来越难买到，如果不是家人坚持让我治疗，我真的想放弃了。

但我还算幸运，后来国家很快推动了抗癌药进医保药品目录的速度。李克强总理说："抗癌药是救命药，不能税降了价不降。""必须多措并举打通中间环节，督促推动抗癌药加快降价，让群众有切实获得感。"

后来，我用的药在2019年进入医保药品目录，价格降到一个月近6 000元，比仿制药还便宜。遇上了好的政策，家里的经济负担一下就减轻了很多。

　　想来我算是倒霉蛋里最幸运的一个，虽然吃了不少苦，但总算赶上了好的政策，也遇到了好的医生。

■ 平凡的日子也足以让我觉得活着真好

　　我深知这奇迹的背后离不开家人的付出，如果没有他们的支持，我可能活不到今天。

　　我和我老公结婚20年，有10年时间我都在生病。本来要两个人一起奋斗，却因为我的病拖垮了家庭，但他一直不离不弃，为了给我治病四处奔波，毫无怨言。我们两人的兄弟姐妹也给了我们很多的帮助，他们不仅在经济上帮助我们，还一直鼓励我勇敢面对疾病。我经常往返贵州和广州接受治疗，每次到广州都是姐姐陪我做各项检查和治疗，还会耐心地开导我。

　　最困难的日子过了之后，生活趋于正常，大家都不觉得我是个癌症患者，我也慢慢接受了这样的生活。不需要治疗的时候，我一个人在家做做饭，每天坚持出去走走，呼吸新鲜空气，听听音乐放松一下，也会做一些简单的运动。这样的日子很平凡，但也足以让我觉得，活着真好。

　　女儿一直是我的骄傲与期待，她让我觉得这么多年吃的苦是值得的。

　　我确诊的时候，女儿只有9岁。当时我什么都不敢告诉她，只能默默地祈祷，自己能多陪她成长一段时间。因为忙于治病，我们一直让她在寄宿学校生活，也没有和她说很多关于我生病的事情，更没有太多精力照顾她。

　　后来她知道了我的病情，但她很懂事，也很上进，功课方面即使没有得到我们的辅导，一个人也能做得很好，还靠自己的努力考上了一所很好的高中。她说不让我担心就是在尽孝。

　　从刚确诊癌症晚期到现在，不知不觉已经过去了10年。现在女儿19岁了，已经长成了亭亭玉立的大姑娘。当初大家都说"万一有奇迹发生呢"，没想到真的发生了。而我也变得"贪心"起来，我希望再活出一个奇迹，能

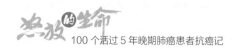

再陪女儿度过10年，如果可以陪到她结婚生子，就是我余生最大的梦想了。

医学聚焦

　　ROS1基因融合的晚期肺腺癌患者优选精准的靶向药物治疗，同时对化疗也有不错的疗效。中国西部医疗条件相对落后地区的患者，参加北京、上海、广州先进医院的新药临床试验，可获得更为精准的个体化治疗，医疗先富地区带动后富，实现精准的医疗扶贫，共同为患者的健康保驾护航。

做最坏的打算，尽最大的努力，
争取最好的结果

【患者档案】阿丰　男　50岁　肺腺癌5年余
【被采访人】本人
【治疗单位】广东省人民医院

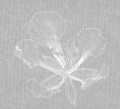

生病前的阿丰像一只陀螺，周旋于广州与深圳两地，忙碌而安稳地走在自己的命运轨迹里。直到2015年12月26日那天，陀螺骤然停止了旋转，应声倒下。

■ 生命突然有了保质期

阿丰是广州一家贸易公司的销售经理，他所负责的业务涵盖国内国外。虽说步入不惑已有数年，但他自觉年轻，把大量的时间投入到工作中。"外国的客户跟我们有时差，那段时间，我经常需要晚上写邮件、回复邮件，经常工作到凌晨一两点才休息，早上七点左右又起床，别说是锻炼身体，就连睡眠时间都不够。"

2015年9月，阿丰开始出现持续咳嗽。他回了一趟深圳的家，在当地的医院做了一次检查，拍出来的X线片显示肺部有阴影，但由于接诊的医生经验不足，导致了误诊。

阿丰的咳嗽时好时坏，这样断断续续拖了三个多月。2015年12月26日，阿丰去广州的医院做检查。当时为他做检查的医生摸到他脖子上的淋巴结

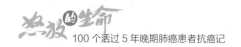

后，建议他拍个CT排查。CT结果让阿丰懵了：右上肺腺癌Ⅳ期。

阿丰无法接受这个结果，又辗转去了中山大学附属肿瘤医院和广东省人民医院进行复查，然而两次的复查结果和医生的诊断击碎了他最后的一丝侥幸。诊断书如同盖上了死亡认证，他的生命仿佛有了保质期。

■ 不幸中的万幸

确诊后的两三个月，阿丰一直很消沉，还好他的妻子一直在身边鼓励他，"既然已经确诊，那就接受吧。生活还要继续，家里还有孩子，不能因为大人的病痛就让这个家庭倒下，孩子不该失去他应有的快乐和成长的空间。"妻子的话让阿丰醍醐灌顶：儿子才读小学一年级，他不能就这么放弃，要积极面对，为孩子树立一个榜样。

在妻子的支持下，阿丰选择了在广东省人民医院杨主任的科室接受治疗。患上癌症，阿丰是不幸的，但不幸中的万幸是阿丰检测出*EGFR*基因突变，这意味着他可以进行靶向药治疗。2016年12月，胸腹部CT复查提示PD，阿丰被筛选入组了9291临床试验，试验期间所用的靶向药是免费的，这在一定程度上减轻了他的经济负担。服用靶向药期间，皮疹、甲沟炎、腹泻等副作用如期而至，但相比显著的疗效，这些都不算什么，对他的生活也没有太明显的影响。

但好景不长。2018年8月初，阿丰出现两侧腰痛不适。同年9月中旬，他的腰痛逐渐加重，同时出现右脚麻木及疼痛，经检查发现：癌细胞转移至腰椎。

杨主任当即为他引荐了骨科的昌主任。当时阿丰的腰椎有一节已经出现严重的损伤，无法支撑身体的重量。经过昌主任的详细分析，阿丰接受了手术治疗方案。手术进行得很顺利，术后大约两个月，阿丰开始尝试简单的运动，生活渐渐回到正轨。

■ 在最孤单最绝望的时候，姐姐站了出来

2020年，新冠肺炎疫情发生。此前阿丰的儿子一直都在香港上学，每天由他的妻子全职接送。自疫情发生以来，为了保证儿子的学习不受影响，妻子和儿子不得不暂居香港，只有在寒暑假的时候才能回来陪伴在阿丰身边。这对阿丰来说原本不是什么大事，毕竟患癌以来他都能好好地照顾自己。

2020年6月，阿丰进行CT复诊。结果显示，癌细胞出现了耐药性。

对于以靶向药为主要治疗手段的癌症患者来说，出现耐药无疑是晴天霹雳。但抗癌5年多，历尽千帆的阿丰已变得十分从容。更重要的是，家人的鼓励和广东省人民医院多学科专家会诊给了他坚持下去的信心。于是，2020年6月，他开始了第1个周期的化疗。

伴随最初化疗而来的呕吐等副作用使阿丰的体重一下子下降了近十斤。这是他确诊肺癌以来身体最为虚弱、最需要人照顾的时候，偏偏与妻子和儿子分隔两地，这让他备受煎熬。眼见阿丰孤独无依，血肉至亲的姐姐此时站了出来。她毅然申请提前退休，过来照顾病重的弟弟。"我很感恩我的姐姐。"阿丰说。姐姐的付出，给了他更大的动力坚持下去，吃不下东西，他就吃一点粥之类的流质食物，每天少吃多餐。"这是治疗必经的过程，所以我会用积极的心态去面对副作用带来的影响。"

最初的化疗方案对阿丰效果不佳，医生调整了方案。调整方案后，阿丰的头发开始脱落。与此同时，阿丰还伴随着骨髓抑制，期间他的白细胞血小板急剧下降，一度到了最严重的四度。后来由于血小板太低，随时有出血的危险，医生根据实际情况将治疗方案改回了免疫治疗。经过一段时间的适应后，副作用和骨髓抑制也减轻了许多，阿丰的身体慢慢恢复到正常水平。

■ 活在当下，生命的色彩由自己绘画

截至2021年初，阿丰已经进行了8次免疫治疗，总体反应良好，杨主任对疗

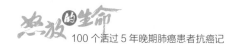

效做出了肯定的评估，进一步加强了他抗癌的信心。

患癌的这些年，让阿丰感到幸运的是，他的家人一直陪伴在身边。为了让年幼的儿子能快乐成长，初期阿丰和妻子不曾把病况告知儿子，直到儿子上了五年级以后，才渐渐了解到他的身体状况。阿丰和太太耐心地跟儿子讲述了生老病死的自然规律，伤心忧愁过后，儿子豁达地接受了事实，平时在家也会主动帮助阿丰做一些康复运动。天气晴朗的时候，儿子张罗着带阿丰到公园散心，父子间的感情也在一次次交谈中升温。

家人的帮助和鼓励是阿丰在黑暗中前行的灯塔，无论遇到多少挫折和失望，他从未想过放弃。"哪怕是万分之一的机会，我们也要争取。"他说，"我们做最坏的打算，但是要尽最大的努力争取最好的结果。"

为了减轻治疗的经济压力，同时也为了充实自己的生活，阿丰在患病期间继续工作，但确诊以后，他对工作时间做了调整，对自己的要求也适当降低了一点。

抗癌5年有余，阿丰总结自己的抗癌秘籍时说："癌症并不等于生命终结，生命的色彩依旧由自己绘画。活在当下。"

医学聚焦

EGFR突变，临床试验，多学科治疗，耐药后治疗仍获益。对于40岁以上的人，每年进行常规体检是十分有必要的，尤其是重度吸烟者。针对肺部结节，发现早晚结局可能完全不同。多学科治疗在晚期肺癌全程管理过程中占有重要地位，贯穿始终。该患者先后使用了第一代和第三代的EGFR靶向药物（临床试验），胸腰椎微创局部治疗，化疗联合免疫治疗等多学科手段，都获得了不错的疗效。

仁心守初心，患癌女医生救人终自救

【患者档案】佘妙容 女 53岁 肺腺癌7年
【被采访人】本人
【治疗单位】广东省人民医院

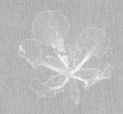

　　53岁的佘妙容精神饱满，面容慈祥，被问及"养生秘籍"，她半开玩笑地说："医者心可能就是让我活到现在的秘籍。"

　　佘妙容是一位在血液临床及基础研究领域工作长达28年的血液学专家，就职于广东省人民医院的血液科。命运给这位白衣天使开了一个大玩笑：从医22年后，她成为一名癌症晚期患者。2014年3月，佘妙容在自己工作的医院被确诊为肺腺癌晚期。2018年1月肺癌脑多发转移，同年2月她接受了开颅手术将病灶切除，随后又做了两次伽马刀切除病灶。

　　从医以来，佘妙容救助了无数人，最终也拯救、成就了她自己。如今，在主诊医生的科学治疗和她的自我康复治疗下，她的病情顺利地跨过了7年大关。

■ 偶然的选择，一生的坚守

　　佘妙容进入医学界是一个偶然。在高考填志愿的前一夜，佘妙容父亲厂里的厂医到家里串门，聊起了医生行业。那一夜，佘妙容坐在一旁静静地倾听着厂医叔叔的从医经历。经过考虑，当时成绩优异的佘妙容在次日选择

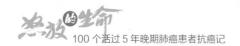
了中山医科大学的医疗专业。她如愿以偿。本硕学业结束后，她又在南方医科大学念完博士，自此"医路到底"，成为那个年代少有的博士医学专家。

"正是这个看起来不经意的选择，让我有机会享受一个快乐的人生。我从未后悔选择医学专业，从医时间越长，就越热爱这个行业。"

1992年，佘妙容本科毕业后被分配到广东省人民医院的血液科。选择了血液科，意味着选了一条更艰难的道路。"那时候血液科要求比较高，而且经常要面临患者与亲人的生离死别。既然分配到这里，我就欣然接受——就这样，血液学也成了我一生的职业方向。"她说。25岁的佘妙容，正式踏上工作岗位，从血液科医师做起。遇上患者较多的时候，佘妙容总会为外地远

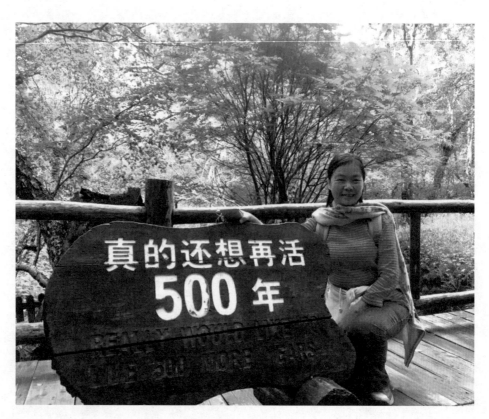

佘妙容的心声

道而来的患者留出几个机动号，全然不顾自己的午饭因此延迟一两个小时才能吃上。在高强度的实战训练下，佘妙容进步飞快，医术学术双丰收：从事研究白血病干细胞的信号通路调控及白血病的个体化治疗，还成为南方医科大学的博士生导师，是Cancer Letters、APS和BMC等SCI收录期刊及国内多家核心期刊的审稿人。

扎根医学领域28年，佘妙容和许多患者结下了深厚的感情。用仁心医术救死扶伤，让她拥有前所未有的成就感和自豪感。多年前的患者，至今跟她还保持着朋友般的联系。

■ 医者骤成患者，她却依旧满满的正能量

2014年3月，在一次体检中，佘妙容被确诊为肺腺癌晚期。当时正是她事业走上坡路的阶段，猝不及防地，她的身份从医者变成了患者。

"当时感觉就像被打蒙了一样，不敢相信这个结果竟然跟自己有关系。我给放射科的同学打电话，讲着讲着一下子哭了出来。像大部分人一样，平静下来后，就开始想着要怎样才能瞒住自己年迈的父母和年幼的孩子。"佘妙容回忆道。一颗坚韧的心让她开始积极面对这一切。多年的从医经验让她相信医生和科学的治疗，也树立了癌症能够被治愈的信心。

佘妙容的抗癌历程包括手术、化疗、放疗、靶向药物治疗等方法。对于自己的主治医生吴院长、杨主任，佘妙容给予充分的信任，全面配合医生的治疗方案。即使在她同步放化疗时出现严重副作用的时刻，她也不曾有丝毫的动摇，只是安心继续治疗。佘妙容算是一名最"听话"的患者，也获得了医生的赞赏。由于双方配合得相当好，加快了治愈的速度。佘妙容的研究生学生、江门市某医院血液科医生夏医生说到自己的导师时，由衷地敬佩："（她）整个人就是满满的正能量的代表，感觉不出来（她）得了这个病。"

在面对肺癌晚期带来的种种常人难以忍受的痛苦时，佘妙容从来没有怨天尤人，而是从容、理性地思考，将病痛变成了自我成长的契机。除了进行

科学、正规的治疗以外，佘妙容在个人饮食、营养、心理、运动等方面也进行了积极的改变。她分析了自己得癌症的原因，然后积极探索可以渡过生命难关的有效方法，并开始实践。

佘妙容反复告诫："最重要的一点，务必抛弃有损健康的种种习惯。过去忙于工作，我长期熬夜，透支了健康，自身免疫力随之降低。如今，当务之急就是要改变熬夜的坏习惯，形成良好的生活规律，早睡早起。其次，在心态方面，我不再绷着一根弦

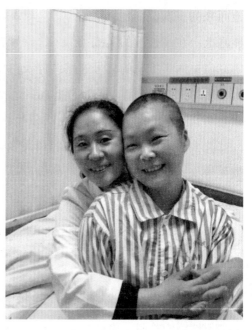

病中的佘妙容（右），脸上总挂着笑容

似的紧张生活，而是放弃追求完美，保持一颗感恩的心，珍惜当下的每一天。最后，要坚持锻炼，努力提高身体素质。"在病情得到初步控制后，佘妙容经常带着轻松的心情跟朋友们一起四处游玩，亲近大自然。她还开始零基础学习古筝、国画、书法，让心灵得到艺术熏陶，同时还锻炼了手的灵活性。

■ 以共情同理之心，注入信心与希望

医者父母心。佘妙容在回顾自己抗癌重生的历程时感慨万千："如果说是我自己在从事这个职业的过程中跑得太快、把自己弄得太累，导致生病的话，我也不后悔。如果时间能够倒流，我想我还是会努力工作。"康复后的佘妙容，除了是血液学专家外，还成为一名肿瘤康复专家。她建立起一个专为广大肿瘤患者和家属打造的线上线下交流空间，向社会广泛传播癌症患者应该如何科学合理地对待癌症；同时倾听患者的心声，陪伴他们走过病痛中

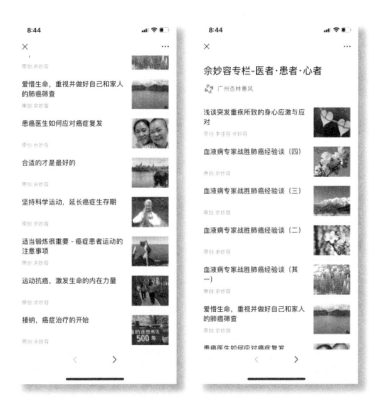

佘妙容在公众号上开设抗癌经验专栏

的孤独和无助，为正在遭受癌症创伤的患者提供专业的帮助，指导大家在心理、饮食、睡眠和生活方式方面做出积极改变。

佘妙容把自己的亲身经历和真实感受融合在对患者的治疗过程中："癌症患者如果心死了，再好的方法也治不好。"她的工作宗旨在于帮助癌症患者调整心态，从心出发，由内到外来辅助疾病治疗。

李女士是佘妙容提供心理治疗的一位患者。她在2019年5月被确诊为肺癌晚期。她回忆自己在病情确诊时感觉天都要塌了，好几天都没缓过来。得病半年，她仍然走不出死亡笼罩的阴影。在接受了佘妙容的心理治疗以后，她看到了希望的灯塔。这对她的医学治疗效果起到了积极的促进作用。

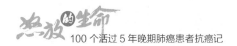
　　"生病后，谁都会恐惧、害怕、担忧，谁都需要被人关爱。这份关爱来自家人、朋友，更来自医务人员。"从医者到患者，再到康复管理的心灵使者，佘妙容把自身的生命意义发挥到了极致。她不仅走出了癌症的阴霾，走出了更广阔的人生道路，还把自己的学识和经验带给广大癌症患者，为他们带来了生的希望。

医学聚焦

　　俗话说"医者不自医"，但是身为血液科专家的佘主任，虽然深知自己疾病的转归，未来会经历什么，但是她从心底里治愈自己，克服恐惧，积极乐观，始终相信科学，相信医生。她确诊为局部晚期ROS1融合基因阳性肺腺癌时，接受了微创手术后行根治性化、放疗的多学科综合治疗，进展后使用了标准的靶向药物克唑替尼，有效至今。这期间虽然出现了几次的脑局部进展，但都进行了局部微创治疗，而颅外一直控制良好。

用创业心态，拼出命运的新生机

【患者档案】谢松成　男　54岁　肺腺癌5年余
【被采访人】本人
【治疗单位】中山大学附属肿瘤医院

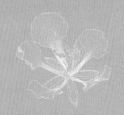

　　出生于20世纪60年代的一代人，已步入知天命、耳顺之年。他们或即将退休，或已退出职场安享晚年，他们见证了国家从贫弱走向富强。其中、不乏凭着个人努力，打拼出一番事业的佼佼者。现年54岁的谢松成正是其中一员。

　　经过半辈子的努力，终于做出点小成绩，刚过上安稳舒适的生活便遭当头一棒。身患癌症这一晴天霹雳，任凭是谁也难以坦然面对。

　　谢松成是一名创业者，身上有着强烈的独立、坚强之精神。在他看来，人活一辈子，终有一死，自己虽然才50多岁，但已经拥有了很多精彩。如此一想、他释怀了。

■ 日子刚奔小康，却掉进了无底深渊

　　谢松成出生在湖南一个山区。跟当地的许多人家一样，因为交不起学费，他13岁就辍学帮家里放牛养鸭。大一点以后，又辗转到广西、广东等地打工，最后他选择在广州创业，开了一家小工厂做包装材料，持续经营至今。

　　"我原来在贫穷的农村，后来到了城市，如今我很满意，也知足了。虽说不是大富大贵，但至少称得上是小康，没有拖国家的后腿。"

谁也没想到，刚奔小康的日子却因为一场检查而愁云笼罩。2015年10月，谢松成正在湖南老家盖房子，忽然出现咳嗽、喘不上气等状况。他没有耽误，第二天就去了当地的县人民医院检查。CT检查显示肺部有问题，医生建议他到上级医院做进一步检查。一个月后，谢松成被确诊为肺腺癌晚期。

"我完全接受不了，好像一下子掉到了无底深渊，我感觉我的人生就要完了，但我还有那么多事情没有完成。"确诊时的那份绝望，如今想起，谢松成依然感到历历在目。

调整好心态后，谢松成一边到当地医院开始治疗，一边继续自己的生意。第一次化疗治疗效果并不显著。于是，他在同病房一位抗癌11年的肝癌患者的推荐下，来到了中山大学附属肿瘤医院接受治疗。

■ "我想看到孩子们长大"

由于前期的治疗效果不理想，2018年谢松成的病情进展，出现脑转移。那段时间，也是他抗癌历程中心情最为低落的时刻，他感觉死神正一步一步逼近，自己已没有多长时间了。"人呢，嘴巴是这样说，过一天是一天，可一想到孩子们，是真的舍不得，我想看到孩子们长大。"他感慨道。

欣慰的是，在中山大学附属肿瘤医院进行了第一代靶向治疗，肺癌控制了2年多，给了谢松成很大的信心。在病情继续控制了10个月以后，谢松成的病情又逐渐出现进展，在医生的建议下接受了化疗，肿瘤得到较好控制。

2020年3月，谢松成忽然感觉到髋部疼痛，他去医院检查，确诊为骨盆转移。有了上一次成功的经验，这一次打击并没有让他气馁。"肿瘤医院的赵教授专业性很强，我听她的就好了。"他平静地说。

在赵教授的安排下，谢松成接受了基因检测，结果显示他可以吃新一代的靶向药了。新一代的靶向药给他的治疗带来了新的转机——成功把肿瘤控制至今，疼痛也明显缓解。

尽管身患重疾，但是谢松成从未有过放弃的念头，拥有坚强意志的他，还是像从前一样积极地工作、生活。2020年6月，谢松成跟妻子一起开了一家门店，他自己搭棚、砌墙砖，甚至爬到屋顶上烧电焊。农村的生活及早年间的艰苦创业练就了他一身的好本领，凡事他喜欢亲力亲为。不熟悉他的人大概无法猜出他竟然是一名癌症晚期患者。

谢松成认为，人可以垮，但是意志不能垮；若是下定决心做一件事，就必须做好。在他人生刚刚起步的时候，家里没有钱，家人过得不好，年轻的他就想着一定要活出个样子，改变自己的命运。正是本着这种发愤图强的创业者精神，他拼出了自己的事业，也走过了这5年多坎坷的抗癌之路。

■ 打不倒你的，终将使你更强大

一路走来，谢松成经历过绝望、振作、恐惧、再振作。"打不倒你的，终将使你更强大"，只有真正经历过的人，才能领悟其中的意义。

"我最感谢的人是我的妻子，没有她，我不可能走到今天。"谢松成不止一次地感叹，"她对我很好，总是陪伴在我左右。"彷徨无助的时候，他最先想到的是自己的妻子和孩子——是他们一次又一次扶起了跌倒的他，让他有力气一路走下去。

治疗初期，一切医疗费用都是自己承担，一次化疗费用高达2万多元，加上生活和工厂的运营压力，一度让谢松成捉襟见肘。好在社保政策大大减少了他每月的医疗费用，为这个家庭减轻了经济负担。"感谢国家，没有国家的政策，我不可能享受到这么好的福利。"

作为一名白手起家的创业者，他经历过困苦，享受过安逸，也直面过命运给他的猝不及防的打击。千帆过后，他依然赤诚——"我还是从前那个少年，没有一丝丝改变"。

161

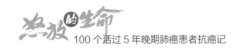
医学聚焦

　　*EGFR*突变阳性的肺腺癌患者脑转移的发生率较高，因此在治疗过程中要重视脑部的复查，全身和局部的综合治疗是脑转移患者的基本治疗策略。驱动基因阳性的肺癌脑转移患者通过靶向、化疗、抗血管生成等药物治疗与脑局部治疗的结合，实现了癌症的慢性病管理目标。

11年抗癌路，越走越有希望

【患者档案】邱文起　男　65岁　肺腺癌11年
【被采访人】本人
【治疗单位】中山大学附属肿瘤医院

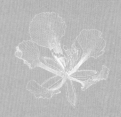

回望11年抗癌路，邱文起内心五味杂陈，这既是一段梦魇般的苦难史，又是一段充满惊喜、涅槃重生的蝶变史，更是一段努力抗争、不向病魔低头的奋斗史。

邱文起用坚持向病魔，向命运发起了挑战，收获了越来越多的希望，至今仍在续写这段英勇故事。

■ 没有那几次化疗，我无法坚持到吃靶向药的那天

2010年，邱文起感觉背部不适且越来越严重。他以为是自己工作太忙的原因，试图通过休息、按摩等方式缓解，却一直没有效果。邱文起隐隐感觉可能是自己的身体出了问题，便去医院检查。可是，在当地医院住了20来天，也没查出什么问题。

背部的疼痛依然没有减轻，邱文起越想越感觉自己得的是一种不祥的大病。为明确病因，他经朋友介绍到广州一所医院做检查，没想到竟然确诊了肺癌。

"这个病来得太突然，让人措手不及。"得知结果后，邱文起的心情非常沉重，"我知道我生病了，但是没有想到会是这种病，真的难以接受。"

经过进一步检查，发现肿瘤已经侵犯周围组织器官，无法进行手术根治。

当时病情严重，邱文起疼得连站起来都有难度，他觉得自己是没有什么希望了，想要放弃。但邱文起的妻子坚信丈夫的病是治得好的，不允许他向病魔投降。在妻子的坚持下，他转到中山大学附属肿瘤医院接受治疗。

在医生的建议下，邱文起接受了6个周期的化疗，病情有所好转。医生建议他做一个基因检测。"医生说基因检测可以筛查出靶点，如果成功找到了靶点，我就可以吃更先进的靶向药治疗，不用整天来医院化疗了。"邱文起欣然接受。

检查结果带来好消息，邱文起有EGRF基因突变，可以服用靶向药进行治疗。"靶向药效果非常好，而且副作用比化疗小很多，但我也不后悔之前做了化疗——没有那几次化疗，我可能都无法坚持到吃靶向药的那天。"

1年、2年、5年……在医生们的帮助下，邱文起靠靶向药坚持了整整11年，连他自己都感到不可思议。"有效的治疗离不开技术精湛的专业医生，我只是下定决心去治疗，后面全听医生的。我也没想到能一路走到今天。"他说。

■ 亲情护航，从此断绝放弃的念头

每次复查，邱文起或多或少地会担心复发。"真的有这种担心。每次都想着，如果真的转移或者复发的话，就算了。"好在每一次复查结果都是好的，他又能松一口气，感觉自己又过了一次生死关。渐渐地，邱文起的心态变得越来越好，每次去复查，无论是抽血，还是做CT，对他来说已经是一种习惯。

所有良好心态的形成，都离不开家人的爱。对于邱文起而言，妻子是对他帮助最大的人。"患难见真情，在自己身边，有一个女人能这样不离不弃地陪伴着我，不嫌弃我，我觉得自己很幸福。"

邱文起的妻子总在他要放弃的时候坚持着，鼓励他积极抗癌，无微不至地照顾他。看到妻子对自己这么好，邱文起感动又惭愧，他便断了放弃治疗甚至轻生的念头。

子女也对父亲非常关心。他确诊的时候，女儿在美国南加州大学读书，她到处为父亲打听美国的医院；儿子在航空公司上班，隔三岔五便来看他。家人的关怀，让邱文起坚定了活下去的信心与勇气。

■ 每走一步，医疗条件就更进一步

11年抗癌路，邱文起发现自己每走一步，医疗条件就更进一步。除了化疗药物副作用越来越小外，新技术、新药越来越多，治疗费用也越来越低，让患者感到越来越有希望。

邱文起曾从事海上运输工作，之后辞职成立了一家公司，经营得不错。即使家境不错，他也盼望医疗费能够再降低：化疗一个月要五位数，进口的靶向药一开始更是天价。"如果没有之前的积蓄，自己很难挺到今天。"他说。

邱文起保持良好的心态，享受着简单幸福的居家生活

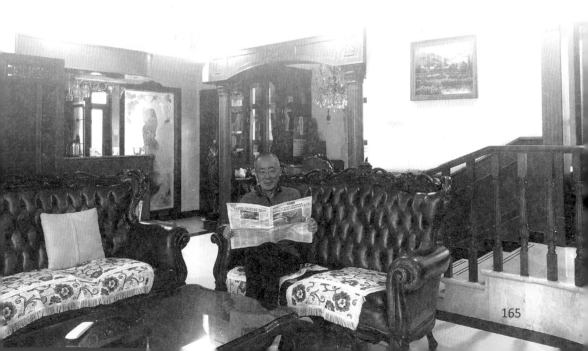

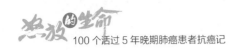

幸运的是，自费购药几年后，邱文起申请到了慈善赠药的名额，后面几年的靶向药都不用付费了。"更让我高兴的是，这几年国家对抗癌药越来越重视，价格一降再降，越来越多的病友用得起药了。"

人生的路上有很多未知，只要坚持下去，就能看到更美的风景。如今邱文起喜欢上了自驾游——他要去看不同的风景、见不同的人，挑战人生更多的可能。

医学聚焦

患者确诊肺癌后等不及基因检测结果，首先接受了化疗，争取了生的机会，之后基因检测结果发现*EGFR*突变改用靶向治疗至今，获得11年长生存。驱动基因阳性的肺癌晚期患者科学的全程管理是获得长生存的关键。无论是靶向治疗还是化疗都为患者的肿瘤控制和生存延长做出了贡献。

逆风翻盘，他用脚步重新丈量了生命的高度

【患者档案】邓志成　男　40岁　肺腺癌6年余
【被采访人】本人
【治疗单位】广东省人民医院、佛山市第一人民医院

　　人生的拐点总是在不经意间到来。2014年12月10日，34岁的邓志成被确诊为肺腺癌晚期，并发淋巴结转移和骨转移。

　　眼见生命时日无多，邓志成却坦然接受。凭着云淡风轻的乐观态度，他在积极应对了抗癌路上的各种跌宕起伏后，还能白手起家创业，坚持户外运动，旅行足迹遍布国内外。他在无常的生命之旅中不断延展生命的宽度，出其不意地收获了另外一种人生。

■ 病发：有点失落，我还不想死

　　"那一刻，我有点失落，我还不想死。"回忆获悉确诊结果时候的心境，邓志成用了"失落"二字——在他的抗癌心路历程中，从未有过崩溃或怨恨的时候。

　　2014年底，左侧锁骨疼痛难忍的邓志成去医院检查。经过了一系列检查后，他被确诊为肺腺癌晚期，并左锁骨上、左颈淋巴结和骨转移。

　　与妻子才刚刚携手走过人生一小段路，两个年幼的孩子还等待着父亲陪他们长大，操劳大半辈子的父母还没来得及享福，这五彩斑斓的世界还未印

上自己的足迹……

邓志成仅仅失落了一小阵子，便坦然接受了命运的安排。"既然我无法掌控命运，那就顺其自然吧。"在他看来，癌症晚期也不算很糟，至少给他留了时间去规划所剩不多的生命。

调整好心态后，等待邓志成的就是按部就班的医治。2014年12月至2015年3月，邓志成历经了4个周期的化疗，并于2015年5月开始服用靶向药治疗。其间病情稳定，身体状态恢复到了生病前。

生活的捶打并未停止。此后，邓志成经历了肺腺癌全身广

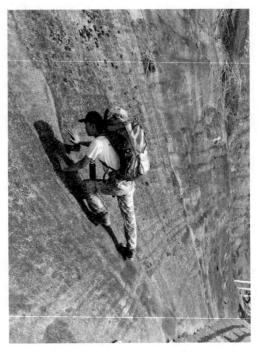

在崇山峻岭之间，邓志成不断攀登

泛骨转移、肝转移、淋巴结转移。治疗每一个"转移"，都要承受常人难以想象的痛苦。他只是笑笑："身体是真的痛，但很幸运我生活在一个科学技术飞速发展的时代，有先进的医疗器械和对症的靶向药可供使用，我对这个世界充满感恩。"

在整个治疗过程中，邓志成受益于政府和国家提供的医疗保障。拥有广州医保的他，除了享受治疗费用大部分报销的福利外，还可以一直领取免费靶向药，这为他的家庭节省了很大一笔开支。"感谢国家医保好政策，让我不用太忧心经济问题，给了我安心治病的坚强支撑。"邓志成说。

肿瘤貌似服了输。从2019年开始服用另一种靶向药治疗至今，邓志成的病情无复发迹象，一切都在向好的方向发展。

■ 创业：只要去做，路会带着你走

2014年确诊肺腺癌以来，邓志成待业在家，没有收入，加之源源不断的各种支出，让本来条件不错的邓志成家庭有些入不敷出。祸不单行，在邓志成被确诊为癌症后不久，其父亲也被诊断出肠癌。诊疗费、两个孩子的抚养支出等花销，逼着患病之后待业近两年的邓志成开始了创业之路。

万事开头难。从朝九晚五的上班族到带病创业，其中的艰辛可想而知。如何克服创业路上的艰难坎坷？邓志成说："只要去做，路会带着你走。"

邓志成选择的是松木贸易行业。"当时创业时捉襟见肘，得益于很多朋友的帮助，他们不遗余力地借钱、提供资源，让我的小公司慢慢发展起来。"

发展至今，邓志成的公司已经进入稳定运营状态。在保障了家人衣食无忧之后，他将公司的日常事务交由妻子打理，将自己的大部分精力投入到了旅行和陪伴家人当中。

■ 旅行：病后这些年，是人生中最幸福的几年

如果说创业只是邓志成不得已而为之的谋生方式，那么，他主动选择的另外一种生活方式，则让他的生命之花在行走中不断绽放。

一提旅行，邓志成就打开了话匣子。从独自背包穷游到组建驴友群，他用脚步丈量着大地，在步履中感受着生命的律动，汲取能量。

邓志成说自己在生病之前，都没有出过广东，而现在的他，足迹几乎遍布全国——一年内邓志成就深度游览了30多个城市。他组建了一个户外旅游群，目前群友已达400多人，群里几乎每周都会组织户外活动。

"就是想看看世界，把旅行当作心理治疗。"他说。

有一次，邓志成与一名病友相约去新疆徒步，一共5天的旅程。邓志成一次又一次被摄人心魄的美景所打动。"一路上的风景太美、太震撼，以至于到达目的地景区之后，觉得真正的景区索然无味。"这次旅程中一路同甘共

苦的病友，返程之后没多久便不敌病魔，离开了人世。这让邓志成久久不能释怀。

还有一次，邓志成带领驴友团去广东韶关的船底顶徒步。作为"广东山友的毕业路线"，船底顶自古以来以山岭险峻著称。经历三天两夜的徒步后，他们在下撤途中迷路了。山雾弥漫，狂风大雨，没水没粮，一切仿佛陷入了绝境。"有队友哭了，但是我心里不怕，没有什么困难是过不去的。"邓志成说。邓志成镇定地安慰同伴，并组织大家就地搭起帐篷休整。天亮之后，雨停雾散，阳光从云山之间透过来，船底顶美丽的棱线若隐若现，鸟声婉转。那一刻的美，让所有的语言都显得苍白。

拿什么来度量生命的时间呢？邓志成的答案：旅行。

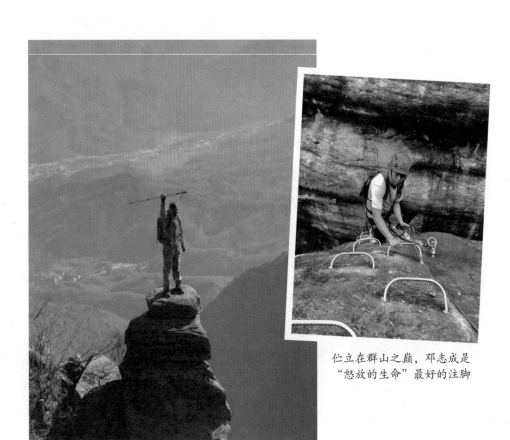

伫立在群山之巅，邓志成是
"怒放的生命"最好的注脚

　　在与癌症抗争的这些年里，邓志成几乎每个月都会出门旅行。他背着行囊，经过一个又一个城市和乡村，用眼睛记录世界，用心感受世界，然后在心底将所见所闻所感打磨成永久的回味，凝聚下一次出发的力量。

　　经历了旅途中那么多的悲喜，邓志成已经想得很明白了："旅行是一份期盼：定好下个月去哪里，心里就期盼着下个月。不知不觉，生命好像又活得久了一点。"这份期盼也一定程度上起到了积极的心理暗示：暗示自己想要什么，未来就能得到什么；暗示一切会好，或许就真的都会好。

　　邓志成说，生病后的这几年，是他人生中最幸福的几年。他把更多的时间留给了心爱的人、喜爱的事。他带着全家人去自驾、露营、放烟火，带着孩子去钓鱼、徒步、打篮球……妻子体贴、子女乖巧，抗癌路上，家人所给予的陪伴与支持，让邓志成无限感激。"我最想感谢的人是我的妻子；这一路上经历了很多风风雨雨，她一直坚定地和我站在一起，支持我，包容我，让我能够选择自己想要的生活；没有她，我走不到今天。"

　　　　　　陷入绝境，就地搭帐篷就是——没有什么困难是过不去的

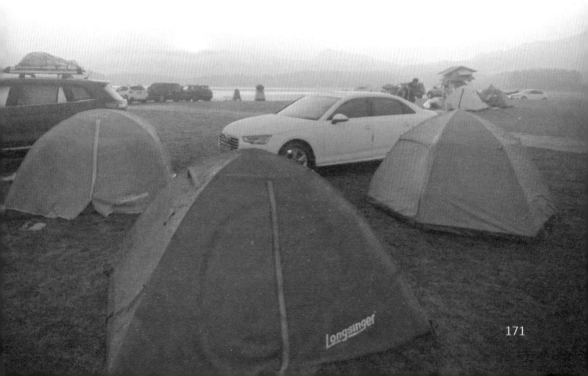

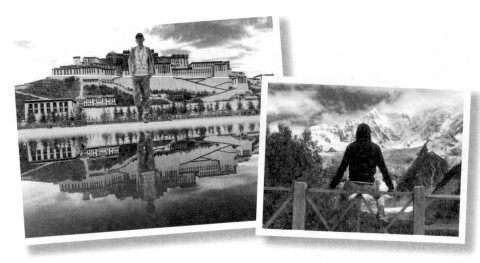

旅行治愈了他的失落，驱散了他的阴霾

　　山重水复疑无路，柳暗花明又一村。经过了生活的磨砺，40岁的邓志成心态豁达，他在变幻无常的命运中寻到了让自己开心的活法，而往后的日子，路会带着他朝前走。

　　原本是一场意外，却让邓志成绝处逢生，逆风翻盘，把寻常生活过成了诗。行走间，邓志成的生命之河悄然辽阔。

　　他的故事，是对"怒放的生命"最震撼的诠释。

　　"我终于找到了让自己开心的活法。"他感叹道，脸上全是欣慰和满足。

医学聚焦

　　EGFR基因敏感突变晚期肺腺癌患者接受一线含铂双药化疗，二线第一代靶向药物厄洛替尼，三线第三代靶向药物奥希替尼至今，各线治疗有效，生活质量也极好，实现了把晚期肺癌变为慢性病的梦想，真正回归家庭与社会。

生命当如樱花怒放

【患者档案】董欣　女　42岁　肺腺癌6年
【被采访人】本人
【治疗单位】佛山市第一人民医院

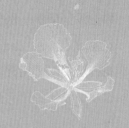

■ "虽然做不了手术，但可以服用靶向药"

"董女士您好，我们是佛山市第一人民医院保健科，您上周在我们医院做了体检，报告显示您的肺部有异常，建议您近期到我院做进一步的详细检查……"

2015年1月，忙着准备学生期末考试的董欣老师突然接到医院的电话。她记不清电话那头的医生说了什么，也忘了自己是怎么回应的，强烈的不安萦绕在心头，她有预感，自己的身体出现了大问题。

一个月前，董欣曾感到隐隐有些骨痛，几天下来也不见好转，便独自前往当地医院的骨科就诊，当时医生开了些止痛药让她回去服用。服药后，痛感明显减轻，她也没再放在心上，直到这个来电扰乱了她的思绪。她摸了摸自己左腋下已经肿大好几天的淋巴结，原以为是上火，喝几碗凉茶就好，现在看来，怕是没那么简单。

接到医院来电的两天后，董欣在丈夫的陪同下到佛山市第一人民医院就诊，最终确诊为肺腺癌Ⅳ期，伴随淋巴、脑和骨转移，并且主要病灶分布广，两侧肺部也有弥漫性小结节，因此不适合手术治疗。

在对这个病一窍不通的董欣看来，不能手术就意味着无法医治。虽说此前她有所猜测，然而真正听到这接踵而来的坏消息时，她多少有些难过，毕竟她才36岁。

值得庆幸的是，董欣的基因检测呈阳性，医生安慰道："别太担心，虽然做不了手术，但可以服用靶向药，许多癌症患者使用靶向药治疗都实现了长期带瘤生存。"

靶向药的良好疗效使得董欣的病情暂时稳定下来。

2015年11月，董欣出现耐药，癌细胞脑转移进展，随之而来的是持续的头晕、头痛和呕吐。董欣不得不暂离工作岗位，大多时候在家躺着，舒缓不适感，昏昏沉沉间她一度怀疑这样生存到底有什么意义。

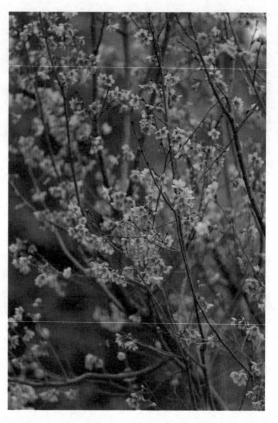

■ "只要你好好的，其他什么都不重要"

"董老师，您要加油，我的学习有进步了，您看到了一定会高兴。"

"董老师，您好好养病，我们都在等您回来。"

"董老师，下学期我们就毕业了，您记得回来跟我们拍毕业照。"

……

董欣在2016年1月进行脑部囊肿穿刺引流术后康复期间收到了学生们给她加油打气的视频。想起这段被病痛折磨的日子，看着眼前一张张青春洋溢的面孔，董欣压抑已久的情绪一下子爆发，她靠在丈夫身上无声抽泣。丈夫轻轻拍着她的肩膀，像哄小孩般安慰："没事了，没事了。"

董欣感到丈夫瘦了，比起她这个生病的人，丈夫其实更不好受。自从她确诊患癌以来，家里的所有事务，包括孩子的照顾和教育，丈夫都包揽在身上，甚至有好几个晚上，董欣半夜醒来也看见他或坐在床尾拿着手机翻查资料，或坐在书桌前翻书。她知道，丈夫这是在了解有关肺癌的信息。一个对医学一窍不通的土木工程师，在这一年间翻看了无数医学论文。面对靶向药带来的皮疹和腹泻等副作用，都是丈夫在查阅资料、咨询中医，尽他所能减轻她的痛苦。丈夫是个不擅表达的人，但他一直在用自己的方式默默地关心和支持她。

此后几年，董欣的病情出现反复。每次她感到身心疲倦时，丈夫总在她

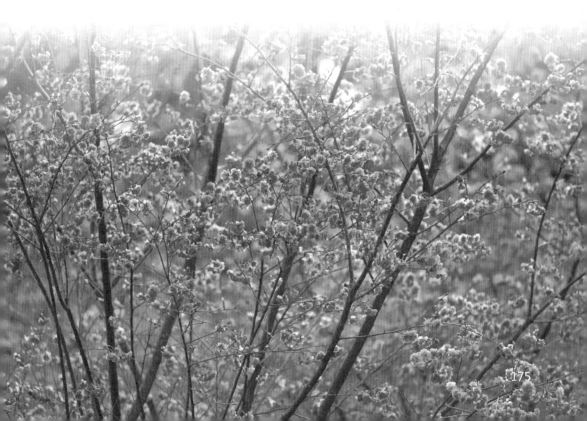

樱花的花期虽然短暂，但依然璀璨怒放

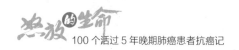

身边不离不弃："你别想太多，现在只要你好好的，其他什么都不重要。"

这些年在跟癌细胞的角逐中，董欣渐渐感受到自己的强大，从前对于"打不死你的终将使你更强大"这样的鸡汤语录，她都是不屑一顾的，如今才慢慢体会到其中的道理。

在病情稳定时，丈夫会带着董欣四处旅行。她看到了世界美好的一面，也看到了许多不为人知的艰辛。她自己虽然身患重病，但也不知不觉走过了这么多年，而且生活质量也不差。如此一想，她觉得自己还是很幸运的。

2019年3月，身在日本旅游的董欣站在樱花树下，观赏片片飘落的樱花花瓣，丈夫跟她说："你知道吗？樱花从盛开到凋谢只有七天，但即便如此，它的璀璨怒放还是吸引了无数游客慕名而来。"

董欣听完与丈夫相视一笑，笑容如樱花般灿烂。

> ### 医学聚焦
>
> 患者为EGFR突变晚期肺癌，在予靶向治疗的同时，针对局部进展病灶给予放疗、手术治疗。经多学科集合治疗，病情控制稳定。

历经人情冷暖真心不改，她帮助了别人，也治愈了自己

【患者档案】阿弟　女　51岁　肺腺癌15年
【被采访人】本人
【治疗单位】广东省人民医院

　　癌症，是生活给予的考验，也是测试社会的一根温度计。来自广东东莞的阿弟今年51岁，没有人会猜到，这个身材娇小、声音温和的女人已经与癌共存15年。也是在这15年间，她历经了世间百态，感受到人情冷暖，最终找到适合自己的生活之路。

■ 丈夫离开，亲友疏远，患癌后她历经人情冷暖

　　2005年年底，阿弟开始出现咳嗽症状，原以为是感冒，但持续很长一段时间也不见好，这才到了东莞当地的一家私人小诊所就诊。当时拍片显示肺部有阴影，医生一度怀疑是肺结核，但白细胞偏高，又排除了这个可能，最后医生只随便开了些药就把她打发回去。病情第一次就这样被耽误了。

　　2006年8月，咳嗽不见好转的阿弟再次到了东莞市一家慢性病医院，草率的医生没有为她做详细检查，只简单地开了肺结核药。病情第二次被耽误。

　　一直到2006年11月初，阿弟的咳嗽越发严重，甚至咳出血来，她才意识到不能再胡乱投医，随即到了东莞一家大医院进行全面检查。看到医生

拿着检查结果时一脸凝重，阿弟的心里"咯噔"一下，有了不好的预感。医生的话印证了她的猜想：肺腺癌Ⅳ期，需要尽快进行手术。

一瞬间阿弟如遭雷击，脑海一片空白。当时的她对癌症一无所知，以为患上癌症都会死，然而她才36岁，儿子刚满6岁，父母上了年纪……太多的牵挂让她悲从中来，独自坐在医院过道上痛哭。

苦难不止于此。紧接着，阿弟迎来了她人生中最黑暗的一段时光。确诊后的她不仅没有得到丈夫的安慰支持，反而迎来他的漠视和冷言冷语。手术前两天，丈夫竟提出离婚，并且放弃儿子的抚养权。

与丈夫夫妻一场，阿弟知道他向来是一个现实的人，提出离婚大概是怕自己的病连累了他，甚至于孩子在他眼中也成了负担。她强忍着不让泪水落下，冷静地答应他的要求，并在住院手术前一天带着年幼的儿子搬离了夫家。

11月下旬，阿弟顺利进行手术。躺在病床上动弹不得的阿弟脑海里不断回想这一个月间发生的一切，感觉恍如一场梦。儿子并不知情，跟随外婆前来探望母亲时依然是活泼开朗的模样。看到孩子天真可爱的笑容，阿弟突然觉得一切似乎不再那么难以忍受。至少，她还活着。

然而，看着虚弱的阿弟，想起她不幸的遭遇，每次到医院来探望的母亲总忍不住落泪。"我好不容易振作起来，最怕的就是亲人在我面前掉金豆子。"想起母亲从前的笑脸，阿弟笑道，"所以我把她赶回家了，让她别再来，安心在家替我带孩子。"

那段时间，得知阿弟患病后，不少亲友都疏远了她，但经历过前夫的冷漠对待后，阿弟感觉这些都是人之常情，也没再放在心上。

出院后，阿弟开始了后续的化疗，同时返回单位，从事会计工作。这份工作没有给她带来丰厚的收入，昂贵的治疗费和孩子的抚养费压得她透不过气。父母的经济条件并不好，自己的遭遇早让二老操碎了心，她不想再为他们增添烦恼。因此，3个周期化疗结束后，阿弟终止了治疗。

■ 癌魔卷土重来，坎坷路上与陌生人互相扶持

2010年8月，熟悉的咳嗽再次袭来，阿弟慌了。3年前，因为经济压力，她冒险终止治疗，这些年间身体一切如常，她一度以为自己摆脱了癌症的阴影，直到那一声咳嗽打破了她好不容易恢复平静的生活。

即便不到医院去检查，她也知道，癌症复发了。

想到自己才10岁的儿子，这两年好不容易重新露出笑容的双亲，阿弟容不得自己再耽误病情。这一次，她希望能尝试别的治疗方案，减轻经济压力。于是在朋友的建议下，阿弟到了广东省人民医院寻求治疗。

值得庆幸的是，经过动态基因检测，阿弟被筛选入组参与临床试验，试验期间可获得免费用药。于阿弟而言，这是不幸中的万幸。更让她欣慰的是，临床试验的靶向药取得良好的疗效，癌细胞的有效抑制使她迅速恢复了健康。但靶向药的副作用也如期而至，甲沟炎、腹泻等副作用还在阿弟的忍受范围内，但双手不时传来的疼痛严重影响了她的工作。会计要处理的都是细致琐碎的数字工作，但四肢的疼痛让她难以集中精力，导致好几回出现失误。最终她只得辞去工作。

离开会计岗位后的阿弟并未就此清闲下来，转而投入到家政服务中。她的第一位雇主，也是至今唯一一位雇主，是一位年近七旬的老人桂姨。

阿弟初见桂姨时，老人连站都站不稳，说话也不流利，因此不愿多跟人交流。但阿弟没有因此气馁，她悉心照顾老人，为她打理日常生活事务，常常跟老人唠叨自己家里的琐事。她甚至还开玩笑道："整天不说话会有口气，您不爱说那就听我说。"

相处一段日子后，桂姨开始偶尔搭理阿弟一两句。但那时候，老人说的大多是晦气话，行动不便、子女疏远让老人心生厌世的情绪。看着精神萎靡的老人，阿弟说："您看得出来吗？我是个癌症晚期患者……"

阿弟用自己的经历和乐观的态度唤醒了老人快要沉睡的心。那天，两人坐在一起聊了整整一个晚上。阿弟说："您的双腿还在，从明天起，

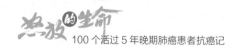
我扶着您走，每天多走五步，直到您能自己行走，我就带您去旅游，如何？"

老人红着双眼点头答应了。

两颗本已渐渐冰冷的心靠近了，她们的交谈也变得越来越多，不知不觉，老人说话也不再磕磕巴巴，变得流利多了。就如阿弟所说的，她每天推老人到楼下的公园，扶着她慢慢一步一步地走。

公园里那条蜿蜒的小路似乎一眼看不到头，余生还长，欣赏着沿途的风光，互相扶持的两个人，不是亲人，胜似亲人，总有一天能走向春暖花开。

医学聚焦

该患者2006年确诊时是早期的EGFR基因敏感突变肺腺癌，手术完全切除后控制良好。3年后发现转移病灶了，但肿瘤负荷"温柔"，她很幸运地参加了一项一线治疗的临床试验，接受一代靶向药物厄洛替尼治疗，有效至今11年余，肿瘤病灶消失了，临床治愈，高质量地活着。

口腔科医生抗癌记："好好做一个医从性极好的患者"

【患者档案】缪颖　女　48岁　肺腺癌7年
【被采访人】父亲
【治疗单位】佛山市第一人民医院

　　"这孩子小时候就喜欢玩医生护士的游戏，经常拿着听诊器玩具给哥哥姐姐看病。"缪爸爸看着女儿缪颖儿时的照片，陷入了无尽的回忆。

　　缪颖是缪爸爸的第三个孩子，缪颖生活在一个幸福的五口之家，她是家里最小的孩子——除了疼爱她的父母外，还有时时刻刻关心她的哥哥姐姐。她从小就争强好胜，什么都想争第一。毕业后，她成为一名口腔科医生，圆了儿时的梦，凭借自己的一股子韧劲，30多岁就已经是医院的副主任医师。

■ 从医生到患者

　　自从成为一名医生，缪颖每天都穿着从小梦寐以求的白大褂，与各式各样患有口腔疾病的患者打交道。很多人以为医生不会得病，即便得了病也可以轻易化解。其实很多医生也深受各种慢性疾病的困扰，只不过因为他们见了太多的疾病困苦，看得淡一些罢了。

　　自从成为副主任医师，缪颖的生活平静而有序。而2014年春节前后的一次体检，彻底将这份宁静给打破了。因为只是例行体检，缪颖做完X线检测就继续去工作了。两小时后，放射科的医生打来电话，告诉她在她的肺部发现一个小结节。

缪颖当时也没放在心上，心想：或许是饰品造成的阴影。第二天忙完工作后，她去找做X线检测的医生确认。当时放射科主任也在，就帮她看了看片子。主任看完片子，脸色一下子就变了，这让缪颖心中一紧。主任让她马上做一个侧位片，结果发现阴影还是存在。于是，主任又要求她做了一个增强CT。这时候，缪颖察觉到不对劲了。同事们都不住地宽慰她，说可能只是一个结核灶。

当最终结果出来，确诊为肺腺癌时，缪颖完全控制不住自己的情绪，失声痛哭了起来。作为医生，癌症对缪颖来说并不陌生，她似乎已经看到死神的脸近在咫尺。

作为医生，她清楚地知道病程、知道预后，谁也瞒不住她。她明白，一旦开始治疗，中间的变数、治疗的效果和最终结果谁也无法预料，连医生也无法完全掌控。

她想起了看过的电影《滚蛋吧！肿瘤君》，心中升起了挥之不去的恐惧：电影中顽强乐观的熊顿最终还是被癌症带走了，生命定格在30岁。

如果不治疗，就这样离开，是不是也是一种解脱？如果治疗，能治好当然好；但如果治疗过程中出现意外或者治疗效果不好，在承受巨大痛苦及经济压力的同时，也将留给家庭无尽的痛苦。

一瞬间，缪颖脑海中闪过了无数的念头。她后来才知道，自己是被科室的助手扶回办公室的。一整天的时间，她什么都没干，就那么呆坐着，想了很多。

这些事情，都是后来缪爸爸陪着缪颖治疗癌症的过程中，缪颖陆陆续续告诉他的。"她说，最终她决定接受治疗，是因为她不想辜负爸妈和哥哥姐姐多年来对她的疼爱，以及那么多亲戚朋友、同学师长对她的关心和爱护。"说起女儿的不容易，缪爸爸的眼眶中闪着泪光。

■ 收拾心情，大战肿瘤君

说起女儿治疗癌症的过程，缪爸爸挺自责。女儿一向很要强，一开始因为怕他们老两口担心，居然一直瞒着他们，只说是个小毛病，还说了一堆他们听不懂的医学术语，加上缪颖看上去也没什么异样，所以一开始缪爸爸并没有发现女儿得了癌症。

确诊后，医院的胸外科主任很快就为缪颖制订了初步的治疗方案——进行手术。

得知自己患了肺癌的那一刻，缪颖很难受。当时的她对癌症的分期并不了解，以为自己已经没救了。主治医生杨主任告诉她，她的肺癌属于中期，只要按照科学的治疗方法，还是有机会康复的。

缪爸爸在得知女儿患病后，也安慰她说：既然你现在是一个患者，那就安安心心养病，尽快康复才能去照顾其他患者。听了爸爸的话，缪颖觉得与其瞻前顾后，不如好好治病。她逐渐摆正了心态，决定好好做一个医从性极好的患者，积极地配合治疗，与肿瘤君正面开战——医务工作者应该为患者做出表率。

■ 病中过了一个意义非凡的生日

2014年3月第一次手术后，缪颖在医院同事们的建议下，决定接受化疗。医院化疗科的张主任负责她的治疗工作。

缪爸爸说，化疗的第一天正好是女儿42岁的生日。张主任特意跟他们一家人提前沟通，给缪颖一个惊喜。那一天，一家人都装作忘记了缪颖的生日。几次看着缪颖略有些失落的眼神，缪爸爸差一点就说出来了。当张主任将生日蛋糕推进病房的时候，缪颖又惊又喜，露出了幸福的笑容。同事们都来到了病房，纷纷为缪颖加油打气，希望她尽快康复，再次穿上白大褂，回到工作岗位上。

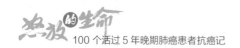

家人和同事的祝福，让缪颖激动地流下了幸福的眼泪，并许下了早日康复的生日愿望。

缪颖以前的患者，在得知缪医生住院之后，也带着祝福前来为缪颖打气。看着这些患者，缪爸爸心中特别感慨，他在心中暗暗发誓：女儿守护了这么多人的健康，作为父亲，现在我要成为女儿的守护神，帮助她战胜病魔，重获新生。

在众人的鼓励下，缪颖开始了她的治疗过程。虽然她非常乐观，但化疗带来的副作用还是超出了她的预期，她出现了掉头发、食欲降低、恶心呕吐、失眠等现象。缪爸爸看在眼里，疼在心里，但他害怕因为自己的情绪动摇女儿的信心，总是装得特别坚强，还经常鼓励她要勇敢。缪妈妈看到女儿因为化疗胃口不好，便变着法子给她炖一些营养汤补身体。在爸妈的照顾下，缪颖咬紧牙关坚持了下来，终于在2014年7月完成了4个周期的化疗，顺利地回到了工作岗位。

■ 癌症转移再度入院，众志成城迎来新生

刚回到岗位上的那段时间，缪颖特别开心，虽然身体还在逐渐恢复中，但她坚持每天上半天班然后休息半天，身体也比较适应，生活似乎逐渐回到了正轨。

2015年7月，缪颖旅游时突然晕倒。送医检查，才发现癌症转移到了大脑。她的生活好不容易才回到正轨，这一瞬间又落入了深渊——不仅缪颖一时无法接受这个现实，缪爸爸当时也有些悲观。可是想到缪颖已经经历过了一次成功的治疗，缪爸爸坚信女儿一定会获得最终的胜利。

广东省人民医院肿瘤科的吴教授建议缪颖进行脑部手术。同年8月，缪颖在佛山市第一人民医院接受了开颅手术，手术比较成功。只是，苏醒后的缪颖发现自己竟然失语了。当时她特别恐慌，生怕自己以后再也说不了话，但随着时间的推移，失语症状慢慢好转。为尽快恢复到正常水平，缪颖开始进行

读书、读报训练，语言功能也逐渐恢复。

手术后的一段时间，缪颖一度陷入抑郁，经常把自己关在房间里，不愿出去见人。遇见熟人，她就会无端地哭泣。缪爸爸什么也没说，只是陪着她，温暖着、抚慰着缪颖受伤的心灵。渐渐地，缪颖想开了：在医院见了那么多生离死别，自己好不容易获得第二次生命，不应该自暴自弃。

缪颖又开始鼓起了对生活的信心。慢慢地，她整个人越来越开朗，心情也逐渐好起来了。她不光自己积极锻炼，还时常跟病友们交流，用自己的故事鼓励他们。

看到女儿重新燃起了对生活的希望，缪爸爸打心眼里感到开心。他相信：女儿已经涅槃重生，生命将如莲花般绽放。

医学聚焦

肺癌出现转移已属晚期，一般不进行手术治疗，但肺癌寡转移是例外。肺癌寡转移是一种特殊的转移状态，处在局限于原发病灶与广泛的远处转移两种状态之间，转移病灶数目不超过5个，通过积极的局部治疗手段（如手术、放疗等），仍然可能获得治愈。患者虽然出现脑转移，但单发转移灶切除后，无瘤生存期已超过5年。

返璞归真：10年乡间抗癌生活，他将疾病抛之脑后

【患者档案】叶晟　男　47岁　肺腺癌10年
【被采访人】本人
【治疗单位】广东省人民医院

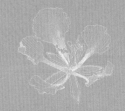

你有多久不曾停下脚步好好看看身边的家人？

你有多久不曾踏进山间呼吸新鲜的空气？

你有多久不曾露出发自心底的微笑？

这是叶晟在2011年10月被确诊为肺腺癌晚期后，对自己发出的三个灵魂拷问。

■ "死亡判决书"从天而降，姑姑雪中送炭

2011年9月，叶晟开始感觉胸口疼。想起自己早年间曾被一根铁柱撞击过胸口位置，他便以为是那时留下的后遗症，觉得不是什么大问题。直到前往当地医院检查后，医生拿着他的X线片一脸凝重地建议他到更专业的医院进行复查时，他才知道，自己的问题小不了。

几天后，叶晟在妻子的陪伴下，乘坐2.5小时的大巴从惠州来到广东省人民医院。经过检查，确诊书上的"肺腺癌Ⅳ期"几个字深深地刺痛了他的眼睛，抖动的双手几乎无法拿稳那张薄薄的纸。37岁，正值壮年，他意外地收到了一份"死亡判决书"。

他忘了自己是如何离开医院的。回到老家，妻子双眼发红，即便一言不

发，他也能感受到她内心的不安和难过。看到妻子低落的样子，看到两个放学回来的孩子乖巧地坐在院子里做功课，他突然不敢走出家门，生怕踏出去后就再也回不来了。

叶晟想起父母和80多岁的祖母。多年来，自己一直从事保安工作，妻子在工厂打工，尽管两人工作勤快，三位老人也有退休金，但一家七口一直过着紧巴巴的生活。医生为他安排了国庆节后的手术，他根本不敢问手术以及后续的治疗需要多少钱。

这时，早年在香港打拼、至今依然孑然一身的姑姑知道了叶晟患病的消息。她向来把唯一的侄子视如己出，于是第一时间拨通了侄子的电话。叶晟接到姑姑的电话，不由得眼眶发热。姑姑说，"阿晟，你好好治病，别想其他，治疗费姑姑给你解决。"

姑姑的来电如同雪中送炭，给心如死灰的夫妻二人带来希望。

"姑姑是我的再生父母，没有她我活不到今天。"时隔多年回想起当初那个长途电话，叶晟仍感慨万分，"我只盼着她健康长寿，希望将来有一天我能回报她。"

■ 疾病让他停下脚步，重新选择自己想要的生活

术后的叶晟经动态基因检测被筛选入组参与临床试验，试验期间的免费用药大大减轻了这个家庭的经济负担。更让人欣慰的是，他的病情得到了有效控制。

患病后，叶晟辞去了原来三班轮值、作息不定的工作，在家里专心养病。最初几个月，妻子也放下工厂里的工作，寸步不离地守在他身边，给予他无微不至的照顾。直到他的身体和精神恢复过来，妻子才重新回到工作岗位上。

卸下工作重担的叶晟突然清闲下来了。那段时间他发现孩子长大了，懂得为母亲分担家务，照顾生病的父亲了。自己的父母和祖母却老了许多，从

前利落的步伐不知从什么时候起变得蹒跚。想起从前自己日夜颠倒地工作，大多数时候回到家时，老人、小孩都已经睡着，他很少有机会好好地看看他们。他自嘲说，要不是这个病让自己停下来，大概再过些日子，他连家人的面孔都记不得了。

在家的日子，叶晟养成了每天早上散步的习惯。2012年11月的某个清晨，走在家附近一片空旷的后山上，叶晟心血来潮地到市场上买了几株果树苗，回来后就在后山上忙活了大半天，把

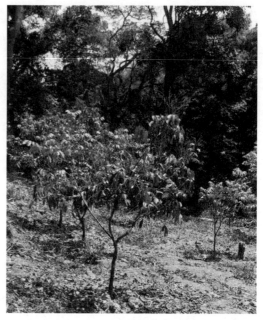

叶晟今年新种下的几棵果树

树苗一一栽好。那大概是他患病这一年多以来最累的一天。然而，出过一身大汗后，他却感到无比精神，整个人似乎重新活过来一般。

从那以后，叶晟一发不可收拾，每天早上起来整理好家里的事务后，就拿着工具到后山，细心打理他种下的那几棵果树。日子一天天过去，他的皮肤被晒得黝黑，却显得更为健康。

"我就是想给自己找点事做，每天在家里闲着，总忍不住想些有的没的。"当妻子吐槽他自讨苦吃时，他笑呵呵地回道，"再说，万一哪天真的结出果子来，还能拿到市场上卖，好歹减轻一下你的负担，我还年轻，总不能一辈子靠姑姑接济。"

不知是叶晟照料得好还是惠州的山好水好，一年后，果树长出了饱满的果子。收成那天，叶晟开心得一整天合不拢嘴，那是他近四十年的人生中从未有过的成就感。那些果子他最后没拿到市场上卖，全进了家人的肚子——至今他仍记得嘴里那甜甜的味道。

后来，叶晟又陆续栽种了更多的果树。除了供家人日常食用外，叶晟实现了他"卖果子挣钱"的梦想。

前两年，不满足于种树"找乐子"的叶晟又亲自动手，在自家院子里做了一个兔子窝。他从市场上买回几只兔子，悉心照料。这可乐

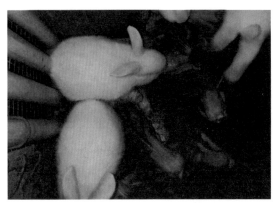

叶晟家里的兔子

坏了家里的两个孩子，他俩争抢着包揽起照顾兔子的职责。没多久，买回来的兔子生下了一窝白绒球似的小兔子。兔子家族越来越壮大，叶晟又把它们拿到市场上卖，给家里多少补贴一些。

去年年初，在朋友的影响下，叶晟又对养蜂产生了浓厚的兴趣。他向来是一个行动派，刚萌生这个想法，就开始参照着短视频上的"达人""干

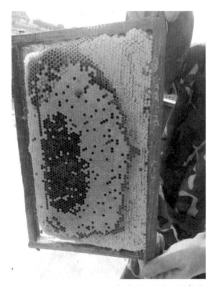

今年新收成的蜂蜜

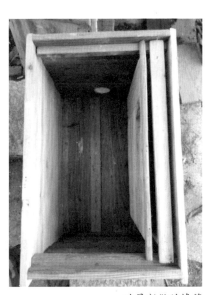

叶晟新做的蜂箱

189

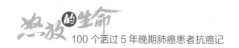

货"亲自动手做了十几个蜂箱，分散安放在山中的果树上。他知道养蜂不简单，作为养蜂界的"小白"，他原本只抱着尝试的心态：打发时间也好，精神慰藉也罢，从未想过能有什么收获。

但生活从来不会亏待每一个努力的人。不到半年时间，叶晟便收获了他的第一批蜂蜜。除了留下几斤寄给远在香港的姑姑外，剩下的全部被身边的亲戚朋友"瓜分"了。他很开心，在他看来，这是对他能力的肯定。10年前，叶晟从未想过自己有一天能过上与自然亲密接触的生活。他曾埋怨为何偏偏是自己遇上癌症，但现在，他庆幸这疾病让他停下步伐，重新选择自己想要的生活。

打理果树，照料家兔，维护蜂群，整理家庭事务……叶晟忙得不可开交，却也乐在其中。倘若不是床头那小小的药瓶和每三个月左右定期到医院复检，他早已忘记自己是一名癌症患者，更别说纠结生与死的问题。他相信，只要自己每天动起来，保持乐观的心态，生活就会过得越来越好。

今年年初，叶晟收获了他的第二批蜂蜜，他原想着带一些到医院送给一直照料他的杨主任和陈主任，可惜年初的产量少，尚且不够交付给早前预订了的客人，只好作罢。接受采访回去后的第二天，叶晟又动手新做了几个蜂箱，如他此前说的，"多做些蜂箱，多采集些蜂蜜，等下次收成就能给姑姑多寄些过去，也能给医生留些。不是什么贵重的东西，我能做的也就只有这些，算是一点心意。"

医学聚焦

单纯胸膜转移的 *EGFR* 基因敏感突变晚期肺腺癌中，肿瘤负荷轻微，我们会称之为"温柔的晚期"，靶向治疗效果好，预后佳。该患者很幸运地参加了一项一线治疗的临床试验，接受第一代靶向药物厄洛替尼治疗，至今10多年了，生活质量很高。

我还想再活更多的10年，和那个人约好并肩赏花

【患者档案】林树　男　49岁　肺腺癌10年
【被采访人】本人
【治疗单位】南方医科大学附属东莞医院（东莞市人民医院）

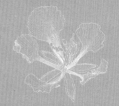

　　我已经度过艰难的10年，愿接下来更多的10年，还能和这个我所深爱的大千世界共度，和我爱的人携手走完一生。

　　谨以我的故事，与你共勉。

——林树

　　时间拨回到2011年。10年前，我才39岁，在东莞当建筑技术工。干过这一行的都知道，赶工程时间往往很紧张，工作压力相当大。我每天要加班加点，到家时已经是三更半夜。拖着疲惫的身躯，匆匆扒几口妻子留在锅里温热的饭菜，我就赶紧洗漱睡觉。

　　现在细想，过于劳累也许是引爆癌症炸弹的导火索。2011年的春天，我的咳嗽持续不止，与此同时，还出现了发热和食欲不振等症状。我想：该不是患上了肺炎吧？到了东莞市人民医院后，医生让我住院检查。CT检查的结果让我震惊：发现"左上肺占位"，考虑为肺癌。厄运说来就来，现在我才明白：身体出现的症状是在提醒我，自己的免疫力已经严重降低了。

■ 临近不惑之年，生活遭遇巨变

　　我想：反正不是什么好事，最好快刀斩乱麻。手术前取病理活检，经过

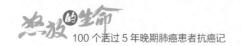

穿刺最终确诊为肺腺癌，可以手术。那年4月下旬，我进行了胸腔镜左上肺癌根治术。这次手术之后，为了提高自身免疫力，我积极进行锻炼，没想到由于运动过度和休息不足，身体反而承受不住。医生对我说："欲速则不达，咱们慢慢来。"

2014年7月，我去医院复查时发现纵隔淋巴结和肺门淋巴结出现了复发转移。在医生指导下，我开始使用靶向药口服治疗，同时配合生物治疗。抗肿瘤治疗稳定两年后，我的病情出现了恶化，经历了多次调整，诊疗方案从口服靶向药单靶向治疗调整为双靶向治疗。由于治疗期间腹泻、皮疹等副作用严重，靶向药调整减量。

更糟糕的事情发生了。2017年9月我再次复查胸部CT，结果显示双肺散在多发小结节，考虑为转移瘤。经过了2个周期化疗后，病情好不容易稍微稳定下来，又出现了颅脑疑似出血的现象，只能再进行调整。

■ 遇癌不惧，把生活变成轻喜剧

面对生命中这不可逆的巨变，一开始我接受不了这个事实，心如刀割，消沉了两个多月。我想到了家里刚上小学一年级的儿子，还有年事已高的父母——他们的身体状况不好，如果知道的话必定是雪上加霜。

我是家里的顶梁柱啊！如果我倒下了，这个家庭就遭受了重创。经过慎重考虑，我和妻子决定对父母和儿子隐瞒此事。我希望能把这件事情永远对他们隐瞒下去——我还是父母的健康儿子、儿子的健康爸爸。在我病情变化时，我会尽量调整去医院的时间；在自己状态不好的时候，我尽量避免出现在亲人面前，以免他们起疑心。

在与癌症的斗争中，我的整个身体都处于战斗状态，但乐观的情绪帮助了我，让我自身的免疫细胞变得更强大，成为战胜病魔的强大武器。患癌非常痛苦，我用苦中作乐来应对病魔，把生活变成了一出轻喜剧。第一次发现复发时，是我情绪最低落的时刻，当时的感受就像掉入十二层地狱——还没有到十八层，还有爬上来的希望！

近年来，我每隔三周要去医院复查一次。在医院里，我见到熟悉的病友越来越少，生面孔越来越多。我不禁想：他们（同期病友）可能去"环游世界"了，希望他们在那里开心。要不是遇到好的医生，要不是有家人的支持，我可能也早就不在了。

在整个治疗过程中，我最想感谢的人是东莞市人民医院心胸外科的周主任、肿瘤科的王主任，还有吴主任，是他们组建的医疗团队一次次根据实际情况为我更改治疗方案，尽心尽力，从死神手里抢回了我的一条命。科技的进步和医学的发展，也让我这些年少受了许多苦，保证了我的生活质量。慈善赠药也帮助我减轻了很大的经济负担。

越是患难，越能见真情。妻子是我最感激的亲人：当初知道我生病了，为了更好地照顾我，她辞去工作，留在家里陪着我一起面对；医生叮嘱要吃什么、不能吃什么，她都一一记在心里；每一次都贴心地陪着我去医院；我生病的事情瞒着家人，其间的痛苦我也只能向她倾诉。百年修得同船渡，千年修得共枕眠，风雨同行这些年，我庆幸自己有一位好妻子。

■ 梦想仍在，常畅想美好未来

我把跟癌症的共存称为与"狼"共舞，一不小心就会行差踏错，所以要步步谨慎。曾经我被笼罩在死亡的阴影下，那种可怕的感觉让我至今记忆犹新。经历了这一切以后，我对人生有了新的感悟，心灵也得到了放飞。

那是我最痛苦的一段时光，关关难过关关过。其间病情反复，经历了治疗方案的一再更改，也曾因为身体过于疲倦、无法承受而暂停化疗……每当感觉自己快要撑不下去的时候，我都用最大的意志力来抵抗病痛，为自己鼓劲。

如果有人问癌症教会了我什么，那么我会说：平时工作一定不要让自己有太大的压力，要懂得放松，要珍惜身边的亲人。在与死亡对视之前，生命看起来像是永无止境，我们以为一切都不会变，因此，我们不会为以后的幸福担忧，我们忘了珍惜眼前的一切……

癌症没办法根治，但我相信能找到跟它共存的更好的方法。如今，我的病情慢慢稳定下来了，只需要定期复查。在我眼里，生命展现出了我以前从来不曾发现和体会的深度、广度和魅力。除了珍惜当下外，我还有许多想做的事没有做，它们都被我列入了计划之中。

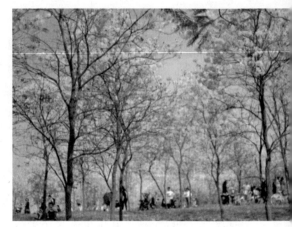
松山湖盛放的黄花风铃木

东莞的春天，是四季中最舒服的季节，微风轻抚着万物。和煦的阳光下，松山湖盛放的黄花风铃木开得正俏。

我家离松山湖不远，明天，我要和妻子去赏花，一起看看松山湖那边盛放的黄花风铃木。那里黄色的满树花海，煞是好看。

黄花风铃木的花语，是感谢。感谢那些人和事曾经来过，璀璨了我们的人生。对于我来说，和妻子一起去看黄花风铃木，再合适不过了。

医学聚焦

对于有EGFR突变的晚期非小细胞肺腺癌，TKI靶向治疗与化疗＋抗血管生成抑制剂联合治疗及维持治疗与A+T交替治疗可获得长期生存。

患者2014年7月术后复发转移后，因有EGFR21突变，先给以TKI单药及联合抗血管生成抑制剂治疗，因出现脑膜转移而给以抗血管生成抑制剂加第三代TKI治疗，至今病情稳定。可见，靶向治疗联合抗血管生成抑制剂与化疗联合抗血管生成抑制剂治疗交替进行，是本病例获得长期生存的主要原因。

第五篇

爱的港湾

—— 亲情的陪伴，医护的关怀

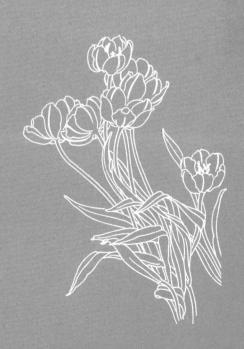

家人齐心，创造生命奇迹

【患者档案】黄女士　女　肺腺癌8年
【被采访人】儿子
【治疗单位】广东省人民医院

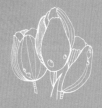

　　当一向坚强的母亲被确诊为癌症，全家人都不愿相信这个事实。在我的心中，母亲一直是女超人般的存在，也是家里的顶梁柱。为此，我心情低落了很久，一个多月都睡不好。但是心情再低落也不能耽误母亲的治疗，我带着母亲辗转多地求医。在治疗过程中，全家人齐心协力，母亲更是意志坚定。劳累了大半生的母亲用坚强书写着她的精彩人生，也一步一步向奇迹靠近。

■ 尽人事，听天命

　　爸爸妈妈都是工人，勤恳工作，养育我和妹妹，我们一家人和睦相处，生活很是幸福。2013年年初，妈妈突然感觉身体状况不太好，总是咳嗽带血，就到我家附近的当地医院做了检查，检查结果显示肺部有问题。

　　因为当地医院条件有限，医生建议我们前往一线城市的大医院再次检查。我从没有想过母亲可能是肺癌，就觉得是小毛病，直到母亲在深圳某市级医院被确诊为肺癌。我一时间难以接受，整夜失眠，总在想为什么一向健康的母亲会患上这样凶险的疾病。

　　全家人都在为妈妈的健康状况担忧，特别是爸爸。爸爸本来就是一个情绪敏感的人，在知道妈妈患病之后心情一直都很低落，表现得比较脆弱。我在努力接受事实的过程中，还要强忍着自己的伤心，陪伴、安慰爸爸，保证他情绪稳定。担心妈妈一时承受不住这个结果，所以在经过了一天的深思熟虑之后，我们才把消息告诉妈妈。出乎我意料的是，妈妈竟然很快地调整好了情绪。

妈妈文化水平不高，但知道要相信医学发展和科学进步，所以没过几天情绪就稳定了，打定主意要积极治病。当时我们还难以接受，反而是妈妈坦然地安慰我们："咱们要相信自己，在经济能力允许的情况下尽最大努力治疗，结果是什么就不用太在意了。"慢慢地，我也冷静下来，和妹妹一起帮助妈妈寻找更好的医疗资源。最终，我们来到了广东省人民医院进行治疗。

手术和化疗都对身体有一些伤害，因此在和医生的沟通中我们也一直强调，尽量避免让妈妈进行手术或化疗。医生们都很好，和我们商量后决定在妈妈身体条件允许的前提下，让妈妈做靶向治疗。

和化疗、手术相比，靶向治疗带来的副作用小了很多，而且妈妈服用靶向药后的疗效一直很好，就这样度过了6年的稳定时光。

可惜在2019年底，妈妈的病情恶化。当时医生给出的建议是进行活检，以确定下一步的治疗方案。但活检也算是手术，妈妈还是很害怕，我们也觉得难以接受。医院的杨主任劝说我们，治疗贵在精准，以妈妈的情况，只要治疗得当，预后会很不错，而且活检创伤不是很大。在杨主任暖心的劝说和我们的鼓励下，妈妈最终同意了。

活检结果出来，妈妈的基因型不匹配，杨主任说这种情况化疗比靶向治疗效果好。于是妈妈从2019年10月起开始了传统化疗。

化疗期间正好遇上新冠肺炎疫情。那段时间人人都害怕进医院，但我们一家人还是在坚守，每一次化疗都不放弃，在14个月内进行了17次化疗。化疗过程中的一系列副作用都在妈妈身上不断出现，妈妈的整个身体状态也不如从前了。看到妈妈受苦，我们也很难过，但是又无法代替她承受，只能在力所能及的范围内给她尽可能多的关心与陪伴。

祸不单行，妈妈身体每况愈下的同时，2021年1月底又发现了脑转移，病情一下就加重了。但我们一家人从来没想过放弃，特别是妈妈，一直都很坚强。妈妈从2月开始试吃另一种靶向药，比化疗少了很多痛苦，但是妈妈的状态依旧不是很好。那一年春节，全家人因为妈妈的病情心情沉重，没有一丝过节的欢乐。

但上天是公平的——我们家的快乐只是来得晚了一些。3月3日再次前往医院做检查，竟发现妈妈的病灶缩小了。全家人都十分开心，聚在一起吃饭，共同庆祝。医生都对这个检查结果感到惊讶，称赞我们创造了一个奇迹。

■ 晦暗的日子也要翩翩起舞

妈妈从来都没有放弃，她一直都很乐观地面对所有治疗，在自己人生最为晦暗的时候，也在翩翩起舞，用坚强的意志鼓舞着全家人一起努力。

当然，如果一个人生病完全只靠自己战斗的话，是无法打持久战的。医生也说，家人的支持和关心十分重要。在妈妈生病的这段时间里，我和妹妹每天都在想我们能做些什么。除了对妈妈的身体和心理状态比较关注外，我们还用心去了解各处的信息和资料，寻找更好的医生和医院，也会多花时间陪妈妈聊天或陪她去做检查，让妈妈感受到她不是孤军奋战。

特别是爸爸，他对妈妈很上心，照顾很周全。每次门诊他都陪着妈妈，平时还会陪她做一些必要的锻炼，有空时一起去散散步、看看风景。子女孝顺，丈夫精心照顾，这让妈妈保持了一个好的状态。

在治疗第一阶段，也就是一开始吃靶向药治疗的6年间，爸爸一直在为妈妈做饭，特别注重营养和蛋白质的补充——鱼和虾这样的高蛋白食物经常做，偶尔还会煲排骨汤给妈妈喝。在6年的治疗中妈妈还重了几斤。除了补充营养之外，爸爸还会督促妈妈进行锻炼，爸爸认为只有身体状态好，才有力气去对抗疾病。

为了增强妈妈的体质，爸爸每天晚上都带妈妈去散步。散步过程中，他们会聊一聊过去的事情，互相鼓励。在爸爸的精心照顾下，妈妈的状态一直很好。后来化疗时妈妈胃口不是很好，爸爸变着花样地给妈妈做吃的，很注重蛋白质的补充，持续给妈妈吃蛋白粉，提高免疫力。虽然化疗期间妈妈一直在家人面前表现得很乐观，但多少还是会有一些消极情绪，爸爸就会花很多时间陪伴妈妈。虽然生病受罪的是妈妈，但妈妈生病的每一天爸爸都不曾放松过。就这样，他们互相作为彼此的精神寄托，渡过了一个个难关。

社会也给了我们很多帮助。在服用靶向药的过程中，听说中华慈善总会有赠药政策，我就提出了申请。通过后，我们家在这款药上的费用减免了很多。真心感谢中华慈善总会的帮助，不仅仅给我和家人带来了更多希望，也为许多癌症患者送去了温暖。

■ 争取触碰奇迹

在妈妈的治疗过程中，我感受到了中国医疗和科技的不断进步，也为自己能够生活在这样一个时代而感到庆幸。如果妈妈生病更早一些的话，可能就没有治愈的机会，而现在妈妈已经坚持了8年，我们也会在这条道路上继续走下去。

在经济能力允许的情况下，我和妹妹为妈妈提供了最好的治疗，这既是为了不给自己和父母留下遗憾，也是为了能够与妈妈再多走一段路。广东省人民医院的医生为我们提供了很好的医疗和服务，让我们这样一个陷入绝境的家庭又充满了欢声笑语。随着国家的日益强大和科技的不断发展，国家更加注重民生，也为治病制定了很多政策，提供了一些补助。治疗癌症逐渐不再需要"天价"医疗费，很多以前迫于经济压力放弃治疗的人如今都能接受好的治疗。相信不远的将来，医疗加速进步，癌症的治愈不再是梦想，而是现实。

妈妈用坚强书写了自己的精彩人生，爸爸用耐心和细心陪伴着妈妈，我

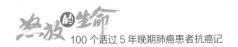

和妹妹则用力所能及的努力为妈妈寻找好的医疗资源，创造好的条件——我们一家人都在为抗击癌症不断努力。如今，我们离奇迹越来越近，希望有一天妈妈可以真的痊愈，触碰到这个奇迹。

医学聚焦

被诊断为肺癌晚期是不幸的，但可以使用靶向药又是幸运的。部分靶向药物进入医保药品目录，对肺癌患者又是一大福音。即使靶向药物最终耐药了，仍然有下一代的靶向药、化疗及免疫药进行针对性抗肿瘤治疗，使患者实现更长时间的生存。

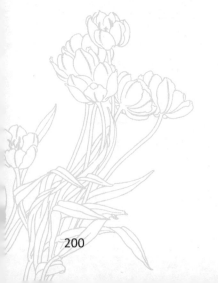

爱在深秋

【患者档案】苏秋爱　女　72岁　肺腺癌6年
【被采访人】儿子
【治疗单位】广东省人民医院

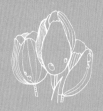

　　我的母亲叫苏秋爱、我的父亲叫黄锦权。他们结婚43年了。在我的心目中，他们是我的英雄。

　　近半个世纪以来，他们共同经历过对越自卫反击战、肺癌、前列腺癌和脑卒中等磨难，但我从未看到他们的脸上出现过一丝愁容。

　　看他们相濡以沫走到今天，我忽然明白了母亲名字里的深意——爱在深秋。

■ 爱遇隆冬：复查胃病却发现肺癌

　　母亲18年前做过胃部手术，因此养成了定期到医院复查的习惯。2015年，母亲总觉得胸口不舒服，去广州复查胃病时就顺便问了医生，没想到发现患了肺癌。

　　母亲身体一直很好——即使确诊了肺癌，她也可以骑自行车到处跑。全家人都对母亲患癌感到不可思议，有些无法接受。

　　向来乐观的母亲却没有被打倒。她笑呵呵地对我们说："人老了就会生病，再自然不过了。生病就生病，能吃得起药就吃，吃药有效就治，治不好也没事。只要生在哪里、死在哪里就好。"

我们先在广州一家大医院开了中药。母亲吃了一段时间药，感觉效果不太好，又了解到药方有几味药有肝毒性，就没有再吃。母亲回到潮州治疗，在朋友介绍下，我们给母亲找了一位私人医生，又吃了一段时间中药。

就这样过了3年多，母亲又开始不舒服。再次复查，发现肿瘤又开始长大，还发现了转移。

在妹妹的坚持下，我们来到了广东省人民医院找杨主任治疗。幸运的是，经基因检测阳性，可以开始服用靶向药。

母亲的病情很快得到控制。得知我们家庭困难，杨主任帮我们申请到了慈善赠药。第一代靶向药吃了3年多才出现耐药性，然后换第二代靶向药维持到现在。

由于老家医院没有靶向药，我们每个月要去一次广州开药。每次到广州，父亲都坚持陪着母亲。看着他们互相搀扶着走去车站，我忽然发现，从几十年前守护祖国，到现在守护家庭，父亲母亲一直是这样互相支持着。

■ 爱忆初春：军属们的定心丸

我小时候很少见到父亲。当我好奇地问母亲为什么的时候，她告诉我："爸爸是保卫祖国的英雄。"

后来我才知道，父亲是一名通信兵，冒着枪林弹雨的危险在战场中通过无线电传递宝贵的情报。

我5岁那年，对越自卫反击战爆发。父亲跟随的是第一批奔赴前线的队伍，也是最晚回来的那一批。

现在我对当年的记忆比较模糊，只记得身边人都对母亲夸赞有加。

他们说，母亲非常坚强，父亲不在身边的日子里，她也没有耽误工作。一次，父亲一名战友的妻子来家里找母亲诉说自己的忧虑，说着说着就哭了起来。母亲对她说，"不用担心，相信党的指挥，我们一定能取得胜利。我们不能哭，要笑着迎接他们回来。"

另一位战友的妹妹听说这件事后，也跑来家里找母亲。原来，战友的妈妈担心孩子有危险，茶饭不思，家里人都很着急，所以请母亲去开解开解。

就这样，母亲被各位军属当成心理医生，成为后方稳定军心的精神支柱。

我问母亲，"您真的不担心爸爸吗？"

母亲回答我："你爷爷说，你爸爸就是一粒钢蛋，命硬着呢！"

其实那场战争远比想象中凶险，有些战士最终没能回来。即使父亲今年已经76岁，只要提及那段子弹擦过耳旁的经历，他都会泣不成声。而每当这时候，母亲就会温柔地安抚他："开心点，老伴！现在日子好起来了！"

母亲就是这样一个人，勤奋、温柔、善解人意，像太阳一样温暖着身边的人。这么多年来，我们一家人很少吵架，一直很和睦。

■ 爱历酷夏：接连遭受重病打击

说起来，这已经不是我们家第一次被大病"光顾"。

早在18年前，母亲就患上了严重的胃溃疡。在小姨的要求下，母亲到广州手术，切掉了三分之二的胃体，扫清了淋巴结。到现在，每年医院还会打电话给小姨询问母亲的近况。

对此父亲很是自责。年轻的时候大家都忙碌，母亲常常吃完饭，放下碗筷就匆匆骑车上班了。他总劝母亲注意休息，但勤劳的母亲总是不听劝。父亲认为母亲的胃病是那时候落下的病根，他想如果他态度再强硬点就好了。

也是因为胃病手术后每年都要去广州复查，我们才得以及时发现母亲肺部的异常。

前几年，父亲得了前列腺癌，当时我们一片慌乱。而这次母亲生病虽然让我们心情低落，但也不至于乱了阵脚。

母亲则像年轻时候一样，安慰身边的病友："没什么好担心的，有病就医，顺其自然。现在医生医术高明、医疗技术也进步了，一切都会好的！"

■ 爱在深秋：相濡以沫，共度晚年

2020年8月26日，我去广州给母亲开药。27日一大早，我接到母亲电话，说昨夜父亲起床，半边身子没有力气了。"这是中风（脑卒中）啊！"我一听万分心急，赶快让母亲打120急救电话送父亲去医院。可惜发病超过5个小时，去了好几家医院，都说已经错过抢救黄金时间，只能保守治疗了。

之后，父亲便卧床不起。

母亲为了减轻我的负担，和我一起照顾卧床的父亲。虽然她看起来还是那么开朗，但只有我发现，这半年多天天熬夜，一直耳聪目明的母亲，竟也成了老花眼。

母亲文化程度不高，以前从未独自出门拿药。但现在必须留一个人在家里照顾父亲，我和母亲只能轮流拿药。她一个72岁的老太太，一个人跑到广州拿药，凭着之前的记忆，她学会了搭公交车、地铁，也学会了叫出租车，到医院拿药、做检查都已经轻车熟路。

就算是这种境遇，母亲依然每天笑呵呵的，从来没有叫过一声苦。

父亲喜欢看电视里的革命故事和国际新闻。他会一边看，一边给母亲讲解。母亲依然像个小女孩，乐呵呵地聆听着。

父亲不愧是坚强的军人，经过半年多的康复训练，现在身体恢复很多了，只是动作还不太灵活。母亲总会让他自己先走几步锻炼锻炼，再走上去

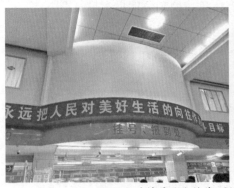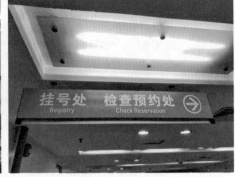

医院的挂号处和检查预约处，我们早已轻车熟路

搀住他。

人生走到深秋，我心目中的两位英雄依然互相依偎、徐徐同行，这就是我所见证的最美的爱情。

医学聚焦

有基因突变的患者可以使用靶向药，但对于普通家庭，经济上无疑会有较大的压力，幸而在国家的强力推进下，越来越多的靶向药进入医保药品目录，昂贵的医药费变得可接受了。毒副作用较小、用药方便、良好地控制肿瘤生长都为患者的全程治疗提供了便利。该患者先后服用了第一代和第三代的 *EGFR* 靶向药物，有效，生存期长，生活质量高。

家人的爱滋养出美丽的生命之花

【患者档案】李小华　女　44岁　肺癌6年
【被采访人】丈夫
【治疗单位】广东省人民医院

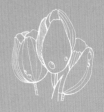

　　李小华是一名深受孩子欢迎的幼儿园老师，像花儿一样美丽。但这朵鲜花却在灿烂花期遭遇了一场暴风雨。这场风雨几乎折断了她的花枝。但倔强且坚强的李小华和家人一起，努力抗击着这场暴风雨，终于迎来了雨后的彩虹。

■ 躲不开病魔，唯有面对

　　身为幼师，李小华经常与孩子在一起，心态很年轻。然而，她在一次教职工常规体检中发现脖子上有一个肿块，被确诊为肺癌Ⅳ期。李小华和丈夫怎么也想不通：平时她作息十分规律，没有什么不良嗜好，每天都开开心心，怎么可能患上癌症，并且一查出来就是晚期？李小华只有38岁，这样的年纪就该做自己喜欢的事情，努力将生活过成自己想要的模样。但现实就是这样，你越是不想接受，生活就越逼着你接受，躲也躲不掉。李小华只能调整好自己的心态，迎接病魔，想尽一切办法去战胜它。

　　李小华和丈夫都不愿就这样向病魔低头。于是，他们几经辗转到了广东省人民医院。在医生的积极治疗和李小华的努力配合下，她的病情一天天好转。

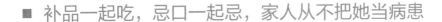

■ 补品一起吃，忌口一起忌，家人从不把她当病患

李小华的丈夫把妻子病情的好转归于全家人的共同努力。在李小华查出癌症晚期之后，他们瞒着父母进行治疗，害怕老人知道后担心。但李小华的父母还是从儿子那里知道了女儿生病的事情。老两口虽然担心离家在外的女儿，但也没有给李小华夫妇任何压力，这也让李小华能够安心治病。

李小华有两个儿子，当时小儿子只有1岁，正是需要父母照顾的时候，但也正是这个充满生机的小生命，让她在黑暗中有了一些光明与欢乐。

李小华的丈夫对一家人的和睦与好心态很是骄傲："不幸降临到我们身上，我们不能怨天尤人。我们家还是和和睦睦，也没把这件事当成很严重的事情，该吃就吃，该喝就喝，该睡就睡。"

李小华虽然身患肺癌，但家里没有人把她当病患看待，还是一如往常。这样的心理暗示让李小华的治疗效果更佳。丈夫和妈妈负责她的后勤保障工作，每天为她做可口的饭菜。但是他们从不特殊对待她，补品大家一起吃，忌口的食物大家一起忌。这让李小华很感动，放下了心理压力。在这个温馨又和睦的家庭的支持下，李小华更加坚定了与病魔斗争的决心。

■ 老板说：钱不是问题

在抗癌的道路上，李小华遇到了许多病友，他们互相分享食疗经验，互相汲取坚持下去的力量。

李小华和丈夫最为感谢的，是为他们提供经济支持的领导。刚开始的治疗费用让李小华和丈夫操了不少心，也曾背负了很大的经济压力。

"就说我们家运气好嘛，我们俩都有个好老板，老板直接跟我们说钱不是问题。"李小华的老板为她负担了两期的医药费，她丈夫的老板也慷慨地表示："10万元以内都可以借给你们治疗！"而且提拔了李小华的丈夫，薪资待遇有了提升，基本解决了经济问题，工作环境相对之前也好了一些。上帝为你关上一扇门的同时，会为你打开一扇窗——李小华夫妇觉得自己太幸运了。

经济上的问题得到了彻底解决，还要感谢社会援助和国家医保。他们先是争取到红十字会的帮助，一个月七八万元的费用全都免了。后来李小华用的药物进了国家医保药品目录，自费部分也能报销了。现在他们不用特别担心经济方面的问题，也把之前的债务逐渐还清了，生活越来越好。

经济保障是治疗的关键，但高超的医术更是可遇而不可求的。从确诊

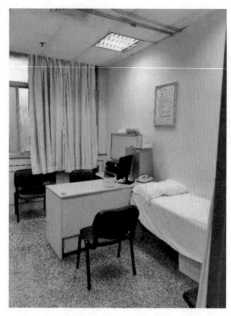

李小华曾在这里接受医生的悉心治疗

到如今，已经6年，专家们不断更新治疗方案，每完成1个周期的治疗之后都会与家属和患者沟通目前的情况。这让他们感到心安。

现在的李小华一家，对未来充满了希望。他们一家人每年都会定一个目标，然后全家人一齐朝这个目标不断努力。被家人的爱滋养着，面对命运的挑战，李小华更加无所畏惧，生命之花盛放得更加美丽。

医学聚焦

ALK融合基因阳性晚期肺腺癌（脑转移）患者，一线使用第一代靶向药物克唑替尼（后来获得了援助，免费用药），有效至今，得益于国家肿瘤药物慈善赠药计划获得免费赠药，经济负担明显减轻，生活质量好。

为了家人，他抓住了5%的生存机会

【患者档案】杜永进　男　52岁　小细胞肺癌6年
【被采访人】本人
【治疗单位】广东省人民医院

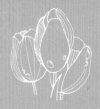

倘若有一天，疾病突然按响了你身体的门铃，从此伴随你的将是无休止的痛苦和折磨。你将如何抉择？是怨天尤人，从此对生活没了指望而深陷迷茫，还是活在当下，于黑暗中辟出一片光明？

浙江丽水，一座风景秀丽、依山傍水的城市，素有"鱼米之乡"之称。杜永进和他的家人，是丽水的一户普通人家。2015年的某天，杜永进被诊断出患有小细胞肺癌。突如其来的不幸，给这个家庭带来了巨大的打击。而杜永进也从这时候开始，踏上了漫长而艰辛的化疗之路。尽管如此，杜永进仍旧克服了种种困难，在这条治疗之路上一直坚定地走下去，成功地让仅5%的生命奇迹发生在了自己身上。

■ 多难家庭再遭厄运

患病以前，杜永进和家人住在离老家千里之遥的东莞市。2015年，杜永进的身体开始出现不适症状，总是从白天到黑夜持续性咳嗽。起初他并没有将它放在心上，以为只是普通的感冒咳嗽，便自行去药店买药服用。吃了很多药，杜永进的咳嗽症状没有得到丝毫缓解，这让杜永进和家人百思不得其

209

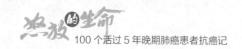
解，逐渐陷入焦虑。最后，家人决定陪同他到医院检查。

在东莞一家镇级医院，医生拍片发现，杜永进的肺部有炎症。医生给他开了一些消炎药，嘱咐他服药后再来医院进行一次CT检查。可CT检查结果依旧不容乐观。杜永进焦灼的等待只换来了医生这样的建议："请您去广东省人民医院治疗，那里有肺癌研究所。我们这里对您的情况恐怕无能为力。"

医生的话让杜永进和家人一下子泄了气，这背后的暗示谁也不敢戳破。杜永进不沾烟酒——在大众的认知里，与肺癌存在密切关系的似乎就是抽烟、喝酒这样的不良嗜好。肺癌对他来说，就像是遥远的星际，他怎么也没有想到，自己有一天会触碰到那道边际。

杜永进不禁唏嘘命运对他如此不公。"我现在只有一个女儿，还在上高中。我们原本还有一个儿子的，但他在很小的时候因为溺水去世了。"提起溺水身亡的儿子，杜永进的眼中闪过一道泪光。丧子之痛在时间的沉淀下，已经成为这个家庭不能碰触的一道伤疤，而如今家中顶梁柱身患肺癌，无疑是在这道伤疤上又狠狠地剜了一刀。

■ 即使身陷痛苦深渊，也要争当那5%

确诊之后，杜永进决定和家人回到老家丽水生活。一段时间过后，杜永进再次到医院进行检查，得知他体内的癌细胞已经在逐步扩散。为了得到更准确的诊断结果，杜永进和家人特地来到广东省人民医院进行复查，诊断结果是小细胞肺癌。

这种肺癌增殖速度很快，疾病的进展凶险万分，活过5年的概率不到5%。

"有的医生说我的病能治好，有的医生却说不太乐观。"杜永进感到手足无措。病情似乎走入了死胡同，这给他造成了极大的困扰。癌症虽然难以治愈，却并不等于没有任何康复的机会，对癌症患者来说，最大的挑战是如何战胜自己的心魔。现在的杜永进，正在迎接着巨大的心理挑战，迷茫、痛苦、恐惧像巨大的魔爪，紧紧地扼住了杜永进，让他喘不过气来，似乎下一秒他就要离开人世了。

杜永进不是没有想过放弃治疗，可一想到受累的妻子和正在念书的女儿，他的内心就备受煎熬。"我走了，就是对不起孩子，对不起妻子，所以我要坚强。"他说。为了妻子和孩子，他选择了接受治疗。杜永进相信，他就在那5%的可能里。

在进行了心理建设后，杜永进开始接受初步的化疗和放疗。这并不轻松，在放射线的照射下，杜永进胸口的皮肤都黑了。"治疗最痛苦的时候我真的想放弃，但一想到我的女儿和妻子，我就又有了动力，咬咬牙坚持着挺过去了。"

他的家人看在眼里，疼在心里，却又不敢在杜永进面前显露半分。她们害怕杜永进看到之后心里会产生更大的负担，因此，她们在他看不到的角落里偷偷抹眼泪。

可即使隐藏得再好，也被杜永进探寻到了蛛丝马迹。"其实我都知道，她们虽然不表现出来，但是心里肯定比我还要害怕。我常常看到妻子背着我偷偷哭，我想去安慰她，却不敢。她在所有人面前都表现得很坚强，我很心疼她，她付出得太多了。"

■ 妻子说：结为夫妻，就要风雨同舟

女儿上学需要钱，治病更需要钱，经济问题让这个家庭雪上加霜，"真的病不起。"身为家中的顶梁柱，杜永进十分自责。

但妻子从未埋怨他。"结为夫妻，就要风雨同舟。"她说，"两个人的生命就息息相关，紧紧地绑在一起了。"

现在，杜永进全家都在丽水生活。妻子在电器城做饭，杜永进则在一所学校当保安。回想起当时的求职经过，杜永进泛起阵阵心酸："学校领导很关照我。因为肺癌，我无法办理健康证，是校领导亲自打电话给保安公司，

指明要我做保安，我才能得到这份工作。如果不是他们，我连保安公司都无法入职。"生活中，癌症患者遭遇歧视，被区别对待的现象屡见不鲜，而校领导的大力相助让杜永进的心中充满感恩。

业余时间，夫妻俩会在家里的小院里种些蔬菜水果。一方面可以帮助杜永进加强营养；另一方面，收获自己的劳动成果，也给杜永进带来一种丰收的希冀。

尽管艰难，但杜永进始终坚持靠自己治病，从不麻烦别人。日子一天又一天地过去，不知不觉，距他被确诊小细胞肺癌已经超过5年，他做到了——他的身体状况有了不小的起色，他成功地把握住了那5%的生机。"现在多活一天赚一天。希望我的病不要再复发，让我多陪陪我的老婆和女儿。"

我们无法拒绝命运带来的种种不幸，但在这个世界上，除了不幸外，还有爱。"不管发生什么，你都不是孤军奋战，你的身后还有许许多多爱你的人，甚至比你自己还要爱你。"这是杜永进此时最切身的感受。

医学聚焦

小细胞肺癌给我们的印象是进展较快，比较凶险，容易出现复发和转移。但小细胞肺癌对于化疗是非常敏感的，极早期的小细胞肺癌，甚至可通过全身化疗达到治愈。对于肿瘤负荷严重的局部晚期小细胞肺癌，像杜永进这样的，通过化疗加以局部治疗，仍然可能获得相对较长的生存时间。

妈妈确诊肺癌后，女儿为她写下7年重生故事

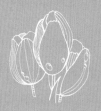

【患者档案】马女士　女　64岁　肺腺癌7年
【被采访人】女儿
【治疗单位】中山大学附属肿瘤医院、广东省人民医院

　　"准备办理入院化疗啦！老妈必胜，顺利！顺利！刚好4年前的今日在中山大学附属肿瘤医院出院，时间真是如此凑巧，也就是说老妈刚满4岁。"

　　这是马女士的女儿2018年8月在朋友圈写的一段话，她把妈妈确诊为肺腺癌那一天作为妈妈的重生之日，每一年都会写下一段感言，庆祝妈妈在抗癌之路又顺利度过了一年。

　　以下，是女儿为妈妈写下的抗癌故事。

■ 妈妈抗癌第7年，也是老爸去天堂的第13年

　　爸爸40多岁时被确诊为甲状腺癌，痊愈后又在2007年得了小细胞肺癌。一年后的一个冬夜，我亲眼看着他离开了我们。他确诊时，我刚上大学，对于癌症，一无所知。

　　2014年6月，妈妈因为常年咳嗽，去医院行CT检查，发现有些结节，怀疑是肿瘤。当时我刚休完产假，复工几天。正当我在单位准备午休，听到电话那头妈妈告诉我："肿瘤已经很大了。"我整个人如坠冰窖，久久无法平静，当年爸爸因为癌症离世的阴影席卷而来。

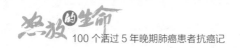

我一下子说不出话，妈妈反而安慰着我："其实2009年时我就有预感，当时你爸爸治疗的时候，我从医生那里知道，有毛刺的结节一般都是恶性的。只是医生一天不说，我就当作不知道。"

■ 手术梦碎换靶向药，妈妈感恩还活着

2014年7月，我开始焦急地寻求身边朋友的帮助，有朋友帮我把报告片子拿给专科教授过目，医生建议当面面诊。于是，我们决定从湛江到广州的中山大学附属肿瘤医院就医。2014年8月初，PET-CT结果显示妈妈只有一个孤立的病灶，主诊医生建议手术切除。同年8月4日这天，妈妈被推进了手术室行胸腔镜手术。手术中发现妈妈的胸膜及肺表面有多发白色结节，考虑胸膜播散，无法切除。原计划通过手术切除根治的梦破碎了。我与妈妈开启了漫长抗癌治疗之路。

从手术室出来，麻醉清醒后，妈妈一直误以为肿瘤已经切除了，心情变得很好。我们不敢破坏她的好心情，低头不语。直到后来，她正式开始使用靶向药治疗，翻看病例时才知道真相。靶向药治疗让妈妈的身体慢慢恢复回来。

妈妈非常乐观，她不仅定期复诊，还每天买菜、做饭、带外孙，晚上参与社区的广场舞，旁人根本不会把她和重疾患者联系到一块儿。她的积极乐观常常鼓舞着我：这样的一个生命体，怎么可能轻易被疾病打倒呢？

2016年3月，服用靶向药后的第19个月，妈妈的主病灶开始增大——很不幸，耐药现象出现了。根据靶向药赠药方的要求，这种情况不能发药。断断续续换药治疗，2017—2019年间，妈妈跨越了治疗过程中的重重阻碍，勇敢的她感叹："感恩还活着！"

> 妈妈三岁整了！只愿一直如此，此生一直如此我就满足。时间飞逝，就如昨天，三年前手术中途，呼唤我妈妈的名字，颤抖站在手术室门前，主治和助手轻依靠门，跟我说的话我都记得很清楚。
>
> 2017年8月6日 11:48　删除

女儿为妈妈写的年度感言

■ 可恨的肿瘤君，我奉陪到底

妈妈患病的这些年，我从象牙塔里的小公主，逐渐褪去了稚嫩与天真，丰满了羽翼，扛起了妈妈的天，也成了妈妈最坚实的后盾。

癌症的治疗费用应该是大部分癌症患者家庭遇到的一个大问题。一开始，靶向药还没纳入医保药品目录，每个月要12 700元，吃6个月后才有慈善赠药。在她确诊后的第二个月，我就毅然卖掉了房子，准备支撑接下来的抗癌路。

每个月，从湛江到广州领赠药的路途，记忆犹新。为了不让妈妈太辛苦，除了每两个月复查CT我陪着她一起去以外，其余都是我代她去的。主诊医生的出诊时间是每周的周二和周四，因为周二是普通号，周四是300元一次的专家号，所以我一直只挂周二的号。刚开始的那两个月，我是周一下午出发的，抵达后需要住一晚酒店，这样折腾下来费用很高，还得请假两天。为了少请一天假，也为了节省住宿费用，后来我就改为周一晚上下班后坐卧铺火车，早上七点多直接去医院，再坐下午四点、车程六七个小时的大巴赶回湛江——一天往返广州与湛江。也有例外的时候，譬如抢不到号的日子，加号后往往要到下午五六点才能复诊，这时就只能坐晚上七点的车，凌晨一点多才能到家；又譬如碰上妈妈很不舒服，我就马上坐车去广州，好几次都是早上五点就在中山大学附属肿瘤医院门口等了。

陪伴她治疗，也让我从肺癌知识的"小白"逐渐进阶为抗癌达人。为了能与医生更好地沟通，我从一个不懂基因代号、不懂医学术语的门外汉，到现在能听懂PR、CR、SD，了解副作用的处理，等等。妈妈的每个主治医生都对我们印象非常深刻，每次复诊我都会用表格梳理出妈妈患病以来所有的治疗方案和效果，详细至每次用药的时间节点、主病灶的大小等信息，用文件袋装着。几年下来，病历资料整整齐齐。

这些年，我独自一人带着妈妈抗癌，"一个人活成了一支队伍"，后勤补给、前线陪同战斗皆为我一人。但在这段漫漫征途中，我竟收获了弥足珍

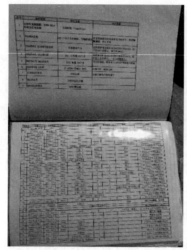
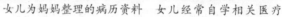
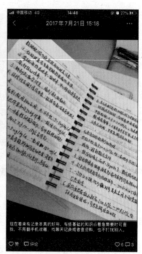

女儿为妈妈整理的病历资料　女儿经常自学相关医疗书籍，并抄写记录重点知识

贵的"圈中情"。我从各种社交平台认识了一群素未谋面的好友，一起为后续治疗进行病情探讨，也为副作用处理而出谋划策。他们来自大江南北，都是抗癌大军中的患者或家属，萍水相逢的我们竟因为对抗疾病成了生死之交，他们的热心与韧劲也成了我奔跑的助推器。我暗暗下了决心，就争这一口气，可恶的肿瘤君，无论多难，这场战斗我奉陪到底！

■ 对比爸爸，妈妈的抗癌之路好走多了

医学在进步，医保制度也在完善，对比爸爸，妈妈享受到的医疗技术好太多了。

记得刚确诊时，爸爸就让哥哥把他的CT片子带到医院，医生们看了后大多回复："没有好的办法了。"回来我们还讨论曾在刊物上看到过的"分子靶向"，那时也不知道从哪里可以着手了解。没想到，妈妈确诊后真的就用上了，而且靶向治疗的生活质量这么好。在靶向治疗的近4年里，妈妈除了偶

尔腹泻外无太大的副作用，2018年以前每晚都还跳广场舞，这几年身体差了就没跳了，但偶尔也会参加同学聚会、唱歌或旅游。

原来我们家的经济条件挺好的，算是小康水平。但因为爸爸生病，没有商业保险，医保保障力也没现在好，所以就"一夜返贫"了。记得当年妈妈做心脏支架手术要10 000多元，随着2021年这一项目纳入医保，现手术费降到了700多元，真的是造福了人民。作为患者家属，我是打从心底感激国家的医改，同时也一直关注医疗方面的信息。

■ 我在闹，您在笑，这般岁月静好已足矣

其实我是"癌三代"，我的奶奶、外婆也罹患癌症。受亲人患癌影响，我对于自己的健康也是很焦虑的，会定期检查身体，也会购买商业保险。妈妈日常状态很乐观，她从来都不把自己当成患者，很喜欢与别人分享她抗癌的心路历程。无论是门诊看病还是住院治疗，她都会主动和病友分享她吃了什么、做了什么。即使是疾病进展期，她也想参加同学聚会，咳得厉害，就吃强力止咳药。从确诊开始，她就认为每一天都是赚来的，只要每一天醒来都能看到太阳，便足矣。

到2021年8月，妈妈便"7岁"了。这近7年光景，我既有悲伤又有欢乐，五味杂陈。心情随着妈妈的病情好坏而上下起伏。不能手术、耐药、咳得睡不着、脑转移……每一次病情进展都让我辗转难眠。但每一次柳暗花明时，我又因为陪伴妈妈逃离死神阴影而激动不已，感谢每一次的绝处逢生。2021年春节，妈妈尝试了新的靶向药方案。最新的复查结果竟然收获奇迹，肺部、脑部的肿瘤皆有缩小！努力想要活

我妈妈快五岁了，也是老爸去天堂的第十一年。忽然有很多心情想分享，这段经历让一直成长，很感恩我每天回到家还能唤一声妈妈，也只有圈中人才知道，五年多么弥足珍贵，而我和我妈是有多努力活着。卖过房子，求过医生，倔强不众筹不打扰大家；为了熬加薪，没日没夜加班；为了省年假陪老妈住院，去异地找医生务必当天坐13小时以上的车程来回，第二天照常上班。悲伤、失落、痛苦、喜悦、五味杂陈，我，就争这一口气，这场战奉陪到底！

记得妈妈以前安慰我说，老爸的病熬过了五年就好了。我也想用这句话鼓励我妈，争取再努力一把，庆祝她的64岁生日。

昨日被一位大姐拉黑，只因为我"不好学，不努力"，我接受她对我的指正批评，但不接受她对我努力的否定。真的，不求善待，也请嘴下留情，因为你永远不知道我的故事。

（PS：当然，虽说五年经历是珍贵的财富，但此生若有重来的机会，我并不想再经历以上。我也想，当爸妈的小公主。）

女儿为妈妈写的年度感言

下去的妈妈再一次获得了转机。

漫漫抗癌路上，感谢遇到的每一位医术医德皆全的好医生：中山大学附属肿瘤医院的王医生、广东省人民医院的杨医生、广东医科大学附属医院的李医生、湛江市中心人民医院的吴医生和郑医生等。每次复诊，他们都会鼓励妈妈："挺好的！""你真的很勇敢！"这些暖心的话，都让我们如沐春风，得到了心灵上的抚慰。

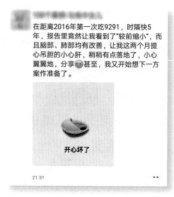

在距离2016年第一次吃9291，时隔快5年，报告里竟然让我看到了"较前缩小"，而且脑部、肺部均有改善，让我这两个月提心吊胆的小心肝，稍稍有点落地了，小心翼翼地，分享😊甚至，我又开始想下一方案作准备了😊

开心坏了

21:31

2021年，女儿在朋友圈记录妈妈抗癌路上的"小确幸"

陪伴妈妈抗癌的这段经历让我迅速成长，很感恩现在每天回到家还能唤一声"妈妈"。看着她在家含饴弄孙，听着她洗澡时放声高歌，我竟有恍然如梦的感觉。愿岁月一直如此静好，也愿每一个癌症患者的家庭治疗顺遂、平安喜乐！

医学聚焦

如今，驱动基因阳性肺癌的治疗成为肿瘤精准治疗的典范，针对性的靶向治疗使这类晚期肺癌成了慢性病。患者被诊断为肺癌胸膜转移，靶向治疗取得较好疗效，虽然病程中出现耐药、进展、脑转移等情况，但通过多线靶向治疗和积极的局部治疗包括手术、介入等治疗，使患者获得至今7年的生存。

"病在我身，痛在他心"
——暖心丈夫9年高质量陪伴

【患者档案】李桂　女　56岁　肺腺癌9年
【被采访人】本人
【治疗单位】中山大学附属肿瘤医院

■ 面对高昂的费用，丈夫没有一丝犹豫，"用最好的！"

2012年夏天，李桂出现咳嗽不止的情况。严重的时候，她每晚躺下就会开始咳嗽。她尝试了各种止咳的方法，但是效果并不明显。"心大"的她只当是普通的感冒，没有理会。后来，她的咳嗽越来越严重，白天也开始咳个不停。

2013年底，李桂咳嗽的症状越来越失控，她才开始意识到问题的严重。丈夫带着她辗转多家医院检查，却一直没检查出病因。抗生素、中药多管齐下，也未能遏制住她日益严重的咳嗽。

"第一次住院的时候没查出病因，我心里就有预感，不会是小病。"李桂说。直到第二次前往医院，经过仔细的支气管镜检查，医生沉重地告诉李桂，她患上的是肺腺癌。"听到确诊结果，我没觉得意外。横竖不过是个病，跟普通的发烧、感冒没两样，区别不过是治疗更为复杂罢了。"

李桂很快就接受了这个事实。确诊后第二天，李桂的丈夫就带着她来到了中山大学附属肿瘤医院就医。

刚开始治疗的时候，夫妇俩正面临经商的挫败，家里虽说不上拮据，但也不如从前宽裕。面对高昂的治疗费用，丈夫却没有丝毫犹豫——哪怕是借钱、

219

卖车卖房，他也坚决支持李桂治疗，并鼓励她从容面对这场意外。

李桂向来对金钱看得很淡，但手术后的那份费用清单让她心生愧疚，寻思着能否用低价药物进行化疗，减少家里的支出。丈夫却告诉她，用药恰当才重要，不必为了省钱特意找便宜的。"他就是怕我难受，什么都要用最好的。"李桂说。

李桂患病后，都是丈夫为她打理一切，看医生预约、挂号、拿病历……"他其实很细心，做完手术后那半年，每次洗完澡他都会马上帮我吹干头发，还经常煲汤给我补身体，把我捧在手心里宠着。"

■ 两个肿瘤都是晚期，她却说"一个也是治，两个也是治"

抗癌路上并不平坦。2016年8月，熟悉的咳嗽又来了。李桂心生警惕，到医院检查后得知：癌细胞双肺转移。这消息让李桂的丈夫备受打击，她本人却是淡定如初——"病在我身上，但压力都在他身上。"所幸，经过基因检测发现ALK阳性，自2016年11月开始服用靶向药以来，李桂的病情得到了有效控制。

抗癌9年，李桂的心态从未发生变化。她喜欢旅行，早期的手术过后，丈夫曾带着她去山东游玩了一趟。"世界那么大，不到处走走，怎么对得起自己在这世间走一遭。"在李桂看来，生命就跟旅行一样，走一圈后总要回到出发点，不过是早晚的问题，只要途中不辜负每一段风光，便是最精彩的人生。抱着这样的信念，她像从前一般充实地度过每一天，累的时候就睡，精神好的时候就找朋友一起走走逛逛。由于身体不如从前，如今她已经很少再外出旅游，但这并未让她有多沮丧——她知道，对抗这种疾病，心态很重要。

一波未平，一波又起。2020年11月，李桂出现腹痛现象，检查发现她得了第二个肿瘤——结肠癌。李桂对自己的坏运气深感诧异，一度情绪低落。

不过，她很快就振作了起来，"一个也是治，两个也是治。"她对自己说。她很快在当月接受了手术切除，可惜肠癌已转移至肝脏，也是晚期。

"即使两个肿瘤都是晚期，也不要绝望，不要轻易放弃。"医生劝慰她说，"肠癌肝转移在科学的治疗下是有痊愈的可能性的。"

医生的一席话鼓舞了李桂，她说："每次住院，我的兄弟姐妹、侄子侄女都从大老远过来看我，把病房堵得满满的，知道我们手头拮据，还给我们钱。我丈夫就更不用说了，如果我放弃，怎么对得起他？我做好了心理准备，其他的听医生的安排就好。"

李桂深知，生活中的好与坏或许无法选择，前景也是未知，但至少如今她还活着，有亲人的关怀，有丈夫不离不弃的悉心照顾。漫漫抗癌路上，这些温情使她从未感到孤独，时刻充满力量。

医学聚焦

双原发癌甚至多原发癌的治疗应该根据每种原发癌的具体分期、是否转移、转移部位等情况判断轻重缓急，再结合每个患者的个体情况和体质状况制定综合治疗和个体化治疗的策略。多学科的会诊，适时的局部治疗包括手术结合有序积极的药物治疗，依然能够获得较好的疗效。

曾想一走了之，医生和家人的温暖让我重遇光明

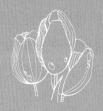

【患者档案】谢小华　女　62岁　肺腺癌6年
【被采访人】本人
【治疗单位】中山大学附属肿瘤医院

我的生活虽然忙忙碌碌，但平凡而幸福。我是一名普通的银行员工，努力工作、照顾长辈和孩子。我一直以为这样的日子会长久延续下去，直到2014年一场打击的到来——我仿佛被折断了臂膀。

■ 接连患癌欲轻生，医生的出现让我安心

2014年的时候，绝经一年多的我突然发现来了"月经"，于是我前往医院进行检查。结果，我被医生告知患了子宫内膜癌。幸运的是发现较早，可以手术切除。我选择了手术，虽然失去了子宫，但总算保住了性命。

原本以为子宫内膜癌就是自己遭遇的最惨的事情，但是命运显然没这么安排。在2015年的复查中，我被检查出肿瘤指标偏高。我去医院进行了更详细的检查，没想到确诊出第二种癌症——肺腺癌。我好不容易平静下来的生活又被打乱了。

在医生的建议下，我接受了右上肺切除术。手术中，医生发现我的肿瘤已经转移到胸膜，建议我进行术后辅助治疗。

转移，就意味着是晚期。我大哭了一场，产生了放弃治疗的念头。有时

候我在病房里睡不着，望着窗外，想着不如一走了之。正当我绝望的时候，我幸运地遇到了中山大学附属肿瘤医院的陈教授。

第一次见陈教授，我就觉得和她非常投缘。每次和陈教授谈话都会让我十分安心，觉得自己又充满了和病魔斗争的力量。在治疗中，陈教授积极帮助我，没让我花任何冤枉钱，还取得了很好的效果；在生活中，陈教授也总是在安慰、鼓励我。我每次复查都十分紧张，但见到陈教授又瞬间安下心来，也不害怕有不好的结果。

■ 在绝境中开拓生路

在陈教授的耐心开导下，我更加有信心，不再想轻生的事。随着医疗技术的不断进步，治疗癌症的药物越来越多，我相信，只要自己坚持下去，情况一定会变得越来越好。

陈教授让我先接受4个周期化疗，又让我做了基因检测，发现了*EGFR*突变。陈教授于是让我开始服用第一代靶向药治疗。

靶向治疗也有很多不可避免的副作用，腹泻、皮疹、甲沟炎接踵而来。但靶向药治疗效果较好，副作用也是可以忍受的，很长一段时间我的病情都没有进展，吃了3年才出现耐药。耐药后，陈教授又指导我换成第三代靶向药，遗憾的是，这次治疗了大半年就耐药了。

第三代靶向药出现耐药，对一般人而言就等于无靶向药可用了。但陈教授没有放弃我，她让我不要太过焦虑："有很多办法来治病。"没有亲身经历过的人不一定知道，处在绝境中的患者听到医生这样一句话，会顿时充满希望和斗志。

陈教授没有食言。分析了我的病情后，她建议我重新进行肺穿刺活检，看看有没有新的靶点出现。

多亏了陈教授，硬是为我从绝境中开拓出一条路来。经过动态基因检测，很幸运地发现了*ALK*靶点，而这个靶点刚好有特效靶向药可以治疗。陈教授让我接受联合靶向药治疗，到现在都控制得很好，我成为了一个晚期癌症成功活过5年的典范。

■ 我有一个全世界最好的先生

在6年的抗癌过程中，我从来都不是孤身一人，家人的陪伴、朋友的鼓励、医生的关心，都陪着我走了很长的路程。

我总是说，"我有一个全世界最好的先生！"6年里，无论是炎热的夏天还是寒冷的冬天，先生都会陪我去医院做每两个月一次的复查。CT检查和等待的过程很漫长，先生从来不会催促或抱怨，一直默默地陪我等待。有时候空调太冷了，先生看我抱着手取暖，就会默默地把自己的外套脱下来给我披上。我因为脚痛，平时根本不敢穿袜子出门，否则血迹沾上又干了就会特别痛。先生就会在我冷的时候把袜子脱给我穿。他总是能注意到很多细节，把我保护得很好。每天的吃药时间，他记得比我还牢，一到时间就端水拿药，连闹钟都不用。有时候我害怕吃药、不想吃药，他会像哄小孩子一样哄着我。

不管是在火车上、医院里还是在日常生活中，见到我们的人都会夸我先生。我把先生称之为老天为我打开的另一扇窗，有这样一个人人夸赞的先生，是我最大的福气。他让我明白，我也是家里的主心骨，家里需要我，我不可以轻易放弃。我不知道能为先生做些什么，要报答他，就尽可能地再多一些陪伴吧！

在"多陪伴先生一段时间"这个信念的支撑下，我觉得疾病也没那么可怕了。虽然先生这个人嘴笨，不会说什么鼓励的话，但是他的实际行动就是最动听的语言。

除了先生外，其他家人也十分关照我。儿子和儿媳一到周末就带孙子回来看我。我刚生病时，孙子才一岁多，现在长大了，每次来都要拉着我的手，给我讲班上好玩的事情。在我笑得合不拢嘴的时候，又会给我端一杯水来喝。学校里的同学给他好吃的，他总要揣回来给我尝一口。他眨巴着大眼睛，仰起头叫我"奶奶"的样子，总让我觉得心里暖暖的。有这么可爱的孙子在身边，我觉得自己的病好了不少。

我曾经的单位和同事也给了我很多帮助。因为生病，我已经退休很多年了，但原来的单位还是会按照政策定期给一些慰问金，能报销的费用也尽量报销。我十分感谢公司为我做的这些。

我并不是一个乐观的人，也曾多次绝望甚至想要轻生，但有幸遇到陈教授，再加上身边亲戚朋友的鼓励，我重新燃起了生的希望，那个曾经站在医院窗户前的绝望患者变得勇敢起来。想到有很多人在陪我走这一程路，我相信会挺过困境，遇见光明的。

医学聚焦

对于驱动基因阳性的肺癌患者，靶向治疗耐药是不可避免的一个问题，动态基因检测和针对性的耐药后治疗显得尤为重要。患者为EGFR突变的晚期肺癌患者，在先后口服第一代、第三代EGFR靶向药后，动态基因检测提示出现新的ALK突变靶点，后联合口服针对EGFR及ALK的靶向药再次取得病情控制。靶向药治疗耐药后部分患者可能会出现新的突变靶点，仍有其他靶向治疗的机会。

"我还等着儿子成家，享受三代同堂呢"

【患者档案】娟子　女　53岁　肺腺癌7年
【被采访人】本人
【治疗地址】中山大学附属肿瘤医院

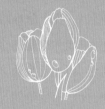

不到50岁就查出癌症，娟子的抗癌之路并不好走，但拥有良好心态的她，从来没有对肿瘤感到恐惧，一家人互相支持、积极治疗，成功控制肿瘤到现在，已逾7年。

■ 大概是携带的家族基因，让病魔选中了她

娟子是广东廉江人，从事出纳工作。家中除了丈夫外，还有一个女儿和两个儿子——一家五口和和睦睦。2014年初，娟子开始出现咳嗽症状，尤其到了晚上就咳个不停。一开始她以为只是普通的感冒，去药店买点止咳、消炎药就作罢。后来久咳不愈，她才去了当地医院做增强CT等检查，确诊了左下肺癌。

那张薄薄的确诊书给娟子一家以沉重的打击。他们知道，娟子的生活很规律，也没有什么不良的嗜好，只是娟子的父亲是因肺癌去世的，难道是携带的家族基因让病魔选中了她？

确诊结果，让一家人原本阳光灿烂的生活刹那间被厚厚的阴霾笼罩。作为"当事人"，娟子的反应却跟家人形成了对比："我觉得人生在世，终究只有一个归宿。"她说，"该来的总会来，不必增加自己的负担，也没必要

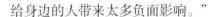

给身边的人带来太多负面影响。"

2014年4月，娟子在当地的医院接受了左肺癌根治手术。出院后，娟子又来到中山大学附属肿瘤医院接受化疗。化疗有一些副作用，但对她而言无足轻重，她顺利完成了4个周期化疗。

好景不长，2016年，娟子在定期复查中发现肺癌双肺转移，所幸经基因检测确认ROS-1阳性，她适合服用靶向药。当时，靶向药定价是5万多元一瓶，对这个不算富裕的普通家庭来说，无疑是一笔巨款。

■ 怀揣着对家人的念想，抗癌路上也有了盼头

巨大的经济负担因此落在了三个子女身上。但家人依然没有想过放弃。

2014年5月娟子开始化疗时，小儿子尚在广州实习，实习期间所得的工资，小儿子一分钱也舍不得花，全拿来给母亲复查、治病。"我的三个小孩都很争气，两个儿子刚刚读完大学就出来工作，肩负起养家的责任，跟姐姐一起同心协力地医治我。"谈及三个子女，娟子语气中是满满的骄傲。

如今，娟子的大女儿早已成家。两个儿子毕业后一起搭档做电商。尽管娟子的病尚未痊愈，但她并不希望别人把自己当作癌症患者，坚持为家人做着力所能及的事情——除了每天早晚散步健身外，她还买菜煮饭，打扫屋子，把家里打理得井井有条，闲暇时间甚至帮两个从事电商的儿子打包发货，全然忘记自己有病在身。就连她从前的同事都表示，从未见过这么开朗的癌症患者。

"我的亲朋好友都在尽心尽力地帮我，我也感觉得到他们都在默默地为我难过，我很感谢他们的心意。"娟子说，"但我自己不难过，也没必要难过，我从来没把它当回事，该吃吃该喝喝该睡睡，还是过得和以前一样好。"

娟子的倔强背后隐藏着作为母亲最深沉的爱意。今年53岁的娟子笑对自己的病情，却担心因自己的病情而影响两个儿子未来择偶。"希望别因为我

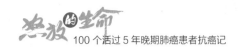

而拖累了两个孩子，我再痛再累也能挺着，唯独没有办法看到自己的孩子不幸福。"她期盼着儿子们能早日成家，自己能享受三代同堂之乐。娟子怀揣着这份念想，抗癌路上有了盼头。

娟子不知道最终是否如愿，但她始终坚信，只要还活着，就有希望。为了这个家庭，她决不放弃。

医学聚焦

随着分子医学的进展和靶向药物的不断涌现，肺癌的治疗已进入到个体化分子靶向治疗的时代。虽然患者接受肺癌根治术后出现双肺转移，但基因检测提示ROS-1融合突变，患者靶向治疗至今，疾病获得长期控制，且生活质量较高。新靶点的靶向药研制正在路上，相信越来越多的患者以后可实现高质量的长期生存。

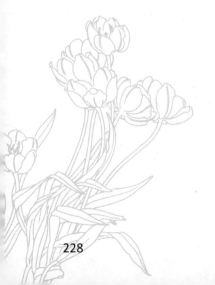

我想陪着孙子长大，一起拍大学毕业照

【患者档案】阿清　女　73岁　肺腺癌8年余
【被采访人】本人
【治疗单位】中山大学附属肿瘤医院

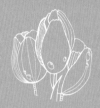

儿媳妇怀孕4个月，即将要当上奶奶的我，却发现自己患上了癌症。

眼见年事已高，生怕成为家人的负担，我一直回避治疗。然而，当我第一次抱起孙子的那一刻，我决定：好好活下去。

我的孙子，开启了我近8年抗癌路上的那道生命之门。

■ 我都这个岁数了，罢了，不治了

2013年初，我65岁。当时胸口出现疼痛，但我以为是上了年纪的原因，这点小病小痛不算什么，也就没当一回事。同年3月，痛感愈加明显。儿子不敢耽误，陪我到医院做了一个检查。结果，一轮检查下来，医生发现，我的肺部有阴影，高度疑似恶性肿瘤，建议我们到中山大学附属肿瘤医院做进一步检查。

我还记得那天正好是"三八"妇女节。儿子带着我辗转来到中山大学附属肿瘤医院。去医院的时候，儿子显得特别不安，我也努力克制自己内心的恐惧。最终结果：肺腺癌晚期。当时却没有人告诉我。

"妈，只是一个小问题，定期复查就可以。"儿子这样跟我解释。我居然也就相信了。可随后的化疗有一些疲倦、呕吐等副作用，让我慢慢察觉到异常。在我的再三追问下，儿子说了实话。

我一时间不知该作出怎样的反应，强作镇定地说："罢了，不治了，我都这个岁数了，没必要花那么多钱连累家人。"说完，我便开始收拾衣服，坚持出院回家。

■ "妈，您不是还要带孙子吗？"

我刚生病那会儿，儿媳妇怀有4个月身孕。刚知道她怀孕时，我们一家还一起讨论了孩子出生后的分工：儿子和儿媳妇负责打拼养家，我负责照顾孙子。一切都规划得井然有序，如今却被这一场病打断了。

"妈，您不是还要带孙子吗？"儿子说，"孩子还有不到半年就出生了，全指望您了。"想起尚未出生的孙子，我忍不住眼泛泪光，迷茫中终于看到了一丝希望，连连点头，说了几声"好"。

为了孙子，我重新回到了中山大学附属肿瘤医院。当时医院正在进行靶向药的临床试验，一旦入选成为试验对象，治疗期间的药物由试验组免费提供，这能在很大程度上减轻我们家里的经济负担。幸运的是，经基因检测确认，我被顺利筛选入组参与试验。更令人欣慰的是，起初的药物加化疗疗效良好，让我的病情得到了有效的控制。

在我确诊6个月后，家里的新成员如期而至。孙子的出生，给家里带来了很多生机，家中多了孩子清脆的嬉闹声和啼哭声。自此，我们的生活迎来了新的曙光。

目前，我一直靠靶向药控制病情，药效显著，身体也慢慢恢复到从前的状态。

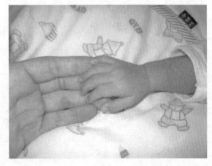

阿清和孙子大手牵小手

■ 孙子蓬勃的生命力让我重拾生的希望

孙子出生后，我把精力都放在了他身上，带娃成了我日常最重要的工作。年幼的孩子对我的病情一无所知，对我笑，在我面前调皮，偶尔哭闹，我也会板起脸吓唬孩子，却从来舍不得说一句重话。孩子就是这样，想笑就笑，想哭就哭，充满生命力。

朝夕相处间，我也被小孙子那蓬勃的生命力感染了，不再是刚得知病情时那个行将就木的患者，一笑一言间都充满了幸福。

如今孙子已经8岁了，体贴我身体不好，常常对我嘘寒问暖，也会做一些力所能及的事。他常和我分享他身边的有趣见闻，鼓励我好好活着，陪他一起去看看这个世界的美好与温暖。随着岁月沉淀，孙子的存在，让我在抗癌路上走得更加坚定。

这些年，我服用靶向药的疗效非常显著。走过8年多的抗癌路，未来我还得继续走下去。我想陪着孙子长大，跟他一起拍大学毕业照，看他成家立业……这样，我的人生也就圆满了。

医学聚焦

靶向治疗已经成为驱动基因阳性的晚期肺癌患者的标准治疗，除了单纯的靶向治疗，与化疗的联合、与其他靶向药物或者抗血管生成药物的联合等都是一线治疗的选择。在分子医学快速发展的今天，追求更加个体化的精准治疗是肿瘤治疗努力的方向。对同样的驱动基因阳性的一类患者，合并突变、伴随突变、肿瘤负荷等都使得治疗面临多种个体化策略。该患者从靶向与化疗的联合用药获得了较长期的肿瘤控制，并且耐受性良好。

能继续服药，就有生存的希望

【患者档案】陈林清　男　64岁　肺腺癌6年
【被采访人】女儿
【治疗单位】中山大学附属肿瘤医院

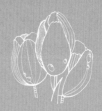

■ 靶向药物治疗维持3年

　　父亲年轻时有抽烟的习惯，偶尔有些胃痛和头痛的小毛病，除此以外，身体一直还算健康。我从未想到，癌症会降临到我父亲身上。

　　2015年秋，父亲58岁。那段时间他经常感觉气喘和心口痛。我们陪他到当地医院检查，最开始，医院没能给出确切的诊断结果，仅仅是建议我们到广州的医院做详细检查。

　　2015年10月，我陪同父亲到了广州的中山大学附属肿瘤医院进行检查，父亲被确诊为肺腺癌晚期。

　　那种感觉没办法形容，很难过，不敢相信这样的事会发生在我家。确诊结果就像突如其来的一拳，把我们一家打蒙了。父亲再过几年就退休了，应该安享晚年，过上悠闲自在的生活。然而命运偏偏给我们开了这样一个大玩笑。父亲本身是一个话比较少的人，但我知道，这个消息对他的打击很大。即使再难过，这终究是既定的事实，大家只好放宽心，时间长了心情也慢慢地平复了。

　　庆幸的是，中山大学附属肿瘤医院当时正在进行临床试验，经基因检测，父亲被筛选入组，免费服用靶向药进行靶向治疗。这种靶向药治疗一直持续了近三年，取得了良好的临床效益，增加了我们一家抗癌的信心。

■ 有药吃，能治疗，就有希望

服用了近3年的靶向药后，由于产生了耐药性，医生表示父亲已不再适合服用该药物，建议我们化疗，我们选择回到肇庆当地接受化疗。但后来因为父亲贫血，不能坚持化疗。

说实话，那段时间全家人心情比较难过，因为不能治疗就等于没了希望，有治疗才有生存的希望。

就在我们不知该如何再去面对这一顽疾时，中山大学附属肿瘤医院的医生建议我们重新做一次基因检测，检测结果竟显示可以继续服药！一家人一直悬着的心这才放下来，因为可以继续吃药就代表父亲的病又有好转的希望。

回想过去，陪父亲走过的抗癌之路不知不觉已经进入第6个年头。当中有我和家人对父亲的时刻守护，也有中山大学附属肿瘤医院的医生提供的专业细心的治疗。

我从小跟父亲的关系就比较好，父亲患病以后我对他的关怀变得更多了。我常常给他鼓励，平时经常回家陪伴在他身边，到医院检查的时候，大多数时候也是我陪着父亲一起去的。

父亲心态很好。开始治疗以后，虽然他的胃口一直不太好，不怎么想吃东西，但还是会勉强自己吃，因为他知道，吃饱了才有力气打败癌细胞。

父亲患病多少给我带来了一些经济上的压力。患病之前，父亲还有劳动能力，但患病之后基本上就是在家休息，没有再工作。虽然参与临床试验期间的药物是免费的，但平时的检查费，以及试验结束后的后期治疗费对家里都是一笔负担。但我知道生命无价，无论当中遇到什么困难，我和家人都从未想过放弃，我希望父亲可以多陪我们一段时间，所以我们会克服眼前的困

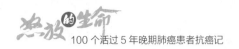

难，乐观地去治疗。

我们陪伴父亲走过了6年的抗癌路，2021年1月做的最新一次检查显示，父亲肺部肿瘤有缩小，这个消息无疑是我们抗癌路上的一支强心针。虽然未来尚不可知，但我坚信，只要我和家人能与父亲一起携手走下去，未来的日子一定会越来越好。这份血浓于水的亲情，也将继续伴我走过往后每一个难忘的日子。

医学聚焦

ALK突变的患者是晚期肺癌患者中的幸运者，许多患者仅口服靶向药就可以获得较长期生存。该患者正是如此，其一线参加靶向药临床试验，单药疾病控制就超过4年，疾病进展后再次行基因检测，二线口服第二代靶向药至今仍生活质量良好。靶向药的不断革新不仅给患者带来治疗的曙光，而且新药临床试验也为患者减轻一大笔经济负担。我们坚信，癌症的治愈大门已经打开，将来更多新药能把癌症彻底控制！

夫妻一人脑梗一人癌症，却活出了爱情最美的模样

【患者档案】叶业　女　70岁　肺腺癌8年
【被采访人】儿子
【治疗单位】佛山市第一人民医院

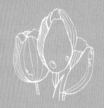

　　叶业与老伴相互扶持走过了大半辈子，也一起克服了许多困难。老伴脑梗时她不离不弃，她患癌时老伴成为她的精神支柱，这样的陪伴大概就是爱情最好的模样。所以叶业虽然生了病、治疗过程漫长，但她的内心始终有强有力的支撑，让她带着希望，在与癌症的斗争中坚持下去。

■ 靶向药治疗坚持7年，重拾希望

　　叶业一直以来身体都比较好，但2013年开始出现经常性的咳嗽。叶业一直觉得是支气管炎发作，就没有太在意。直到咳嗽持续数月，感觉整个身体都不太舒服，她才去当地中医院检查。X线片显示，叶业肺部有一个较大肿块。

　　为了保证检查结果的准确性，医生让叶业到其他医院再检查。2013年，叶业在佛山市第一人民医院被确诊为肺腺癌晚期，癌细胞已经转移到肝和骨中。

　　这个结果对叶业无疑是致命一击，她怎么也想不通，一直作息规律、饮食健康的自己突然就患上肺癌这个可怕的疾病。一向积极生活的她在萎靡的

状态下浑浑噩噩过了很久，始终不愿意接受这个事实。家人都很关心她，特别是儿子，他希望妈妈好好接受治疗，相信治疗后会有所好转。叶业在家人的陪伴下，在佛山市第一人民医院开始接受治疗。

2013年的时候，靶向治疗在中国还是一个较新的治疗方式，靶向药全部需要自费，十分昂贵。但为了让叶业能够早日取得抗癌胜利，也为了减少病痛的折磨，在医生的建议下，一家人商量之后决定接受靶向治疗。

决心有了，但经济压力不可忽略。当时所有的抗癌靶向药都没有进入医保药品目录，国家也没有相关政策补贴，一个月需要近两万元的费用。叶业自费连续吃了半年，靶向治疗就花了10万元左右。幸好这款靶向药的疗效没有让他们失望。

吃靶向药的半年时间里，叶业的肿瘤明显缩小了。半年后，叶业获得了慈善赠药，这减轻了叶业家的经济压力。于是，她一吃就是3年多。叶业的状态慢慢好了起来。

靶向药给叶业带来了很大的希望。刚患病的时候她63岁，一开始接受不了自己患了"绝症"这个事实，但在靶向治疗中她的病逐渐好转，这让她重拾了希望。她开始每天坚持晨练，希望早点好起来。

就这样，叶业坚持了8年的靶向药治疗，一直到现在。

■ 先后患病，两人相互搀扶渡过难关

刚确诊时，叶业比较沮丧，她觉得自己和老伴都不是上天眷顾的人，仿佛遇上了人间所有的不幸。

2005年，叶业的老伴被查出脑梗死，带来的后果就是老伴逐渐不能生活自理。当时叶业还没有生病，她把所有的精力和时间都花在了照顾老伴上。在叶业的照顾下，十多年来老伴只做过一次白内障手术，连感冒这样的小病都很少有。

自患癌以来，老伴已经成为叶业的精神支柱，仿佛她活着就是为了照顾

老伴一样。叶业觉得如果自己走了，对老伴打击会很大，而且没有人能像她一样尽心尽力照顾老伴。为了两个人都能平平安安地活下去，叶业用尽自己所有的意志来对抗癌症。

叶业的儿子说："爸爸是妈妈的精神支柱，两个人一起会更坚强，他们相互搀扶着度过了最艰难的时光。"如今叶业的病情有了明显的好转，老伴也得到了尽心的照顾。

现在叶业的老伴能说话，只是说得不太清楚，生活还不能自理，全靠叶业照顾。虽然老伴说话不太流畅，但是叶业总能靠彼此间的默契知道他想说什么，闲暇时候两人甚至还能聊聊天。你生病的时候我在你身边，我生病的时候你也陪伴着我——许多人追求的相濡以沫的情感不就是这样吗？

8年的时间里，叶业目睹了很多病友的离世——这条路太过艰难，中途离场的人比比皆是。但叶业是幸运的，除了老伴作为精神支柱让叶业充满信心外，靶向药也给她带来了很大的希望。如今的叶业已经能用平常心对待癌症，按时复查治疗，坚持吃药改善。

■ "我们累一点没关系，只希望母亲能好"

叶业之所以能够顺利地进行一系列抗癌治疗，除了自己坚强的毅力，老伴的精神支持以外，儿女们的孝顺也是功不可没的。

叶业的儿子和女儿都在银行工作，经济条件还不错，也能尽心尽力地为母亲治病。父母接连生病对兄妹俩打击很大，养育了自己几十年的父母如今老了，他们希望带给父母好的生活，但父母却病痛缠身。兄妹俩如今最大的愿望就是父母能够健康长寿，因此两人都毫无怨言，坚持带父母治疗。

叶业的儿子说："老话说'子欲养而亲不待'——趁着老人还在，珍惜一切能够与老人相处的时光，积极寻找各种方法救治父母。"

叶业每次治疗都有儿女陪同，在医生提出的治疗方案中，他们总是选择对叶业最有利的方案。就算靶向药带来了较大的经济压力，兄妹俩也从没想

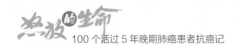

过放弃对叶业的治疗，一直都在为她选择最适合的药物。

兄妹俩都觉得陪伴对母亲来说是最重要的，所以一有空就会和她聊天，安慰开导她。他们也和叶业的主治医师冯医生保持着密切联系，冯医生对叶业照顾得无微不至，兄妹俩对他十分感激。

如今，叶业每隔两个星期都要到医院挂号、看病、开药，孩子们始终陪着她一起奔波。"最累的还是母亲，我们累一点没关系，只希望母亲能好。"

医学聚焦

患者为EGFR突变晚期肺癌，第一代靶向药物治疗3年后出现缓慢进展，经化疗控制病情好转后，再次使用第一代靶向药仍然可以控制肿瘤稳定较长时间，第一代靶向药物耐药后，相继经过第三代靶向药物、化疗等治疗。目前予小分子抗血管生成药物治疗，疾病控制稳定。

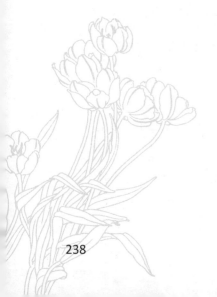

抗癌13年，丈夫陪她看遍天下风景

【患者档案】平姨　女　71岁　肺腺癌13年
【被采访人】丈夫
【治疗单位】佛山市第一人民医院

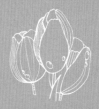

■ "这个坎，大概是过不去了"

2008年8月，盛夏的骄阳尽情地炙烤着大地，却照不进平姨漆黑的心底。拿着佛山市第一人民医院的肺腺癌确诊书，她害怕得久久说不出话，心想："这个坎，大概是过不去了。"

"怎么就过不去呢？不是说好要陪我游山玩水，一起看日出日落吗？你都不陪我了吗？"丈夫紧紧地握着妻子的手。他的一番话给平姨绝望的内心开了一扇窗。她告诉自己，"治，得治。"

自此，平姨步入了抗癌江湖。和许多癌症患者一样，在经历迷茫绝望的同时，她与丈夫并肩作战，与癌魔展开了生死搏杀。化疗的过程中，头发掉落、背部肌肉酸痛、呕吐等副作用如期而至。丈夫看在眼里，痛在心里，却无法为妻子分担痛苦。他从零开始学习抗癌知识、学习饮食作息的日常护理，甚至向妻子的主治医生邓主任请教基本的医学原理，还认真地把邓主任说的每句话记在笔记本上。

邓主任对夫妻二人总是和颜悦色，声音温和而坚定，句句耐心，句句安慰。

"一直以来都是邓主任负责跟踪她的病情，除了看诊和治疗外，他还给我们讲了许多抗癌成功的故事，这些故事给了我们很大的鼓励。"平姨丈夫说。

熬过化疗后，平姨仿佛重获新生。在她和丈夫的心中，重生后的生命弥足珍贵，不必如破茧成蝶般浪漫，蓓蕾绽放般美妙，只要能好好活着就足矣。"我们就是最普通的人，只想过最普通的生活，一直到老。"

■ 两人约定，每年都要一起去一个地方旅行

平姨与丈夫一直都有一颗"不安分"的心，他们常常边看电视边谈论各地风光，向往着家门外的大千世界，两人立志要在中国各地的大好河山留下自己的足迹。随着化疗副作用的消退，平姨的身体和精神逐渐恢复，这项搁置已久的"议案"重新被提上日程。他们关注着旅行社的信息，在遵循医嘱的前提下，规划了病后的第一次短途旅行。旅行中，两人约定往后每年一起去一个不同的地方，实现他们最初的梦想。

正是那一次旅行，为平姨日后焦虑彷徨的抗癌之路带来了希望。

从2008年确诊至今，13年的光景，说不上沧海桑田，但足以看淡生死。在某一段日子里，平姨最害怕的便是在电话里听到某位病友离开的消息。不久前还跟她一起笑谈生活的人，一转眼已消逝于人间。她第一次真正感觉到生命如此脆弱，死神离自己这么近，不知何时就会来到自己面前。

平姨并未表达自己的担忧。但夫妻相伴数十年，丈夫对她的了解更甚于自己，除了不断给妻子安慰和劝解外，他还购买了与缓解焦虑相关的书籍，闲时便坐在平姨的身边念给她听。他也不知这样做是否能帮助到妻子，但每逢这样静静地陪在她身边时，他便觉得岁月静好。

平姨焦虑的情绪持续了数月后，丈夫跟她谈起病后的那一次短途旅行。一瞬间，平姨想起了两人的约定，她意识到，是自己过于看重生死，忘了生活中的那些美好。斯人已逝，生者如故，应该积极面对生活，与病魔抗争，

践行与丈夫的约定。

她重新振作起来，此后每年和丈夫如约踏上旅途，来一场尽情的游玩。这些年里他们一起看过绚丽多彩的花海，感受过雾气氤氲的温泉，观赏过朝气蓬勃的旭日……大千世界的精彩成了平姨最好的疗药，曾经如梦魇般笼罩在她心头的癌症，如今在她眼中与普通的感冒、发烧并无两样。

每一次旅途中，平姨都会跟丈夫提前规划下一年的行程，细细诉说自己想看的景、想做的事。而无论她说什么，丈夫都会笑着说："好，我陪你。"

几十年夫妻情深，青丝变白发，他的不离不弃、生死相依成为妻子最坚实的后盾和最牢固的精神支撑。

医学聚焦

患者化疗后出现病情进展，基因检测提示EGFR敏感突变，给予第一代靶向药物治疗，疾病控制稳定已超过10年。而且，药物副作用小，生活质量高。

"母亲历经生死劫，我终于明白亲情和陪伴才是最重要的"

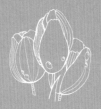

【患者档案】颜乐　女　67岁　肺癌10年
【被采访人】女儿
【治疗单位】佛山市第一人民医院

回首陪伴母亲抗癌的10年岁月，程晓兰感慨万千，她说："与亲人的健康快乐相比，金钱、工作都是浮云，错过的陪伴将来永远无法弥补。"

■ 母亲还没享福就要走了吗

从2011年开始，颜乐就经常感觉到食欲不振、不爱吃饭。她以为是工作太辛苦的缘故，想着歇一歇就能恢复，不料才一周时间，身体状况就急转直下：一开始还只是呕吐，吃不下东西，到后来竟发展到咳血，浑身疼痛，卧床不起，这让颜乐一家人都慌了神。

第二天一早，一家人就带着颜乐到了当地的医院进行检查，不过当地医院医疗水平有限，医生没检查出什么结果来，但医生颇为严肃的表情，也让颜乐的两个女儿——程晓兰和姐姐心中七上八下：医生虽然没有明说，但让人感觉到有不好的事情发生。当晚，一家人就开车将颜乐送去了市里的大医院，进行更加详细的检查。

等待检测结果的那一周，一家人简直度日如年。那几天颜乐身体情况不好，经常咳嗽、咳血，觉得胸口疼得厉害，晚上有时候都睡不着觉……看着颜乐被病痛折磨，程晓兰觉得非常揪心，只恨不能代母受苦。

一周后，结果出来了：肺癌。

"事先只想到最坏的可能是胃出血，哪知道是癌！整个脑子都是乱的，接受不了，完全不知道该怎么办⋯⋯"程晓兰回忆起当时的情形，仍旧感到心慌。

当时颜乐才57岁，为了把两个女儿拉扯大、培养成材，她辛苦了大半辈子，如今晚年的幸福生活才刚开始，还没好好享福就要走了吗？前几年姐姐成家搬了出去，程晓兰也一直住在外面为工作打拼，很少抽出时间陪父母。此时此刻，看着躺在病床上的母亲消瘦的脸庞，程晓兰的心中充满了自责和亏欠感，现在她才体会到"子欲养而亲不待"的无奈。

■ 从小公主到主心骨，女儿为母寻求最佳治疗方案

颜乐病倒，程晓兰对人生有了新的感悟，她说："只有经历过才会懂。以前只顾工作，不知道家人、亲情在自己心中所占的比重，不知道什么对自己是最重要、最珍贵的。回想起来，我对父母有很多亏欠，现在才懂得钱财都是身外之物。以后我会尽量弥补，多抽时间陪伴父母。"

作为母亲治疗方案的主要决策者，程晓兰承受了不少压力。在完全未知的领域做抉择，真的太困难了，站在十字路口，程晓兰不知道该往哪边走，一念之差可能就是天人永隔。让母亲承受因她的错误选择而带来的风险，光想想就令她无法忍受。

颜乐刚被确诊为左肺腺癌时，她坚决不肯接受放化疗，执意要回家休养。但过了一段时间之后，她不仅咳嗽加重，还出现咯血丝痰。在程晓兰的坚持下，颜乐再次被送到医院进行检查。检查结果提示：已出现胸膜转移，晚期肺癌。

父母年纪大了，过去一直生活在父母庇护下的程晓兰，不知不觉就成了家里的主心骨。程晓兰知道自己必须担起责任，她坚持让颜乐接受化疗。从

2012年9月到2015年1月，程晓兰陪伴母亲先后接受了4个周期的化疗，母亲的病情也得到了一定控制。

两年后的2017年，颜乐又出现了进行性吞咽困难。那段时间颜乐黏膜反应特别严重，口腔、鼻腔、胃肠黏膜都有不同程度的溃疡，严重时还会化脓。吃饭也不好，大小便也差，浑身乏力，不想动弹，只能喝水。颜乐每天寝食难安，身体也日渐消瘦。

程晓兰见状，赶紧带着母亲返院复查，结果显示疾病进展并食管侵犯。在医生的建议下，颜乐接受了胃镜下食管支架植入术，进食的问题终于得到了解决。但颜乐当时营养状态非常差，消瘦明显，体重只有34公斤，难以再接受化疗。

于是医院又对颜乐进行基因检测，但结果也不好，未能发现有合适的靶向药物可以治疗。

这让程晓兰和家人心里特别难受，但为了让颜乐能够坚持下去，他们一直在她身边陪伴，并鼓励着她。

■ 家人健康的幸福是金钱无法衡量的

2019年6月，在尝试了多次治疗方案之后，最终颜乐的病情出现了新的转机，让程晓兰看到了母亲康复的希望。

当时佛山市第一人民医院有一个肺癌免疫治疗的临床试验，颜乐经评估，顺利参加了这项临床试验，获得了免费应用免疫治疗1年的机会。

在治疗的初期，医药费对于颜乐一家来说是一笔不小的开支，但救命要紧，程晓兰当时完全没考虑费用问题。担心母亲舍不得花钱，程晓兰还经常宽慰母亲说："咱家虽然不是大富大贵，但人是最重要的，钱以后还可以赚回来。只要妈妈您身体能好起来，别的都不用担心！"

自从2019年6月开始新的免疫疗法后，颜乐的肿瘤明显缩小，病情也得到很好的控制，体重也恢复到50公斤，生活质量比较好。更重要的是，免费治疗，一下子让他们家经济压力小了很多，治疗起来也就心安理得了。

也许是上天庇佑，经过一段时间的治疗后，颜乐病情稳定，病灶也减小了，多方面有好转，程晓兰悬着的心终于落下来了。全家人都很高兴。

为了让颜乐的营养能够跟得上，程晓兰每天奔波于自己家和母亲家，为爸妈买菜做饭，按营养食谱给颜乐煲汤、做菜，加强营养，饮食起居也都料理得十分妥当。

在丈夫和女儿的悉心照料下，颜乐的身体一天天好起来，不仅能自己出门遛弯，状态好的时候还能跟朋友们一起去周边城市旅游。

母亲历此一劫，让程晓兰明白了一个道理：钱是挣不完的，而家人健康、一起相守的幸福，是金钱无法衡量的。

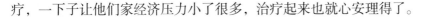

医学聚焦

驱动基因阴性的晚期肺癌患者并不是无药可治，化疗、免疫治疗对于相当部分的患者是有效的。患者经过化疗及免疫治疗，获得长期生存。而且，通过参加临床试验，减轻了经济负担。

若要知寒暖，须当卧病时

【患者档案】黄先生　男　54岁　小细胞肺癌8年
【被采访人】本人
【治疗单位】佛山市第一人民医院

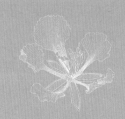

当不幸来临时，很多人都会想：为什么是我？而当有好事发生时人们则一般不会这么想。而黄先生不同，他说："上天的安排，就算不公平也是公平的，我相信它总有它的用意。"

■ "儿子还没结婚呢，我一定要坚持住"

"我和一般癌症患者一样，在得知自己患癌后的第一反应也是难以置信。但是那又怎样呢？我们还是要面对现实。"谈及癌症，黄先生没有避讳，少了些令人窒息的压抑，淡然平静得让人心疼。

黄先生与妻子经营着一个陶瓷店。2013年，他和往常一样在自己的门店招呼着一个又一个客户，每天都如此忙碌的他，并没有发现自己的身体正在慢慢被癌细胞侵蚀。直到他的脸部出现了浮肿，影响到正常营业，他才放下生意去附近的医院看了门诊。

随后一周，黄先生的脸反复地浮肿、消肿。于是，他去了佛山市第一人民医院进行检查。2013年1月，黄先生被确诊为右肺小细胞肺癌ⅢB期。黄先生想不通为什么自己40多岁就得了癌症，请医生再三确认自己的检查结果是否准确。可事实证明，检查结果无误。

黄先生有两个儿子，他生病时大儿子才23岁，刚大学毕业。得知他

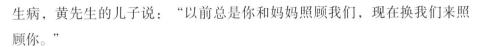

生病，黄先生的儿子说："以前总是你和妈妈照顾我们，现在换我们来照顾你。"

儿子的话让黄先生倍感欣慰："儿子还没结婚呢，我一定要坚持住。"

2013年1—6月，黄先生于佛山市第一人民医院进行了第一次化疗，并同步放疗。完成放化疗后，病灶明显缩小，随后进行了预防性脑放疗。"一直做化疗、放疗，不停呕吐。那对我来说是段极其痛苦的日子。"他说。

功夫不负有心人，黄先生的病情得到了控制并好转，在后续的定期复查中病情也相对稳定，复查的频率也从一季度复查一次变为现在的每年复查一次。一次又一次的复查，带来了一个又一个好消息。这不仅仅是一个人的喜悦，也是值得家人、朋友、医生共同庆祝的事。

但黄先生充满忧患意识：癌症总有复发的可能，现在只希望偷得浮生，好好珍惜与家人在一起的每一天。

患癌前，黄先生有抽烟的习惯，每天至少一包，两三包是常事。对于纸壳上的那句"抽烟有害健康"的提醒，他从来不在意。但为了好好与家人度过这美好的时光，黄先生戒掉了多年的烟瘾。

■ "从头到尾我都不是一个人在战斗"

"人不可能不生病，只是我的病比较特殊而已，人生总会经历点挫折嘛。"

面对高昂的治疗费用，黄先生拒绝了社会上热心人士的帮助。他说："家家有本难念的经，人人都不容易，总麻烦别人我心里过意不去。何况现在医保政策已经优惠很多了，感谢国家！也谢谢热心人的好意，我心领了！"

不愿麻烦别人的黄先生有个不离不弃的好妻子。黄先生说："我妻子一直陪在我左右，日夜守护着我。她怕医院饭菜不合我口味、没营养，天天在家煮好了送到医院。生病期间我没有一顿饭是在医院吃的。但家里是做生意的，总要有人照应，姐姐怕我妻子累着，也经常来陪我，给我送饭。从头到

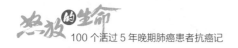

尾我都不是一个人在战斗。"

当他病恹恹地躺在冰冷的病床上时，有亲人、医生、护士为自己忙碌；当他发病疼痛不堪时，有妻子默默陪伴；年迈的父母亲即使行动不便，依旧每天都来看望他，未曾间断。

亲人就是平时容易被我们忽视，却在困难时不离不弃，在心情低落时用行动来为我们保驾护航的后盾。亲人们的慰问，给了黄先生坚持的动力，他留恋这个多姿多彩的人生。

在医院时，每天朝夕相处最多的是医生、护士。黄先生最感谢的就是冯主任，是冯主任找到了适合他的治疗方案，并且每次来病房都会鼓励他："今天不错，气色很好，继续保持，马上就能出院了。适当运动，身体最重要！"是这份鼓励给了他坚持不放弃的信念。

医学聚焦

小细胞肺癌属于进展较快、比较凶险的一种类型。但同时，小细胞肺癌对于化疗、放疗是非常敏感的。对于局部晚期小细胞肺癌，化疗加以放疗，仍然可能获得相对较长时间的生存。病灶经放化疗明显缩小（部分缓解）后，预防性脑放疗可以降低脑转移发生率，延长生存期。

只要活着，就有希望等到新药出来的那一天

【患者档案】周从菲　女　53岁　肺腺癌8年
【被采访人】儿子
【治疗单位】梅州市人民医院

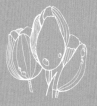

　　癌症使人听之色变，对普通人来说，似乎没有雄厚的财力、足够的知识，往往难逃一死。但干了一辈子农活的周从菲却没有被癌症击倒。

　　虽然治病带来了巨大的经济负担，但一家人团结友爱，各尽其力，从来没想过放弃。周从菲文化水平不高，却知道相信医生、科学抗癌的重要性，在家人爱的力量加持下，周从菲积极配合治疗，成功与癌症抗争8年之久，创造了令人敬佩的生命奇迹。

■ 以为是小病，没想到是大病

　　周从菲是广东梅州一个地地道道的农民，原本以为生活就这样平静地度过。然而，2013年，周从菲因为膀胱炎发作，到梅州市人民医院做了全身检查，竟意外地发现肺部有一块阴影。这引起了医生的警觉。在医生的建议下，周从菲做了CT检查，结果竟然被确诊为肺腺癌。

　　原本只是看膀胱炎，没想到检查出了癌症，周从菲一家人一时都难以接受。家里人猜测，"二手烟"可能是诱发肺腺癌的一个因素，毕竟周从菲的生活环境中充斥着大量的"二手烟"，可能病魔早就潜伏在身体里了，要不

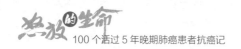

是膀胱炎发作，情况可能更危险。现阶段发现，还可能避免癌症的恶化，也算是因祸得福吧。

癌症可能随时会夺走周从菲的生命，癌症治疗所带来的巨大费用也必将给这个家庭带来沉重的经济负担，谁都没想过会得这种病，可是这已经是既成事实，如果不勇敢面对，后果更加不堪设想。一家人迅速调整心理状态，积极筹集资金为周从菲治疗。这使得病中的周从菲感到了一丝慰藉，没有消沉下去。

■ 儿女全力以赴，各尽其力为母亲治疗

医生告诉周从菲的子女，母亲的病情不容片刻的拖延，最好尽快进行手术。家属协商同意后，很快，周从菲被推进了手术室。手术十分顺利，切除了周从菲肺部的肿瘤。两个月后，她又接受了4个周期化疗。

手术费和医药费，对于这个普通的家庭而言无疑是一笔巨大的费用支出。好在周从菲有四个子女，都已成人。为了给母亲治疗，大儿子跟着父亲做猪肉批发生意，每天起早贪黑地挣钱；其他兄弟姐妹也各尽其力，或是打零工，或是帮忙抓药、带母亲复查，有时间都尽可能地陪在母亲身边。

大家都觉得，只要母亲能顺利康复就好。然而，最担心的事情还是发生了：化疗结束后一年多，周从菲的病情就复发了。

复发之后，周从菲在医生的建议下做了基因检测，开始服用第一代靶向药。在靶向药的帮助下，周从菲成功度过了三年平静生活。靶向药虽好，但那时候还没有进入医保药品目录，即使有买四个月赠八个月的优惠，算下来一年药钱还是要20多万元。这对于本不富裕的家庭而言，可谓是雪上加霜。

■ 为了妻子，丈夫能克服一切不适

除了孝顺的儿女外，周从菲还有一个爱她、关心她的丈夫。周从菲的

丈夫认为，靶向药虽然贵，但倘若能够控制住病情，他很愿意给妻子治疗。"没有钱，就努力挣钱；一旦失去妻子，则再也不会有了。"

在丈夫的心中，妻子是他的挚爱，这个女人是他生命中不可或缺的人。她为他生儿育女、不辞辛劳，如今她患了癌症、身陷险境，作为丈夫，他必须站在她的身旁，与她风雨同舟、患难与共。

周从菲第一次去广州领中药，丈夫自告奋勇地陪着她去。丈夫习惯了农村生活，一直不喜欢大城市的喧嚣，去广州的时候在外面住宿显得很不自在。然而为了妻子，他克服了这些不习惯，依然坚持陪妻子前往。

后来周从菲不需要亲自去领药了，丈夫便每周都去广州代她领。对于他而言，城市喧嚣带来的不适，远远比不上妻子痛苦的呻吟让他难受。这个年过半百的男人，用钢铁般的肩膀撑起了整个家，也撑起了周从菲抗击癌症的希望。

在生病的时候，周从菲稍有精神便想帮家人做点活，但只要被丈夫看到了，就会抢过她手中的活计。之前没有生病的时候，周从菲除了务农和家中的事务之外，还会帮忙照顾家里的生意。如今患病了，丈夫什么活都不让她干，就让她安心养病，在家里照顾小孙子、小孙女们。为了照顾周从菲，一家人都在本地做生意或打工，很少走远。

■ 靶向药助她过上幸福满足的生活

在周从菲抗癌的这几年，靶向药对于稳固她的病情起到了重要的作用。她顺利用上了第一代和第三代的靶向药，副作用较小，治疗效果却较好。

第三代靶向药开始耐药后，第四代靶向药还没有研制出来。好在医生告诉他们，化疗依然可以延续生命，虽然没有吃药这么方便，但只要活着，就有希望等到新药出来的那一天。

如今，周从菲女士的病情趋于稳定，在家里照顾孙子，颐养天年。一家人常劝周从菲出去走走，但这个本分、务实的女人不喜欢外边的世界，她更

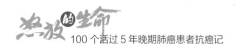

爱她的家。在这个家里，她可以听到孩子们的欢声笑语，可以看到懂事的子女、挚爱的丈夫，作为女人，作为母亲，作为妻子，周从菲感到幸福而满足。

医学聚焦

早期肺癌患者，标准的根治性手术及辅助化疗后，仍会有一部分患者出现肿瘤复发，这时候患者需进行驱动基因检测。对于驱动基因阳性患者，*TKI*的出现，使得疗效有了很大的提高。规律地口服*TKI*使患者生活质量提高，疾病控制时间及生存时间延长。该患者生存时间已8年余。

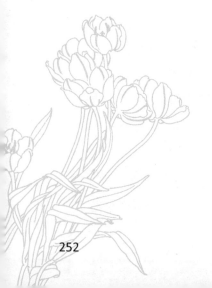

从"为儿女而活"到"因儿女而活"

【患者档案】陈嘉映　男　50岁　肺癌8年
【被采访人】本人
【治疗单位】梅州市人民医院

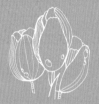

　　癌症，不仅摧残患者的身体和意志，对患者家庭的经济承受能力也是一个巨大考验。有时候"久病床前无孝子"也是一种无奈的现实。

　　作为家里唯一的收入来源，陈嘉映原本以为自己病倒后，也将陷入这样的绝境。但他含辛茹苦养大的儿女并未向现实妥协，而是果断创业，从心理和经济上给予父亲支持，帮助他创造了抗癌8年的生命奇迹。

■ 一周要做5天放疗，看病如上班

　　2013年，陈嘉映因为颈椎增生在老家医院做手术，没想到术前检查时发现了肺部阴影。医生告诉他，这个病可能很严重，让他去市里的大医院做检查。最终，他在梅州市人民医院被确诊为肺癌。

　　彼时陈嘉映才42岁，刚过不惑之年就被宣判"死刑"，任谁都接受不了。但是作为家里的顶梁柱，一家五口人的衣食住行都要自己撑着，说什么也不可以现在倒下。"既然知道得了这个病，反而没什么可以担心的了。"责任感帮助陈嘉映战胜了恐惧。

　　于是，在做完颈椎手术后的两个星期，陈嘉映马上接受了肺癌手术。为了避免复发，又接受了6个周期的术后辅助化疗。

"好辛苦啊，那段时间什么东西都不想吃。"陈嘉映说。为了减轻化疗带来的副作用，妻子每天都做他最喜欢吃的菜，尽可能帮他补充营养。但他还是在两个月内瘦了3公斤。

更可怕的是心理折磨。"如果癌症治疗一直这么痛苦，那真的生不如死，不如放弃算了。"他想。

这时，妻子劝他说："很多七八十岁的老年患者都能坚持下来，你这么年轻，孩子还那么小，怎么可以放弃呢？"妻子的一番话说到了陈嘉映心坎里。当时大女儿22岁，刚刚大学毕业，另外两个儿子还在读书，现在正是孩子们走向独立的关键时刻，自己说什么也要坚持下去。

漫长的两个月终于过去，一家人仿佛看到胜利的曙光。但2014年9月，陈嘉映回医院复查，却发现结果很糟糕——不仅癌灶复发，还转移到了纵隔。

考虑到化疗副作用大且没有效果，医生们决定改用放射治疗。没想到，副作用更小的放疗，反而让陈嘉映更想要放弃：放疗方案多达32个周期，整整一年多，周一到周五都要到医院治疗。"就像是在医院上班，工作也没办法做了。"陈嘉映说。

作为一名水电工，陈嘉映一直靠自己的手艺在县城里接活，挣一餐是一餐，片刻不能休息。他这一病，整个家庭一下子就断了经济来源。

还治吗？

■ "迟早都要走的，没钱的话就不治了"

陈嘉映是个苦命人。家中5个兄弟姐妹，他是老大，为了供弟弟妹妹读书，他18岁就出来打工以补贴家用。两年后，年仅20岁的陈嘉映就和同村的妻子结为连理，并在接下来的3年连着生了3个儿女。儿女双全是一件幸福的事，但3个孩子接连出生，也使家庭压力骤然加大。妻子不得不留在家里照顾孩子。弟弟妹妹还在读书，为了养家糊口，陈嘉映只做水电工根本撑不起整个家庭的开支。于是，他向工友打听有什么学历要求不高又能赚钱的工作。

"有，烧石灰，但是要能吃苦。"工友说。烧石灰的工作首先要炸山取石，把大块大块的巨石捣碎，再放到桐油里燃烧、搅拌，工作环境恶劣，很费力气。"当时我们开的那辆车能装10吨石灰，每天都要做到车子装满，全年无休。"陈嘉映说。

烧石灰赚钱多，很多年轻人都跑来尝试，但坚持不到一周又纷纷离开了。只有陈嘉映，为了家人咬牙坚持了下来，一做就是10年。直到2000年水电工的收入跟了上来，他才做回老本行。

"那段日子太苦了，整个身体都累垮了。"习惯了吃苦的陈嘉映，唯一的心愿就是儿女们过得幸福，不要走自己的老路。得病前，陈嘉映还在为孩子的学业闹心——儿子高考只差1分就可以上大学，却觉得读书没意思，怎么也不肯复读。"他们还没体会到，没知识在社会上过得有多辛苦。"

现在陈嘉映得了癌症，长时间的治疗让他既没有时间也没有力气工作。没办法继续赚钱养家，反而成为家庭的"累赘"，陈嘉映顿时没有了坚持治疗的动力。"人生就是几十年光景，迟早都要走的，没钱的话就不治了。"

■ 孝顺儿女创业救父

陈嘉映前半生为家人所吃的苦，在生病后得到了回报。

得知陈嘉映生病，他的弟弟妹妹们第一时间伸出援助之手，报答哥哥的恩情；多年来结交的好友也纷纷慷慨解囊。在大家的帮助下，陈嘉映渡过了一开始的难关。

含辛茹苦养大的儿女，得知父亲遭此劫难，也仿佛在一夜之间懂事了。

为了支撑父亲高昂的治疗费用，孩子们决定创业救父。陈嘉映做过水电、石灰等行业，在家装领域积累了一些人脉，孩子们就选择从灯饰批发开始发展。尽管陈嘉映很少有时间陪伴孩子，也很自责没有让孩子好好读书，但他早已通过言传身教，把自己的优良品质传承给了孩子。孩子们像父亲一样吃苦耐劳、踏实诚信，很快就赢得了合作伙伴的信任。加上那几年房地产飞速发展，家装市场也跟着火爆，两个孩子生意越做越好，治疗费用再没让父亲烦恼过。

除了经济上为家庭解忧外，孩子们在生活上也尽力照顾父亲。陈嘉映第一次放化疗的一年半时间，都是女儿辞去工作全程陪伴的。

"我在医院里看到有些老人，才60多岁，家里也有点财产，但孩子觉得老人看病是浪费钱，很快人就没了。"看到自己孩子的成长与孝顺，陈嘉映很欣慰。

辛苦了半辈子的陈嘉映，在儿女的照顾中，找回了对抗病魔的信心和底气："有钱就肯定要治，能多活一天赚一天。"

2017年7月，陈嘉映复查发现癌细胞脑转移，由于拒绝开颅活检无法接受基因检测，用不了靶向药。为了消灭脑中的癌细胞，只能开始又一轮放化疗。但这次陈嘉映已经能坦然面对了。

■ "感谢国家给了我一颗定心丸"

"得病的时候我才42岁，今年不知不觉就50岁了。"年过半百的陈嘉映感慨道。这8年的时间里，他见证了癌症治疗的太多变化——

首先是医疗技术的进步。2019年，医院的吴主任为他开了新药，和2013年的用药相比，新的化疗药副作用小很多，疗效也更好，哪怕有不舒服，最多难受个两三天就好了。

其次是医保政策的变化。以前化疗药报销后都要5 000元，负担很重，后来医保改革后，个人付费部分只需要3 000元，便宜了将近一半，用的还是效果更好、副作用更小的新药。"这两年孩子们的灯饰生意渐渐不好做了，我本来还挺担心的。还好，感谢国家给了我一颗定心丸。"

此外，医院管理能力也有显著进步。以前放化疗每次都要整整一个星期，自己就像"去医院上班"，既失去收入，又不方便家人照顾。现在梅州市人民医院优化了就医流程，开展"日间化疗"——当天入院、当天治疗、当天出院。现在陈嘉映每个月去一天就可以了，剩下的时间他可以好好陪陪家人。

有了这些进步，癌症治疗渐渐从一种痛苦的折磨转变为一件小小的麻烦事。现在陈嘉映依然需要每个月做一次化疗巩固疗效，而他却可以笑着面对了。

2020年11月，陈嘉映迎来了自己第一个孙子的出生，从此他的生活又添了一抹欢笑。"现在我肯定要坚持下去，能多活一年是一年。"陈嘉映对未来充满期待。

医学聚焦

对于驱动基因阴性的肺癌患者，规范的诊疗对患者来说至关重要；手术、化疗、颅脑放疗等手段综合运用，能最大限度提高患者的生活质量、延长生存时间。现在还有免疫治疗可以使用，对驱动基因阴性的肺癌患者是一个巨大的福音。

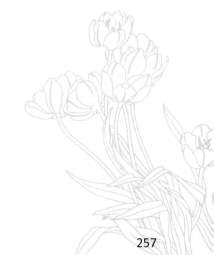

父亲，再等等我好吗

【患者档案】梁德枢　男　67岁　肺癌7年
【被采访人】儿子
【治疗单位】南方医科大学附属东莞医院（东莞市人民医院）

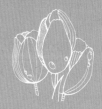

我的父亲梁德枢，今年67岁，7年前，他被当地医院确诊为肺癌晚期。

我是父亲一手带大的，我不明白命运为什么对一个老人这么残忍。父亲辛苦一辈子，好不容易到了可以安度晚年的年纪，却不得不开始跟病魔作战。现在的我已无暇去探究命运意欲何为，我只想一心一意为父亲治好病。为了父亲，我永远不会向命运屈服。

■ 单亲爸爸辛苦一生，晚年不幸患了癌症

我很小的时候，妈妈就过世了，父亲既当爹又当妈把我拉扯大。一个大男人，每天白天要工作，回到家里要给我准备一天的饭菜，到了晚上还要给我辅导功课，带我洗漱休息，一天下来，他自己休息的时间所剩无几。

这样的生活持续了十几年，直到我渐渐长大，毕业工作，有了自己的小家庭之后，父亲才慢慢轻松了下来。

父亲被确诊的前几年，就频繁出现了咳嗽的症状，每次咳起来都停不下来，很令人担心。我也催促了父亲多次，让他去医院检查，但父亲总是推说忙，这一拖就是好几年。

直到2014年，父亲经常半夜咳到睡不着觉，很影响生活，在我的强烈要

求下，我们才一起去医院做了检查。

父亲心里其实已经有预感了，只是他想多享受一下一家人在一起的幸福时光。再加上我也要养自己的小家庭，经济压力也不小，他更不希望给我一家带来更大的压力和负担，所以才一拖再拖。

在医院做完CT后，发现是肺癌晚期。我难以置信，父亲自己反而特别平静。

本想着父亲60岁退休之后可以帮我带带小孩，安享晚年幸福生活。可是天不遂人愿，这一切变为了泡影。直到现在，我一想到父亲刚退休就被确诊为肺癌晚期，心里还是特别难受。我常常问自己：如果我当初更坚定一些，早点带他去体检，是不是就有机会避免这场灾难呢？

■ 慈父厚爱保守治疗，孝子深情不离不弃

很幸运，我们遇到了东莞市人民医院的江主任、贾主任，不管是门诊还是住院，他们都对我们一家关照有加，在他们的支持下，我们也有了坚持下去的动力。由于父亲的体质不太好，不适宜进行化疗，在专家们的建议下，父亲选择了保守治疗，通过吃药来控制和缓解病情发展。

可面对一个月15 000元的靶向药开销，我的经济压力也非常大。

但我怎么可能放弃哪怕一丝一毫的机会？我的成长过程，没有一刻不是浸透着父亲的汗水。虽然家庭困窘，但父亲每天起早贪黑为家庭奔波的身影深深打动着我，不仅没让我意志消沉，反而激励我努力学习，使我得以在大学毕业后，顺利地找到现在这份稳定的工作，报答他的恩情。在我眼中，有父亲才有家。没有他在背后无私奉献，就没有我的今天。

从小到大，我遇到任何困难，都是父亲挡在我身前替我解决；现在他遇到困难，轮到我挡在他身前了。

父亲自从患病以来，倒是一直保持着相对平静的心态面对病情。我却没有办法不考虑经济问题。当时父亲靠着微薄的退休金度日，而我虽然有一份

稳定的事业单位工作，但也是自己小家的顶梁柱，需要养家糊口。为了维持父亲每个月固定的药物费用，家里每一分钱怎么花，我都得精打细算。

有时候为了省钱，我会选择在晚上商贩急于收摊的时候抢购全家人一天的菜。这样，一个月下来也能节省不少钱。

有时候担心父亲一个人会孤独寂寞，一有空，我就会去陪父亲聊天，或者带他去附近走走，排遣他孤寂的情绪。我也会给他读一些癌症病友们的故事，选一些能触动他心灵的内容读给他听，让他树立起对生活的信念，勇敢地与病魔作斗争。

对我来说，只要父亲的病能治好，其他的问题都可以慢慢解决。尽自己最大的努力，即使父亲最终离开了，我心里也会踏实一些，不然我会内疚一辈子。

■ 一方有难八方支援，大难见证人间大爱

治疗癌症从来不会一帆风顺，更不是一蹴而就的事情，往往需要耗费大量的时间和精力，也需要家人的支持和付出。

从2014年确诊以来，父亲一直选择的是服用靶向药的治疗方案。刚开始费用特别高，一个月光药费就要将近15 000元。一段时间后，父亲身体慢慢出现了耐药性，再加上高昂的费用也给家庭经济带来了巨大的压力，父亲于是变得有点自暴自弃，甚至打算停止服药。

这让我特别心焦，只得每天监督父亲吃药，劝说他不要停止治疗，否则将会前功尽弃。在这段时间里，父亲的亲戚朋友们也给予了他很多的关怀和帮助。他们不仅在费用上直接提供支持，还经常开导父亲，劝他为我考虑，希望他看到我的付出和努力，一定要坚持下去，不要放弃。在亲情的鼓励和安慰下，父亲慢慢重拾起了对生活和未来的信心，继续配合治疗，定时定期服用治疗药物，病情得到了有效的控制和缓解。

父亲因为患病，身体变得比以前更差了，很多生活事务都需要有人帮

助才能解决。亲戚毕竟不能时时刻刻待在父亲身边照顾，而经济的压力，也让我没办法给父亲请一个专门的陪护。所以那段时间，我经常自己家、单位和父亲家三点一线地连轴转，时常是下了班就直奔父亲家，给父亲照顾好饮食起居才能回到自己家里。睡不了几个小时，又要赶回公司开始新一天的工作。好在单位的人知晓我家的情况后，以单位的名义给予了我们家一定的帮助和支持，并在考勤请假方面也对我特别照顾，让我有更多时间照顾父亲。

但个人的努力在癌症面前依然显得杯水车薪。

我已经拼尽全力了，经济压力还是日渐增加。我也很心急：父亲，不要放弃，再等等我好吗？

天无绝人之路。2018年，国家医疗保障局印发了《关于将17种抗癌药纳入国家基本医疗保险、工伤保险和生育保险药品目录乙类范围的通知》，17种抗癌药被纳入医保报销目录，大部分进口药品谈判后的支付标准低于周边国家或地区市场价格。

原本一个月就要花费15 000元的靶向药，后来降到了一个月1 500元，大大缓解了我们的经济压力，我们也能够以更加积极的姿态和心情去面对癌症的治疗了。

■ 乐观坚强正视癌症，积极治疗抗击病魔

乐观的情绪对治疗很有好处。我父亲就是这样，虽然晚年罹患癌症，但他的心态似乎比我还好，总是平静乐观，如今他已经67岁，疾病仍然控制得很好。

从我父亲的抗癌经验中可以看到：面对癌症，我们首先要学会接纳它。既来之，则安之，生病了也不要自暴自弃，应该积极配合医生治疗；面对生病后的身体变化，要积极乐观地接受和面对；心情不快的时候，可以通过听音乐等方式缓解疼痛、舒缓不良情绪。

癌症虽然可怕，但我们对它也不是束手无策。现代医疗越来越先进，新

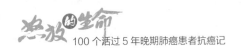

型有效的疗法层出不穷。国家和社会都在积极地关注和帮助癌症患者群体，通过社会救助、大病报销等多种渠道，实行更多医疗惠民政策，未来将极大地减轻我国肿瘤患者的用药负担，使大量原本负担不起的患者用得上新药，改善治疗效果。

不恐惧、不放弃，用坚强乐观的心态击败病魔，赢得生命的胜利。这是我从父亲抗癌历程中收获的最深的体会。

医学聚焦

患者是EGFR突变晚期非小细胞肺癌，合理有序使用EGFR-TKI，比较好地进行全程管理，获得超过5年的无化疗生存时间，实现了生活质量和生存时间双丰收。

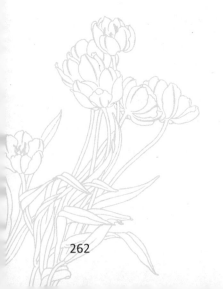

当过兵的父亲患病后，依然是坚强的"抗癌战士"

【患者档案】王正　男　73岁　肺腺癌11年
【被采访人】儿子
【治疗单位】南方医科大学附属东莞医院（东莞市人民医院）

　　我73岁的父亲王正，患上了肺癌。这对大多数想要安享晚年的老人来说，大概是一个毁灭性的灾难，但是父亲没有被癌症吓倒。他在我和姐姐的悉心照顾下，在母亲的耐心护理下，走过很长一段路，如今还在继续往前走……

■ 只要父亲能多陪我们几年，再贵也要坚持下去

　　父亲的晚年生活本来十分惬意，和母亲一起散散步，偶尔约上三两好友谈谈心，逛逛花园看看鸟。享受着这种美好生活的他平时也十分注重个人身体健康，我和姐姐也会督促父亲定期体检。但没想到，在一次平常的体检中，父亲的身体被查出了一些问题。

　　体检前，父亲一直念叨自己右边肩膀疼痛，可大家都以为是人老了，正常筋骨痛。体检时，医生却告诉父亲这种疼痛并不正常，于是让父亲做了进一步检查，最终确诊父亲患上了肺癌。

　　根据对检查结果的分析和判断，医生给出了治疗方案和意见。我们根据

医生的治疗意见积极配合，一步步完成治疗。治疗过程并不简单，而且癌症的病程复杂又漫长，病患多、药物少，这些问题都为治疗增加了难度。但我们全家人紧紧团结在一起，齐心协力克服重重阻碍，在这条"阻且跻"的道路上一走就是11年。

医生给出的治疗方案是先手术切除一部分肺叶，再进行化疗。听说要手术切除一部分肺，父亲有些担心，觉得器官被切除会不会影响生命和生存质量。医生很耐心地对父亲解释，我和姐姐也在一旁鼓励父亲，最终父亲愿意接受这个手术。在手术顺利完成后，还有几次化疗在等着父亲。看着父亲承受着许多化疗带来的痛苦和副作用，我和姐姐都十分心疼，但又不能代替父亲承受痛苦，只能在别的方面多帮帮他。

后来，在医生推荐下，父亲开始服用靶向药进行靶向治疗。我和姐姐一心只想让父亲再多陪我们几年，尽管药物昂贵，也没怎么犹豫和纠结。

2020年春节，本该是万家团圆的吉祥日子，但我们家的气氛却不太愉悦：父亲的检查结果显示发生了癌细胞脑转移，只能进行脑部X刀治疗。在两次X刀治疗后，脑部癌细胞得到了一定的控制，但还是需要抗肿瘤治疗进行巩固。父亲又走上了痛苦的化疗道路，但他一直以惊人的意志力坚持着。

■ "抓紧剩下的日子多和你们相处也是好的"

在艰难的抗癌过程中，人总要有一个精神支柱，才能够坚持下去。这个精神支柱就像是一盏明灯，驱散癌症患者心中的阴霾，为他指明道路。在父亲辛苦的抗癌道路上，我们姐弟和母亲都给了他许多关心和照顾。他说我们就是他的精神支柱。

父亲是一个热爱生活的人，年轻的时候在部队服役，练就了强大的意志力。这样一个要强的人不希望事事都靠别人帮忙，所以我们姐弟俩只是在力所能及的范围内为父亲找来最好的医疗资源，在自己工作不忙或节假日的时候多陪陪父亲，和他说说话、聊聊天。父亲说："你们能抽空来看看我，我就已经知足了。抓紧剩下的日子，多和你们相处也是好的！"

如今，我经常带儿子回去看父亲。父亲也十分喜欢这个可爱的孙子，他曾说过自己最大的精神支柱就是孙子。都说小孩子是最能治愈人心的，我儿子也最能安抚父亲。父亲看着自己的孙子一天天长大懂事，从牙牙学语到已经能响亮地叫一声"爷爷"，便越来越希望自己能够多陪陪孙子。

母亲是陪伴父亲最多的人。他们互相扶持走过了半生，如今又共同面临一个难题，但他们有信心一起跨过这道坎。听说癌症患者需要营养补充，母亲就找来各种菜谱，挑营养搭配最均衡的给父亲做。特别是化疗和放疗期间，父亲胃口不太好，母亲就换着花样地给他做好吃的，就为了让他多吃一些。母亲总是鼓励父亲："一定要坚持下去，一切都会好起来。"

温暖的陪伴让父亲本就坚定的内心更加勇敢，就算经历痛苦的化疗，也愿意坚持下去，不断努力前行。一家人的互相扶持，终能让我们走出阴霾，走向希望。

■ 铁血汉子的另一面：温暖病友，侍弄花草

当过兵的父亲一直都是铁血汉子的形象，这次在病魔面前，他依旧是一副宁死不屈的模样。他十分喜欢交朋友，在治病过程中他结识了不少朋友。父亲平日里总喜欢帮助病友，他每次都会把自己的抗癌经验完全分享给别人，希望他抗癌11年的经验能为别人带来一点帮助。

父亲总是鼓励病友多锻炼，只要能动就一定要多动，运动不但能让自己浑身都舒服，还能增加免疫力。父亲自己十分注重锻炼，因为近两年打针导致心肺功能下降，平时锻炼就只能散散步。父亲告诉我："散步能让我静下心来想一些事情，不会整天沉浸在对疾病的焦虑之中，这也是一件好事。"

在病友们的眼中，父亲一直是一个热爱运动、热爱生活、乐于助人的人。住院的时候，一般都是两三个人一间病房，很多癌症患者的病房里都是沉闷的，充满不安和失望。但是每次我进父亲的病房，扑面而来的都是欢乐。他

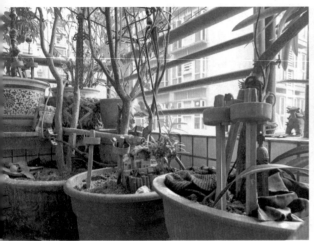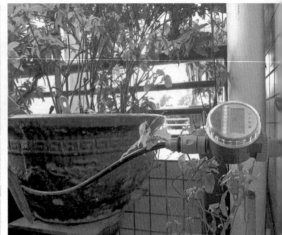

儿女为王正购置的灌溉装置

会说笑话逗病友，也会给他们讲自己坚持抗癌11年的心理过程。病房氛围很好。

父亲很喜欢自己动手做一些东西。他养了一屋子的花花草草，让我帮他买自动灌溉的装置，自己动手组装。回家看望父亲的时候，一定会看到他站在那一片鲜艳的花草面前，精心侍弄着那些植物，为它们修剪枝丫。父亲喜欢看着这些花草踱步，他说："看着这些鲜活的植物，总是能让我感受到生机勃勃，抗癌的希望都会多一些。"

医学聚焦

对于有EGFR突变的晚期非小细胞肺腺癌，靶向治疗与化疗＋抗血管生成抑制剂联合治疗及维持治疗交替，能带来长期生存。

在全身药物治疗的同时局部出现进展的情况下联合放疗，可控制病情的发展，同时注重不良反应的处理及积极支持治疗，可增加患者的耐受性，提高生活质量。

与妻子快乐相守，就是对她最好的弥补

【患者档案】兰姨　女　62岁　肺腺癌8年
【被采访人】丈夫
【治疗地址】佛山市第一人民医院

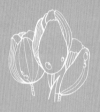

■ "你要是心疼我，就把烟戒了"

年轻时的海叔从事销售工作，那时候的人最爱在饭桌上谈生意，因此一个星期下来，他总有三四天在外用餐，中间总少不了有人给他递烟倒酒。拒绝过几回后，客户的脸色也不好看。最终，他学会了抽烟。

一开始是为了工作，到后来已是烟瘾难戒。兰姨劝也劝过，骂也骂过，他每回嘴上应着要戒，转身又抽上了。随着年纪渐长，他也成了亲友口中的"老烟枪"。抽烟的危害他自然是知道的，奈何几十年的烟瘾早已深入骨髓，每当发作起来就觉得抓心挠肝，坐也不是，站也不是。

"咳咳……"

自从海叔染上抽烟的习惯后，家里常常能听见兰姨被烟呛的咳嗽声。但这回不一样，兰姨的咳嗽似乎已经持续了好些日子。

"阿兰，你这咳嗽好像挺久了，对吧？"海叔问。

兰姨一直没把咳嗽放在心上，跟海叔一起生活了几十年，她早已习惯了那一片烟雾弥漫。现在听他这么一问，她才惊觉这次咳嗽好像已经持续一个多月了。

海叔有点担心，他掐灭手里的烟头，决定第二天陪兰姨去医院一趟。

第二天，兰姨被海叔半拉半扯地来到佛山市第一人民医院，她始终觉得一两声咳嗽不是什么大事，每年五月春夏交替时节总有那么一遭，海叔不过是小题大做。

"来都来了，你就好好检查一下吧。"海叔说。

接下来的检查耗了两人大半天的时间，海叔在等待兰姨检查的过程中又忍不住在医院门外抽了几根烟，以排遣心里的烦躁和不安。

一周后，检查结果出来了。他的耳边一直回响着医生说的话："您妻子患的是左肺腺癌IV期，并且伴随多发淋巴结右肺转移。"

IV期，也就是晚期，在海叔看来，这就是绝症。看着家里墙上挂着的日历——2013年5月，兰姨刚过了54岁生日。巨大的愧疚和悲伤撕扯着海叔的内心，他一动不动坐在沙发上，生怕一开口就忍不住大哭，甚至不敢看身旁的兰姨一眼。

"医生不是说可以化疗吗，你这个样子我还怎么安心治病？"兰姨笑道，"从前叫你戒烟你总不听，现在你要是心疼我，就把烟戒了，如何？"

海叔深吸一口气，把眼眶里的泪水憋回去，说："行，戒！"

■ 只恨自己不能替妻子承受所有的痛

确诊后的化疗有一定的副作用。每次看到兰姨呕吐、疲倦的样子，海叔都恨不得肿瘤长在自己身上，让自己为她承受所有的痛。

海叔戒烟后瘦了十几斤，不知情的人都以为生病的人是他。虽然海叔什么也不说，但几十年的夫妻相处，兰姨对海叔的了解更甚于自己。她对丈夫说："你看看自己现在的样子，丑死了。医生都说我的病情稳定下来了，你还哭丧着脸，别人不知道还以为你成了鳏夫了。"

"胡说什么呢，这话能乱说吗？"

海叔知道兰姨是在变着法子开导自己，但也确实如她所说，4个周期化疗下来，兰姨的病情得到了有效控制，他一直悬着的心才稍微放下了一些。

从确诊至今的8年光景里，海叔时刻不敢放松，他听说过许多癌症患者治疗后又复发的案例。在医生的专业治疗下，兰姨的癌细胞暂时沉睡了，但他不知道它们什么时候会卷土重来，或许明天、明年，又或许永远不会再醒来。未来的不可知总让他惶恐。现在他能做的，唯有定期陪伴兰姨复诊，闲余时或与她一起到郊外游玩，或爬山看日出，呼吸新鲜的空气。

时至今日，海叔依然觉得自己亏欠了兰姨，但他知道与其无尽地自责沉沦，倒不如与她快乐相守，过好未来的每一天。这是他对兰姨最好的弥补。

医学聚焦

对于驱动基因阴性的晚期肺癌患者，并不是无药可治，化疗对于相当部分的患者是有效的，并且大部分副作用是可以耐受的。患者经过联合化疗后，予单药维持化疗，疾病控制稳定至今。

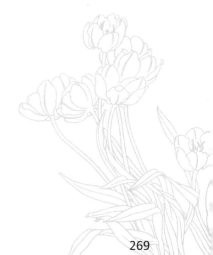

丈夫的贴心都在唠叨里

【患者档案】娇姨　女　61岁　肺腺癌5年
【被采访人】本人
【治疗单位】佛山市第一人民医院

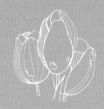

■ 医生说什么她都照做——能活着就好

　　2021年4月6日，娇姨如期来到佛山市第一人民医院"打卡"化疗。出发前，丈夫嚷嚷着要陪她一起去，结果被她"骂"退："别人都恨不得一辈子不进医院，你倒好，抢着要去。我又不是走不动，你去凑什么热闹，别娇情了，好好在家带孙子。"

　　去医院的那条路，娇姨不知走了多少遍。她轻车熟路地来到二号楼办理入院手续，再上九楼。这回与她同病房的是早前认识的一位病友，两人都是六十来岁的年纪，一见面就聊开了，谈谈最近的身体，聊聊家里的琐事，还不忘交流一下化疗针水带来的疲倦感。医生、护士来到病房，详细地询问了娇姨最近的身体状况，又聊了几句家常才离开。

　　"这里的医生和护士还是那么好，家人都没他们细心。"娇姨呵呵笑道。

　　"可不是。"同病房的病友说，"不然医院那么压抑，谁受得了。"

　　不一会儿，护士拿着针水进来，轻声询问娇姨的名字，为她消毒、留针口……为期大约一周的住院化疗就这样开始了。

　　或许是年纪大了的缘故，每次住院，娇姨总能想起从前的许多事。这回她想起了自己的老家肇庆广宁。前两天清明时，丈夫和三个儿子回去了一

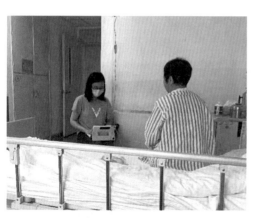

娇姨在佛山市第一人民医院接受采访

趟，那间简陋的砖瓦房还是老样子，在一栋栋新建的楼房中间显得尤为突兀。想当年要不是穷得实在过不下去，她跟丈夫也不会带着三个孩子来到佛山的工厂打工。原想着等赚到了钱，或者等老家发展起来了就回去，没想到这一走就是18年，最后把根也扎在了佛山，再没想过回去。她还清楚地记得，离开老家的那天刚好是1993年的劳动节。

来佛山后，娇姨和丈夫勤勤勉勉地工作，五口之家虽说不上富裕，倒也过上了殷实的日子。好不容易辛苦熬到退休，还没过上几年清闲日子，就碰上了这么个病。

2016年的中秋，别人都在欢乐过节，娇姨却因为咳嗽得太厉害不得不去佛山市第一人民医院看病，医生察觉到她的肺部体征异常，便让她做了CT等进一步检查，最终确诊为晚期肺腺癌。

每次问诊，医生都会很详细地向她分析病情，但她大都记不住，只知道肿瘤位于气管附近，不适合手术。基因检测也没发现合适靶点，不适合靶向药治疗。因此5年来都是靠化疗控制着病情。她向来是个听话的患者，医生说什么她都照做——能活着就好。

■ 病房里永远是欢声笑语

在医院的时候，二儿子打来电话，娇姨连忙接通："我都很好，在打针了……不用过来了，上班还跑来跑去，不累吗？我跟朋友聊得正开心呢，你就别来碍事了，等我出院带孙子来看我就行了。"

电话刚挂断，另外两个儿子和丈夫不约而同地发来微信：小儿子发来了

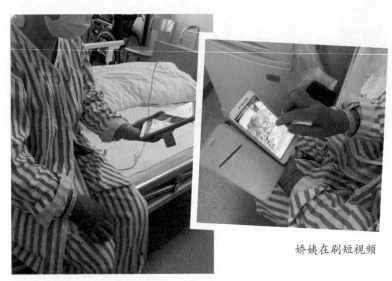

娇姨在刷短视频

娇姨在看孙女的照片和视频

自己女儿上学的照片和视频，娇姨看得眉开眼笑；那边大儿子又叮嘱她好好休息，晚上就过来探望她，"三十几岁的人像个老头子一样唠叨。"

化疗期间，娇姨的丈夫发来语音："我跟你去医院你又不让，你就是什么都不听我的才生病，说你两句就顶嘴。我给你煲了汤，今晚送进去给你，家里那些花花草草我给你浇水了，你少操心，我还没你那些花草金贵呢！你别到处乱跑，刷刷短视频，好好听医生的话……"

丈夫嘴里总是唠唠叨叨，手上却做着最贴心的事：为娇姨煲汤、做饭、洗衣服、浇水……病友都说："刀子嘴豆腐心，说的就是你那老头子。"

"我都习惯了，他就是嘴巴痒，少唠叨一天都不行。"娇姨笑着摇摇头，又回头问病友，"你进来多少天了？什么时候出院？"

"我都住院一个星期了，这针打完，今天下午就出院了。"病友说。

娇姨不由得羡慕，"真好啊，回去了好好休养，身体健康，咱们出院后约！"

"行！"病友乐呵呵地说，"我等你出院，大家都要身体健康。"

两人欢笑声不断，似乎都忘了这是在肿瘤科的病房，而自己是癌症患者。疾病的阴影在这里从来都不曾见过。

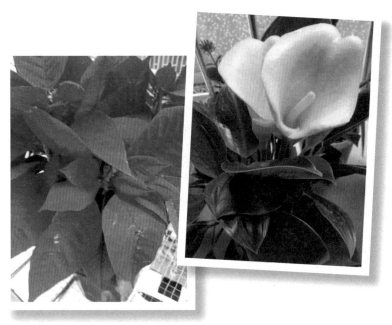

娇姨惦记的"宝贝"花草，丈夫都替她悉心照顾着

医学聚焦

患者为驱动基因阴性晚期肺癌，通过化疗、免疫治疗，获得长期生存，而且保持较高的生活质量。

面对癌症，我们从未停止追求幸福的脚步

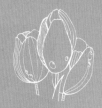

【患者档案】林永　男　66岁　肺鳞癌20年
【被采访人】女儿
【治疗单位】广州市番禺中心医院

在组建自己的家庭前，我与父母还有比我小三岁的弟弟一直过着平淡幸福的生活。20年前一场突如其来的大病降临在父亲身上，打破了我们家的宁静。20年间，我们一家四口经历了面对癌魔的惊慌、治疗的艰辛、母亲离世的悲伤，但从未停下追求幸福的脚步。

■ 家里唯一的经济支柱倒下，我常看见父亲独自出神

我父母年轻时是工厂里的普通工人，后来积累了一点经验和人脉，两人自己出来创业，从卖布开始做起。那时候恰逢改革开放，父母赶上这一利好政策，生意很快开展起来。

我至今仍记得母亲怀着我弟弟时，挺着圆圆的肚子把厚重的布匹扛在肩上拿到市场上去卖，长年累月的吆喝让母亲原本清脆的嗓子变得沙哑。而我父亲则往返于虎门和番禺两地，负责洽谈业务，有时候好些天才回家一趟。

两人的辛勤付出得到回报，家里的生意越做越大，从一家店变成两家、三家，我跟弟弟也过上了富足的生活。

回想起来，那是我们一家最幸福快乐的日子。但生活不会永远一帆风顺。那时我们不曾想到，一场噩梦已经悄然临近。

父亲有抽烟的习惯，我不止一次地"吐槽"他身上的烟味臭，"勒令"他戒烟，但他所谓的戒烟不过是从一天两包的量减少到一天一包，再后来我已无力"吐槽"。

2001年1月，从虎门出差回来的父亲跟朋友聚在一起喝茶，其间说起这十来天一直咳嗽不停。朋友告诉他连续咳嗽还是要多加重视，父亲这才到广州市番禺中心医院详细地做了一次检查。

正是这次检查改变了我们的生活——父亲被诊断出"左肺鳞癌"。

消息传回家中，我们都懵了。20年前，在人们的普遍认知中，癌症是不治之症。那一年父亲才46岁，我读高三，弟弟才读初三，早些年家里的生意稳定后，母亲也已回归家庭。如今家里唯一的经济支柱突然倒下，对我们而言如同整个家庭坍塌。母亲失声痛哭，父亲却没有外露任何情绪，但我想他大概也是难过的。那段日子里，我常常能看见他独自坐着出神，背影萧索寂寥。

■ 艰难抗癌，我们一起努力

2002年11月，父亲开始出现左胸部肋骨痛，经广州市番禺中心医院检查，提示左侧肋骨、右侧股骨下段多发骨转移灶，进行右侧股骨病灶活检后，确诊为癌细胞骨转移。在曹主任的安排下，父亲开始了漫长的抗癌之路。

最初的治疗完全说不上"自在"，父亲不得不忍受化疗带来的恶心感。还记得有一次，父亲坐在沙发上看电视，突然间站起来，匆忙跑到洗手间，随后从里头传出一阵呕吐声。我赶紧跑过去，只见他双膝跪地，踮着脚尖，一手扶着马桶边，一手撑地，俯身呕吐。好一会儿后，他无力地坐在地上，看见我站在门外，苦笑道，"刚吃下去的都给吐出来了。"

"那就再吃。"我不假思索地回答。

"吃了还是吐。"

"还是继续吃，你总得吃东西啊。"

多年以后，我有了自己的家庭，怀着孩子孕吐时，才终于知道自己当时跟父亲说的话是多么的天真，也才真正体会到那时候的父亲有多么的不容易。

父亲病后的身体状况不允许他继续劳碌，生意无人接手让他愁眉不展。这时，还年少的弟弟提出辍学接管生意。父亲一开始没同意，他认为这个年纪的孩子应该以学业为重，不能因为自己的缘故耽误了他。后来弟弟多次坚持，母亲看到父亲整日忧思，加之弟弟素来不爱学习，学业功课与优秀绝缘，便加入了游说的行列。最终，父亲同意让弟弟初三毕业后出来工作。

弟弟学习成绩虽然不理想，但头脑灵活，擅于交际，父亲教过他的东西，他基本上一学就会。很快，他就把整盘生意处理得有声有色。

父亲终于能安下心来养病，这让母亲暗暗松了一口气。

为了能让父亲吃下东西，母亲想尽了一切方法。每逢父亲感到饿时，触手可及的都是好吃的。她总会贴心地在熬好汤时盛起半碗放在桌上放凉，等父亲有胃口时，从保温锅里再舀上半碗热腾腾的汤混在一起，入口的温度刚刚好。

在母亲无微不至的照顾下，父亲走过了最艰难的时光。尽管治疗的过程并不轻松，但依然取得良好的成效，肿瘤得到了有效抑制。只是我们依然不敢放松，在2001年1月到2010年12月期间，父亲的病情经历了多次的转移复发。每一次，曹主任和父亲的主治医生黄副主任都能准确地调整治疗方案，让我们一次又一次渡过难关。

那10年间，父亲清楚记得他一共进行了105次放疗。他的背上留下了一片浅褐色的印记，那是他那10年里不断与癌抗争的"见证"。

■ 心存希望，拥抱生活，幸福不止

2010年12月，父亲在广州市番禺中心医院进行了肺部病灶放疗，后来定期复查，病情稳定。我们很幸运能遇上曹主任、黄副主任的医疗团队，在20年前那个治疗手段有限的年代里，他们凭借着专业的医疗技术一次又一次把父亲从悬崖边拉回来。如今父亲已实现了临床上的痊愈，他与曹主任之间也建立了一段超越医患关系的友谊。至今，他仍不时到医院"探班"，曹主任每逢见到他总笑道，"看到你来就高兴。"

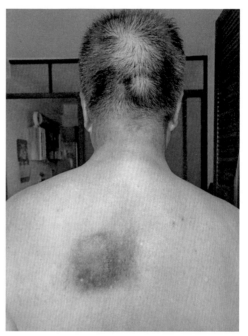

父亲背上的放疗印记

我想，这大概是因为父亲的治愈也给医生团队带来了欣慰和成就感。

那些年，生活依然给了我们许多的考验。

2009年，母亲因病去世。失去母亲，是继父亲患病后我们所承受的又一重大打击。父亲变得沉默寡言，常常一人坐着发呆，仿佛一下子回到他刚确诊的时候。我不敢在他面前表现出难过，担心勾起他的情绪，影响他的身体，实在无法忍受也只敢躲在房间里偷偷哭泣。

一段时间后，我们渐渐走出母亲离世的悲伤，但我知道父亲并不开怀。庆幸的是，几年后，父亲再次遇上能让他敞开心扉并给予他细心照顾的伴侣。缺席良久的幸福再次回到我们这个家庭。

古人云："天将降大任于斯人也，必先苦其心志，劳其筋骨，饿其体肤，空乏其身。"我们是凡人，也许无法承担大任，但过好日常的生活亦当

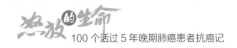

如此，只有经历过坎坷波折、千帆过后仍能心存希望、拥抱生活，才有资格接受生活给予我们的幸福。

医学聚焦

诊断局部晚期鳞癌用标准的同步放化疗获得接近完全缓解，后来发现局部复发和肋骨和右股骨转移（病理证实）改用夹心化疗后放疗再化疗的方法加上应用护骨的治疗获得完全缓解。9年后局部第二次复发仍然采用传统标准的放化疗获得完全缓解。现缓解超过11年。该患者只是用过最传统的标准化疗和放疗，没有用过免疫和抗血管生成的靶向治疗，仍然获得超过20年的总生存。说明放化疗对于晚期肺癌是最基本的，肺鳞癌骨转移可以当作另外一个器官受侵，积极处理（放疗或者手术或者其他的局部治疗方法）可以获得很好的效果。

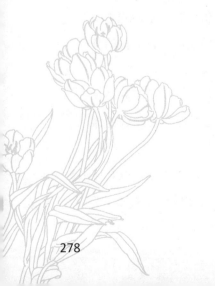

亲情是手中利剑，助他痛击苦难

【患者档案】张硕　男　50岁　肺癌6年
【被采访人】患者夫妇
【治疗单位】中山大学附属肿瘤医院

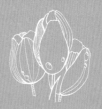

　　无论面临什么样的困难，只要身后有家人支撑，困难都会被打败。在这场抗癌战斗中，张硕在家人的陪伴下，一步一步走出了原以为不可能走出的深渊。

　　"我妻子是一个比较理性的人，从确诊肺癌到现在，这么多年来，一直都是她在支持着我，照顾着我，我真的很幸运，我的家人是我最大的支撑！"张硕说。

■ "最放不下的，是我的家人"

　　2015年，张硕在单位的安排下参与了体检。本是一次平常的体检，张硕却在胸片检查中被查出了问题。

　　"X线照出来，医生说我可能得了肺癌，当时我以为是医生看错了。"抱着消除顾虑的心态，张硕前往医院再次进行了检查，但奇迹没有发生。

　　在得知自己患癌的那一刻，张硕的脑海里首先想到的不是自己的生命，而是家里还在上一年级的孩子。

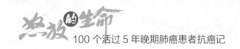

张硕自己在一个普通的公司上班，妻子是教师，一家人的生活平凡而幸福。而现在，一切都成了未知数。"最放不下的，是我的家人。突然得了癌症，家庭的负担立刻就来了，一下子不知道应该怎么办了。"

在张硕绝望之际，妻子鼓励他："这个时候，我们只能接受治疗。"张硕在妻子的鼓励和医生的建议下，接受了右上肺肿瘤根治术。当时实施手术的王教授告诉张硕：手术很成功，但还是要定期复查。

出院后，张硕的肺部基本上没问题了，一家人的生活重新回归平静。

■ "面对癌症脑转移，我变得更加从容"

正当张硕以为癌症已经离自己远去的时候，坏消息再一次不期而至。

"那时候我刚吃了一年中药，感觉自己的身体状态已经恢复得差不多了，就回到了工作岗位。但是从2016年9月开始，我感觉自己的手臂很麻，当时我没有很在意。我们一家人一起去旅游，回来之后，那种麻传递到了全身。"次年3月，张硕感觉这种麻木和疼痛已经让自己难以正常生活，于是他回到医院再次检查，而这一次病情更严重了——脑转移。

"再次面对，我反而变得更加从容。"张硕说，有了之前的"斗争经验"，这次检查出来之后，自己立刻调整状态接受治疗。放疗科的胡主任安排张硕先服用靶向药进行控制与治疗，之后再安排他进行立体定向放疗。

"本来要做全脑放疗，但是胡主任会诊后，决定给我做立体定向放疗，我感觉放疗的效果还是很好的，也很感谢胡主任，为我费了很大的心思。"放疗的结果很理想，治疗七八天后，张硕已经可以下床走路了。

这一次放疗之后，张硕慢慢又重新回到了正常生活中，但是平时自己承受的痛苦，只有张硕自己心里清楚。张硕已经适应了与病魔之间的缠斗，他也清楚地知道，他的身边，有尚未长大的孩子，有悉心照料自己的妻子，还有一直关心自己的医生……他必须变得更加勇敢。

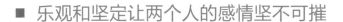

■ 乐观和坚定让两个人的感情坚不可摧

2018年，张硕接受了伽马刀治疗；2020年，张硕头晕加重，开始服用第三代靶向药。面对一次又一次的治疗，张硕一家都慢慢适应了与癌症长期相处，从病痛的阴霾中慢慢走了出来。

"我是一个比较懒的人，很多事情都是我妻子推着我去做：手术、吃药、检查，都是妻子督促我去做。她是一个很镇定的人，从来没有因为我的病情在我面前哭过。我很幸运有这样的妻子，她给了我一直走下去的勇气。"张硕说。

张硕的妻子认为，是丈夫一直在坚持，一直没有放弃，才让自己也变得越来越坚定。"很多时候都很艰难，但他身上的乐观与坚定也带给了我不断坚持的勇气。一步一步走来，两个人之间的感情、这个家庭，都变得更加温馨，更加坚不可摧。"

随着抗癌药物不断被纳入医保药品目录，张硕一家的医疗费用也降低了。一切都在慢慢朝着好的方向前进，夫妻俩对未来充满信心。

在6年的抗癌历程中，亲情一直是张硕手中的利剑，帮助他不断给予苦难以最猛烈的痛击。

医学聚焦

患者肺癌根治术后继发脑转移，靶向治疗联合脑放疗获得6年长生存。在精准治疗时代，靶向药物的进步及放疗技术的进步为驱动基因阳性的肺癌脑转移带来了划时代的疗效进步，精准的药物联合精准的放射治疗给此患者带来了很好的疗效和较长的生存。

爱情和摄影，让他找到了自我治愈的力量

【患者档案】艺叔　男　71岁　肺腺癌6年
【被采访人】患者夫妇
【治疗单位】佛山市第一人民医院

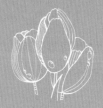

■ 从高光时刻到至暗时刻，他安慰妻子：既来之，则安之

　　2015年1月，在单位的职工体检中，艺叔的报告显示：肺部异常。进一步检查后确诊为左下肺腺癌并胸膜转移。消息传回家中，这个家的欢声笑语随之戛然而止。接下来几天，家里谁也不敢提起艺叔的病情。确诊后，艺叔辞去单位的工作，把时间留给自己和家人。艺叔心里清楚，人生漫漫数十年，生老病死应释然，眼下家人才是他生命中最重要的部分。作为妻子，莳姨显得更为惊慌失措，"退休后的这几年才是他真正的高光时刻，事业顺利，家庭和睦，此时却迎来如同'死亡认证'的确诊通知，除了害怕外，我真的是深深不忿。"艺叔却笑着安慰莳姨：既来之，则安之。

　　从丈夫确诊到治疗，莳姨抹干眼泪，与他一路同行，努力让自己陪着他重新笑起来。没过多久，家里的欢声笑语重新响彻每一个角落。

■ "只要一拿起相机，就什么都忘了"

　　艺叔身上其实一直流淌着与生俱来的艺术细胞。年轻时上山下乡那会儿，他负责文艺工作，接触到音乐、美术领域，由此对艺术产生了浓厚的兴

趣。后来他到单位工作，闲暇之时他会拿起相机四处拍摄，用镜头记录世间百态。当患癌成为不争的事实时，艺叔在一次次摄影中找到了自我治愈的力量。2019年，他和苒姨一起飞往东欧游玩，其间相机从不离身，拍下许多异域风光，也化解了家人因他病情而萦绕心间的愁绪。

"治疗的时候会有一些副作用，不过我遇到不舒服的时候就出去拍照，让自己有个精神寄托。只要一拿起相机，我就什么都忘了。"艺叔说。

照片是岁月的书签，艺叔记录下一草一叶、一花一木的万千世界，也记录下他的抗癌岁月。在他的镜头下，世间绚丽多彩，与此相比，所有的病痛微如尘埃。怀着豁达开朗的心境，艺叔在抗癌的路上走过了6年。这6年里，苒姨一直守在他的身边，不离不弃。

"对我帮助最大的是我的妻子，她对我照顾得非常周到。我的衣食住行，她全包在身上。我们的孙子年龄尚小，现在一家人住在一起，除了照顾我外，她还要照顾孙子——所有的时间都放在了我们身上。因为治疗的副作用，我常常没胃口吃东西，加之牙齿不好，所以要做适合我吃的东西特别困难，但她从来没有怨言，默默地想尽办法为我调理。"艺叔对妻子的感激难以言表。

但苒姨觉得，自己为丈夫所做的一切都微不足道。"很多朋友都在关心、帮助他，尤其是佛山市第一人民医院肿瘤内科的邓主任、张主任和医护人员，他们总是对他这个爱提问题的患者保持耐心，鼓励他战胜病痛。多亏了医生们的用心，他才可以在这几年里继续发展自己爱好的摄影事业。"

2020年，因为疫情，艺叔隔离在家，不能外出摄影。加之骨质增生、腰椎间盘突出等一系列老年病，他只好天天躺在床上休养。那段时间，他的精神迅速萎靡，身体也很快垮下来。

疫情过后，苒姨陪着艺叔再次走出家门。尽管艺叔如今身体不如从前，但他依然乐观。除了积极配合医生的治疗外，他也会通过一些简单的锻炼来增强体质。他相信，只要能重新拿起相机，自己就一定能恢复。

回想两人共度的数十年，苒姨认为艺叔是个能创造奇迹的人。工作中，他能力突出；退休后，他以业余摄影师的身份得到了业界的肯定，拿下佛山

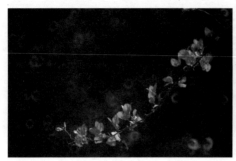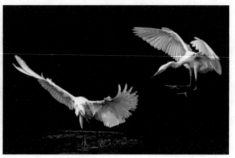

艺叔的摄影作品

当地的多个奖项，摄影作品还经常登上报刊；即使患上癌症，他也顽强地走过了6年。

■ "您陪我慢慢变老，我陪您创造奇迹"

为了帮助艺叔康复，苒姨在2021年春节前准备了一张轮椅。每次和艺叔一起出门，苒姨便一手推着轮椅，一手牵着艺叔，一起散步，艺叔累了就让他坐在轮椅上。苒姨告诉艺叔："天气好的时候，咱们就争取多出去走走，呼吸新鲜空气。可以走走停停，有什么想拍的就站起来拍，我推着你往前走。"

艺叔的摄影梦，苒姨用心守护着。"您陪我慢慢变老，我陪您创造奇迹。"2021年情人节，苒姨亲笔写下这句爱的誓言，送给相伴一生的丈夫。

您陪我慢慢变老，我陪您创造奇迹。

苒姨为艺叔亲笔写下的爱情誓言

医学聚焦

患者为EGFR突变晚期肺癌，第一代靶向药控制疾病3年后出现耐药，改用第三代靶向药，继续有效控制肿瘤。

第六篇

「80后」书写的生命奇迹

——谁说高龄患癌就得放弃

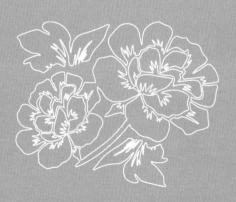

勇敢抗癌13年，八旬老人总结营养菜谱

【患者档案】周女士　女　85岁　肺癌13年
【被采访人】本人
【治疗单位】广东省人民医院

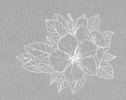

今年已经85岁的周女士，依然精神矍铄，13年前，她被告知患上了肺癌。从此，她在医生的帮助下，针对自己的情况制订合适的康复计划，用自己的勇敢和坚守书写了令人感动的生命奇迹。如今已经过了13年，她不仅活着，而且活得滋润、快乐。

■ "我必须让自己活下来，还有很多事要完成"

2008年7月，当时已经72岁的周女士跟团去四川旅游。旅途结束回到家后，她发现自己总是咳嗽，身体很酸很累。一开始周女士认为可能是旅途劳累，身体疲惫，再加上环境变化引起的，想着歇一歇就能恢复，但一直不见好转。她去当地卫生院检查，条件有限，只做了X线，医生已经发觉不太对劲，但不敢确认，让她尽快去省城大医院做个详细检查。

在儿子的陪伴下，周女士到医院检查，一照CT，竟发现是肺癌。周女士不愿意相信这个结果，又去了广州的一家医院，做了全身详细检查，这一次周女士不得不认真面对诊断书上的"肿瘤"两个字了。

回忆当时的情景，周女士说，她身体不错，以往体检也没发现异常，平

时也经常锻炼，晚上跳舞，还喜欢旅游，日子过得悠然自得，没有任何不健康的习惯，怎么就得癌了呢？

虽然不愿意相信事实，但与多数人刚得知患癌时的心理不同，周女士在接受了事实之后，就对生死摆明了一个态度。

她没有怨天尤人，不去想"我这样的人怎么就得了癌"，而是想她应该怎么办，该寻求怎样的方法去渡过这个生命的难关。

"我必须让自己活下来，因为还有很多事情要完成。"周女士说。

■ 和医生统一战线，主动学习，外行变内行

对于癌症的治疗，选对医生非常重要。

周女士说，自己有幸碰到了对患者极其负责的杨主任。她不像有些患者，觉得自己住进医院就万事大吉了。她总是积极地与杨主任沟通，询问自己的治疗和检查情况，不主张过度治疗和无效治疗。

在治疗期间，她不断挖掘自己的生命潜能，主动吃，踏实睡，不娇气，勤锻炼，看得开，放宽心。

大概是以前生活积累下来的习惯，她从来不把希望寄托在别人身上，哪怕是治病。有些事情需要医生去做，而意志力却只能靠自己，只有自己积极主动地参与到治疗当中去，才能有更好的效果。虽然周女士对癌症的发病原因和治疗过程不明白，不了解，但是她总是能主动学习、交流和请教，由外行变内行，从无知到熟知。

周女士这种积极主动的态度，为她后来的治疗提供了很好的精神支持。

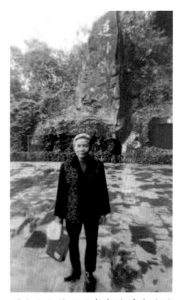

周女士仍然兴致勃勃地外出旅游

■ 癌症复发转移依然有耐心，"没有理由不为现在的日子而庆幸"

在顺利结束了手术治疗之后，周女士就回到家里继续生活。根据医嘱，她还是定期回医院做各项检查。

从第一次去医院时找不到方向，到后来去医院成了"家常便饭"，周女士在医院里见识了人生百态：有病情比她更严重的病友一路"过关斩将"，活了十几年；也有人一走进医院的门就觉得焦虑万分，甚至情绪崩溃；还有人因为长时间等候检查而心情焦躁，怨天尤人……

周女士说，自己很幸运，从治疗到后续检查，基本都很顺利，她庆幸自己遇到了很多好医生和好护士。

就这样过了8年。直到2016年的一次复查，周女士又被检查出异样，随后又被要求继续定期复查。2017年，她被确诊为肿瘤淋巴结转移。经历过了第一次的治疗，周女士如今早已经对癌症有了充足的准备和应对了。

这一次医生建议放疗，一做就是33次。好在相比于其他人做完后出现特别重的反应，周女士每次做完身体反应都不大，也让这33次放疗并没有想象中那么难熬。

幸运总是会垂青那些在逆境中仍然保持平和心境的人。周女士说，自己很想得开："治疗的过程是漫长的，必须要有耐心。每当等待检查的时间太长，或是在生活中遇到烦心的事，想想大手术和这么多次放化疗都扛过来了，没有理由

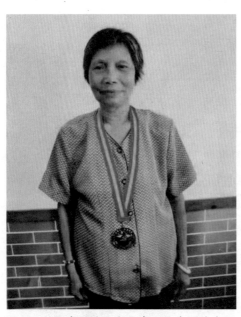

周女士说，幸运总是会垂青那些在逆境中保持平和心境的人

不为自己现在的日子而庆幸。"

■ 自己总结营养菜谱，术后合理补充营养

癌症患者在术后或者放疗之后经常会出现食欲低下等症状，如果营养得不到补充，患者身体就更难抵御疾病的侵害。因此，患者术后的饮食调理尤为重要。

在这一点上，周女士还特别为癌症病友们贡献了一个营养菜谱：

首先，要保证平衡膳食。食物尽量多样，以谷类为主；多吃蔬菜、水果、奶类、豆类或其制品，经常吃适量鱼、禽、蛋、瘦肉。

其次，要做到合理补充营养。生病期间，尽量吃清淡的、高营养的、易消化的食物，而且少量多餐，增强身体抵抗力，以耐受手术和化疗。

最后，少吃刺激性东西，比如烟、酒、咖啡、浓茶、咖喱、醋，以及辛辣、粗硬、肥腻、煎炸、霉变、腌制的食物。

医学聚焦

对于身体硬朗的老年患者，仍推荐积极、精准的抗肿瘤治疗。活检明确病理结果和基因突变，若敏感基因突变，使用靶向治疗；若PD-L1高表达，可使用免疫治疗，精准个体化进行抗肿瘤治疗，临床预后会明显改善。化放疗仍然是体能状态良好的局部晚期EGFR突变肺癌患者的标准治疗。该患者放疗进展后，接受了靶向药物治疗，疗效特别好，曾一度暂停了靶向药治疗近1年，生活治疗更佳。后来出现了缓慢进展，她再挑战先前用过的靶向药，仍然有效至今。

活到老学到老，孤身抗癌也应步履不停

【患者档案】苗长青　女　81岁　肺腺癌5年余
【被采访人】本人
【治疗单位】中山大学附属肿瘤医院

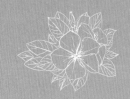

■ 多名亲人患癌离世，命运终于轮到我

2015年后半年，我被查出肺部有异常，因为之前做过甲状腺结节手术，术后是良性的，我便以为这次也是良性。我想着退休了，得趁身体硬朗赶紧出去玩，不然年纪大了就走不动了，于是不顾身体异常，依旧到外国玩了半年。

2016年元旦早上，我发现吐出的痰有血，当时以为是喉咙发炎，但七八天后还是没有好转，就到广州的医院就诊。经过支气管镜的检查，1月27日，我被确诊为肺腺癌。

我的母亲得了乳腺癌，一个妹妹得了肠癌，丈夫得了肝癌，小女儿得了胃癌，我的好几位家人都是因为癌症离世。丈夫确诊后2个月就离我而去，小女儿走的时候还差一周才满40岁。一个又一个家人因癌而走，让我备受打击的同时，也对癌症有一种深深的恐惧。

但不知道为什么，当患癌的命运终于轮到我时，我反而感到一丝平静。

■ 独自走上抗癌路

我被确诊时，家里正在办理移民，准备随女婿、孙子一起到英国与大女儿团聚。

我女儿在国外的银行工作，女婿则在中国人开的公司上班，孙子在国外读大学。因为我的病情，18岁的孙子错过了学校报到的时间，经过解释，学校才同意补录，改为下一年报到，这让他在国外白白浪费了一个学年。每次想起这事，我都挺惭愧的，如果学校当时不同意补录，那他又要重新考试，我就更加过意不去了。

始料未及的是，抵达英国没几个月，就在我以为可以顺利定居时，英国政府拒绝了我的移民申请。无奈之下，我只好一个人回国，独自走上抗癌路。

在中山大学附属肿瘤医院就诊后，我开始口服靶向药治疗。直到2018年12月，肿瘤缓慢进展，重新活检后基因检测，没有发现新的靶点，于是医生建议我参加临床试验，试用新药。

一开始听到"试验"两个字，在国外的女儿就不同意了。她认为我年纪太大，试验药物还不成熟，风险太高了。

但我看了不少新闻，国家在很努力地为我们癌症患者制造药物，以前一支免疫针要20多万元，还得跑到香港才能打，现在已经降至一万元甚至几千元了。这么一想，再加上医生的鼓励，我就决定进组试验，开始口服新的靶向药。

2020年4月，医生建议我接受化疗。传闻化疗很痛苦，所以本来我对化疗是很抵触的。但医生告诉我，现在的化疗比以前好很多了，他们有个90多岁的病人，化疗了3年，控制得很好。在医生的劝解下，我接受了多个周期的化疗。化疗的副作用比想象中要轻，而肿瘤明显缩小。我对这样的治疗结果很满意。

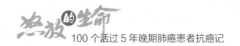

■ 不懂就问年轻人，"科技达人"学会看病的各项流程

虽然我已经81岁了，但除了腿脚微微有些不便、眼睛不太好使外，整体还算硬朗。就算家人都在国外，我也能照顾好自己。去医院的时候，我可以开电动轮椅，复诊时走路就用拐杖，随身带上老花眼镜和防晒眼镜，出门就没什么困难了。打针、做手术、进组试验……看病的各项流程，我自己都能搞清楚。

社会在进步，科技在进步，这么多年独自看病，我还学会了许多新技能。我学会了使用智能手机，能和女儿用语音聊天，这可比以前打国际长途电话好多了。手机支付等新技术我也学会了，遇到不懂的，就问年轻人，感觉自己也变年轻了。

癌症可怕，可恐惧的心态不利于病情。如今我渐渐消除了以往对癌症的误解，用不同于以往患癌家人的方式面对自己的疾病。桑榆非晚，活到老学到老，尽管生活艰辛，我也要一步步向前，哪怕步履蹒跚。

> **医学聚焦**
>
> 患者确诊肺腺癌时已是75岁高龄，靶向治疗进展后参加临床试验及接受化疗，目前已经81岁，病情仍控制稳定。高龄的肺癌晚期患者不是无路可走，高龄不是治疗的禁忌。目前靶向治疗、化疗和免疫治疗高龄患者同样可获益。相信医学，相信医生，根据高龄患者情况制订科学、合适的治疗手段，能让患者有较长的疾病控制期和较好的生活质量。

好好活着才对得起家人和自己

【患者档案】陈细均 男 80岁 肺癌9年
【被采访人】本人
【治疗单位】佛山市第一人民医院

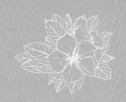

高龄患癌，承受不住放化疗的副作用，还要不要治？如果不能治愈，有什么办法能够延长生存期、提高生活质量？家住佛山的陈细均，在古稀之年罹患肺癌。治还是不治，是摆在他面前的一道难题。

■ 年纪大了，怕人财两空，他本打算放弃治疗

走过大半生的风风雨雨，到了安享晚年的时候，陈细均却遇上了一场前所未有的"风暴"。

那是2012年8月，水利局退休员工陈细均参加了公司一年一度的体检，发现肺上出现了一个无法确诊的黑点。在医生的建议下，陈细均转到佛山一家大医院做了CT检查，确诊为肺癌。

全家人都想不通：老爷子一辈子不抽烟、不喝酒，没有任何不良嗜好，饮食、生活都很规律，怎么会得癌症呢？他待人和善，生性豁达，每天都乐呵呵的，谁都想不到癌症会找上他。但人生哪有那么多道理可讲，命运有时就是这么无情。

考虑到自己年纪大了，也不想因为看病劳民伤财，给子女们添麻烦，到

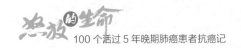
头来落个人财两空，陈细均本打算放弃治疗，但架不住全家人的坚持，最终还是在医生的建议下进行了手术治疗。

■ 找到靶点，病情控制住了

陈细均的手术很成功，手术后4个周期的化疗也顺利进行。

2015年他出现双肺转移，但幸运的是，通过基因检测找到了靶点，2015年6月开始靶向药治疗。陈细均的儿女都对他的病特别上心，虽然药价不便宜，但如果真有效，能减轻痛苦，花钱又算得了什么呢？但毕竟老爷子年事已高，身体能否承受得住？儿女通过多种渠道，多方了解药物的情况，找医生咨询，向患者打听，后来了解到很多患者吃了靶向药确实有效。跟老爷子商量之后，两相权衡，家人决定用药继续治疗。

担心老爷子舍不得花钱，家里人都宽慰他："咱家虽然不是大富大贵，但条件也不差，又不是用不起，试试看吧，万一有用呢？"终于说服了陈细均。

陈细均从2015年6月开始了用药，一段时间后，他明显感觉咳嗽少了。两个月后，医院CT显示病情基本稳定，看来药物起效了。病情没有恶化，一家人悬着的心放下了。陈细均的生活也基本恢复正常。

原想着得了这个病就听天由命，多活一年是一年，能有现在这样的效果，陈细均非常满意。虽然身体还是乏力、懒得动，但他坚持每天下楼活动，坐上公交车出去溜达一圈，有时也去打打门球。他不想整天躺着，呼吸一下新鲜空气，对身体也有好处，感觉累了，回家休息一下也就恢复了，生活已经能够自理。

■ 药价昂贵，医保利好政策打消了他的顾虑

过了半辈子的苦日子，现在生活好了，每个月退休金不少。但刚用靶向

药治疗那时，一个月需要约15 000元。这对于老两口而言，是一笔不小的开销，再加上老两口还有别的病，攒下来的养老钱几乎全用来治病了。

这个时候，国家推出了新政策，恰好陈细均使用的几款药物都在国家医保报销范围之内，这让他的心理负担一下子减轻了：经济压力小了，自己完全能负担得起，他吃起药来也心安理得了。"目前用药已经持续了八九年，多亏了国家医保政策的支持，我才能健康地活到今天！"陈细均感慨地说。

现在陈细均可以好好吃饭了，也基本不咳嗽了。最近去医院复查的结果显示，医疗效果非常好。陈细均也非常高兴："活到这把年纪了，得了病不想折腾，不求能治愈，能保证生活质量、延长寿命就行。用这个药效果好，我已经很满意、很知足了。"

陈细均是幸运的，也让更多的患者看到了靶向药在肺癌一线治疗上的潜力。随着临床医疗技术的推进，未来将有更多患者从中获益。

■ 饮水思源，总结经验赠病友

陈细均现在的精神状态不错，腰板挺直，声音洪亮，说话条理清晰，看上去一点都不像80岁的癌症患者。他用自己的经验给癌症病友提供了一些建议：

"首先，心态要好，别害怕，不要轻言放弃。人生不如意事十之八九，既然被癌症找上了，就要积极面对，把它当慢性病治，总能找到应对的办法。生性乐观，处世淡然，知足常乐就是我的制胜法宝。在医院的时候，有些病友想不开，家属还请我去开导。

"其次，听从医生的意见积极配合治疗。医生专业知识和临床经验丰富，可以根据患者的病情和身体状况制订合适的治疗方案。

"家人的悉心照料也很重要。自从得病以来，儿女为我忙前忙后，接送、检查、买药……全都安排得井井有条，让我觉得安心、舒心。有家人照顾陪伴，顺心顺意，得了病也能扛过去。

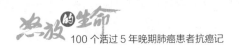
"最后，确保营养，合理运动，增强抵抗力。我知道要有足够的营养才能对抗肿瘤，所以吃好一日三餐，牛奶鸡蛋不断，米饭吃不下就吃些点心、馒头或者稀饭；尽量每天都出门遛弯儿，在力所能及的范围内多运动……"

如今，陈细均最大的愿望就是能够好好地活着，这样才能对得起老伴和儿女们这9年来对他的照顾。他也希望自己能多一点时间享受阖家幸福的时光，圆满地走完人生最后一段旅程。

医学聚焦

患者为EGFR突变晚期肺癌，应用第一代靶向药物就可以获得长期生存。而且，药物副作用小，患者虽然已经高龄，但对药物耐受性好，仍可高质量生活。

养病先养心，老父亲在阅读中找到心灵居所

【患者档案】谭兴　男　85岁　肺腺癌13年
【被采访人】女儿
【治疗单位】佛山市第一人民医院

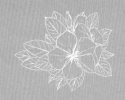

2008年，已经72岁的谭兴仍然在兴致勃勃地工作。退休多年，后来收到单位的返聘邀请，闲不住的他重操旧业，又过上了好几年忙碌的生活。那时候的他尚不知道，他和家人即将面临一个不幸的消息。

■ 老父亲身体发现"不定时炸弹"

2008年8月，单位进行职工体检，不久后收到的体检报告显示谭兴的右肺有异常。在当地医院医生的建议下，女儿谭楚带着父亲来到了她生活的城市——佛山，并前往佛山市第一人民医院进行更详细的检查。当时得出的结论只是肺部有多发病灶，未能正式确诊，因此医生建议多观察一段时间。

得知这一消息的谭楚心里很不安，虽然没有正式确诊，但她多少能猜出最坏的结果会是什么。父亲身体里长着这么一个病灶，就如同把一个"不定时炸弹"抱在怀里，时刻不得安宁。她甚至不敢把自己的猜想告诉父亲。在跟家人商量过后，她又带着父亲辗转到了广州的一家医院。结论跟佛山市第一人民医院一样：不手术切除进行活检，无法确诊病因。

谭楚果断决定：做手术。

2008年10月，谭兴被推进手术室，术后的病理报告证实，谭兴患的是肺腺癌。

尽管此前心里已经做了最坏的打算，但当真正确诊时，谭楚还是难以接受。"父亲不抽烟不喝酒，很自律，他们那一辈人都很注重锻炼身体。"她回忆起父亲发病前的情况，"父亲的生活习惯一向都很好。"

得到确诊结果后，谭楚一度向父亲隐瞒病情，她担心年迈的父亲无法接受这个事实。"但我想他自己心里其实是知道的。"

■ 战胜恐惧从克服无知开始

在亲友的劝说下，谭楚最终还是选择告知父亲。她努力让自己显得云淡风轻，用最简单的语言说出复杂的病情。意外的是，父亲没有她想象中的惊慌失措，倒是镇定得像是在听别人的故事。

手术后，谭兴即将要面对4个周期的化疗。他没有逞强，辞去了在湛江的工作，把时间留给了自己，专心治病。而谭楚为了方便照顾父亲，干脆把他接到佛山生活，同时让他在佛山市第一人民医院接受后续治疗。

"十几年来，化疗那段日子最为痛苦。"回想父亲十多年的抗癌之路，谭楚不由得心疼。当化疗药一滴一滴输进身体的时候，谭兴只是默默承受着这份痛楚。"父亲本来就不是十分壮硕的人，化疗产生的副作用让他胃口不佳，渐渐消瘦。"

与家人的担忧相反，谭兴倒是从确诊到后续的治疗一直都很平静，哪怕在最辛苦的化疗期间，也不曾听到他埋怨半句。他主动学习查资料，了解自己身体内发生的一点点变化。他在心中不断地给自己鼓劲，并坚信一切都将过去。

恐惧大多源自无知。或许正是因为知之甚深，在2011年7月的定期复检中发现癌细胞左肺转移后，他依然从容不迫，听从医生的建议接受各项检查。幸而后续的靶向药治疗使病情得到了有效的控制，家人一直悬着的心才得以安放。

■ 图书馆成了他的第二个家

自那以后，谭兴迷上了看书。谭兴是个知识分子，年轻时也热衷于学习，只是出来工作，有了家庭后，忙碌的生活让他甚少再捧起书本。生病后，他反而多了一样宝贵的东西，那就是时间。在阅读资料了解自己病情的同时，他在不知不觉间重拾了昔日的爱好。"父亲不喜欢到处走动，去图书馆是个例外。"谭楚说，"那里成了他在佛山的第二个家。"

谭兴热爱书籍，年轻时看书是为了增长知识，如今经历了大半辈子风雨，他在字里行间能找到一份从前没有的宁静。在他看来，文字的力量能穿透纸张，直达人心，抚平了他原本因病情而起伏不定的情绪。

徜徉在书海中，谭兴的抗癌之路不知不觉走进了第13个年头。这些年，他的心境一直平静如镜，不起波澜。"我们都曾惊慌、难过，但他完全没有。"谭楚说，"虽说父亲从来都是个沉着冷静的人，但我想他那份从容多少也是在书中养出来的。现在除了看书外，闲余时他还喜欢养花、弄鱼，这些都是他从前工作时没时间做的事。生病需养病，而养病先得养心，这道理他比我们更清楚。"

"这些年的日子就这么平静地过来了，要不是有那小小的药瓶提醒着，大概我们都会忘了他还是个癌症患者。"谭楚憧憬着，"父亲已经85岁了，我只盼着他能一直保持这份淡然，继续陪伴在我们身边。"

医学聚焦

患者为*EGFR*的突变晚期肺癌，应用第一代靶向药物治疗。患者虽然已高龄，但对药物耐受性良好，长期服药控制疾病，而且可以保持高质量生活。

退隐老空军，用田园生活打败病魔

【患者档案】李富林　男　83岁　肺腺癌8年
【被采访人】本人
【治疗单位】广东省人民医院

　　一处小院，一袭布衣，日出而起，日落而息。

　　2021年，癌症患者李富林开始了他的乡村田园生活，每天顺时劳作、休养生息，把自己的抗癌生活过成了时下都市人最向往的田园牧歌。抗癌8年，李老用这份闲适与平静，将病魔的阴霾从生活中彻底驱散，活出了岁月静好的样子。

■ 晴天霹雳，"恶魔"降临

　　如今的李老已经年逾八旬，但他精神矍铄的样子，让人难以想象他已经与肺癌抗争了8年。作为一名有着60多年党龄的老党员，他身上散发出来的正是一名共产党员的坚定和执着，也正因如此，他才得以在这场抗癌战争中取得胜利。

　　故事要从2013年的一次体检说起。那一年，已经75岁的李老因为牙齿出血，被儿女送到医院进行检查。当时家人也没太在意，因为李老平时身体还不错。当时医院对李老做了一系列检查，发现结果不是太好，马上建议他家人将他送到上级医院做详细检查。

　　医生这番话让李老家人顿时紧张了起来。儿女担心老人年纪大了接受不了，当时什么也没对李老说，就带着他去了广东省人民医院。经过一系列检查、拍片之后，得到了一个很不幸的结果：肺腺癌。

■ 坦然面对，寻医问诊

李老曾经是一名光荣的空军战士。

年轻时，李老报考的是被誉为最难通过考核的空军。当时需要他们在90秒内转45圈，感觉就像坐过山车一样。李老转完圈后从椅子上下来，脚踩在地上，感觉人是飘着的，头重脚轻。但就算是这样严苛的考验，他也顺利通过了。

1956年，通过考核的李老光荣地成为一名飞行兵，并在同年成为一名共产党员。此后25年，他搏击长空，保家卫国，还曾经在台湾海峡执行任务，用最无畏的方式维护祖国统一。他用实际行动践行着对党和祖国的誓言，把他的青春都奉献给了祖国。

尽管李老1982年就光荣退役了，但他坚韧不服输的性格，依然在他的身上体现得淋漓尽致。

当得知自己患癌之后，李老很快就收拾好了自己的心情，就像以前参军时面对过的一个又一个困难一样，直面它，战胜它。

李老说，儿女们都十分孝顺，为了让他接受最好的治疗，他们到处托人打听，得知吴教授是癌症领域的权威专家，就想尽一切办法去找吴教授看病。

吴教授的号非常难挂，而且也不能网上和电话挂号，只能到医院现场挂号。当时李老的儿女在网上查询到可以半夜挂号，于是半夜三四点钟起床，赶到广东省人民医院，等到快五点的时候，医院开门，他们赶在第一波挂到了吴教授的号。

吴教授看了李老的病情，也了解了他的身体状况，建议他服用靶向药进行治疗。于是一家人就按照医生的建议，开始了正规科学的治疗。

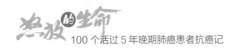

■ 隐居乡野，与癌共存

为了让身体尽快恢复，李老决定住回老家的乡村，过一过悠闲的田园生活，这一过就是8年。

乡野生活远离了城市里的纷纷扰扰，李老非常享受这样的生活。他相信他的身体也能感受到这份纯粹，让癌细胞不能得逞。

在乡下调理治病的日子里，李老基本只吃家里耕种的五谷杂粮，山间野果也是他的心头好，三餐不离野菜野果。

乡野生活给李老带来的不仅仅只有饮食的调整。

睡眠不太好的时候，李老会到周边的小塘边走走。有时候在池塘边一坐就是一整天，看别人钓鱼，自己脑中的一切烦恼好像都消散了，身体也感觉吸收了大量的负离子，自然睡眠质量也就提高了。

抗癌过程中，他从不自怨自艾，很注重自己精神状态的休养。闲暇之时，他还是喜欢读书看报。刚生病的时候，李老看了《癌症完全可以战胜》一书。书中一些观念对他影响很大，比如选择科学的方向比治疗更重要。癌

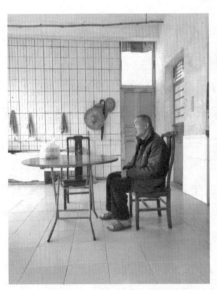
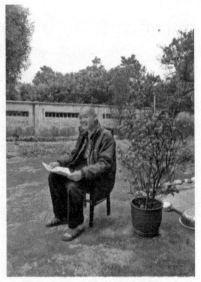

李老在安静的农家小院过着乡野生活

症说到底,不过是一种慢性病,稳定情绪,有想活下去的信念才是最重要的。他常说,最坏的状况不过就是与癌共存,那也要尽可能地去享受生命的美好。

就这样,李老一直在乡野间过着简单纯朴的生活,日子也非常充实。随着心情的放松,时间过得快了,身体也渐渐好了起来。

■ 癌症复发,卷土重来

癌症最复杂的地方就在于不知道什么时候又会卷土重来。

在乡野悠闲生活了2年之后,李老突然摔倒。经家人送医检查后才发现,癌症出现了脑转移。

医生检查后,建议李老服用靶向药进行治疗。有了前一次的抗癌经验,再次面对癌症,李老更加坚信自己会取得胜利。

对于一个80多岁的老人来说,这些治疗虽然强度不大,却也会让老伴和儿女感到心痛。但他却总是安慰家人,自己的这段经历可以给很多人打气,特别是那些饱受病痛折磨的病友。

李老常说:"不管生了什么病,人都应当活得有尊严。吃得下,睡得香,能开怀大笑,不管多苦都活出个人样来,不管多难都不能放弃和屈服——这,就叫尊严。"

从2015年复发转移到如今,杨主任在治疗上一直给予李老细致的关心和照顾。李老也非常信任杨主任,积极配合他的治疗。2020年,经过了3次基因检测之后,虽然一直没查出基因突变,但杨主任认为李老基因丰富,应该能找到靶点。后来通过检测,终于找到靶点,为李老安排服用靶向药。

这让李老和家人再次看到了希望。

■ 多方支援,渡过难关

在李老生病的这段日子里,除了他自己乐观的态度和坚定的信心支撑着他一路走来外，身边亲友和医护工作者的帮助也起了关键作用。

李老退休之前在检察院工作，多年来培养的良好党性，让他在工作中、生活上严于律己。哪怕退休了，他仍然是本着不麻烦单位的宗旨生活，身患癌症也不告诉以前的同事。之前，李老每个月都会去参加退休职工茶话会。生病之后，身体状况不允许他去了。同事们一打听，才知道他生病了。出于对老同志的关心，单位派车送他去住院、检测，年底的时候，单位还帮他申请困难补助，过年过节都会来慰问。这让李老感受到了温暖的关怀。

李老的居家生活都由老伴负责，老伴经常给李老准备营养配餐，让他能够有好的身体与疾病抗争。而每到需要去医院看病复查的时候，儿女都会主动陪着李老去医院。一家人其乐融融，也给李老吃了一颗定心丸，让他能够安心治疗。

当然，李老如今的状况也离不开广东省人民医院的医生和护士的全程关怀。无论是最早的吴教授和杨主任，还是后来经手治疗过的钟医生、江医生，都提供了无私的帮助。尤其当初在准备吃靶向药时，一家人都不太懂，都是江医生悉心回答他的每一个问题，让他安心吃药。有一次，李老因为突然内出血需要紧急手术，也是江医生推荐了优秀的医生来完成了手术。

正是因为有了这样一群将患者生命健康放在首位的医生，才有了李老如今的健康生活。

医学聚焦

EGFR基因敏感突变晚期肺腺癌患者，先使用第一代靶向药物，耐药后发生T790M突变后再使用第三代靶向药，这是经典的1+3肺癌治疗模式，使得相当一部分人从中长期获益。我们的回顾性研究结果显示，采用这个治疗模式的患者，5年生存率可达30%以上。该高龄患者的长期生存得益于这种1+3肺癌治疗模式。

老教师耄耋之年患癌：大半辈子都过来了，还有什么好怕的

【患者档案】唐芯　女　84岁　肺腺癌5年余
【被采访人】儿子
【治疗单位】广州市番禺中心医院

1937年出生于广州番禺的唐芯，在年轻时那一段称不上平静的日子里，仍然通过努力读书，成为一名光荣的人民教师，从此"唐老师"这个称呼，一直伴随她至今。

■ 她果断拍案："选择吃靶向药！"

20世纪70年代，乡镇学校都开设有劳动课，任课老师要带着三年级以上的学生到山间田地种树、除草、松土、施肥。老师还需要负责一部分农田种植工作。那时候的唐芯，做得最多的事就是带着学生或者独自一人弯腰在田里劳作。长久繁重的工作使她的腰椎严重磨损错位。那个年代的医疗技术有限，加之工作忙碌，唐芯的腰椎一直没有得到妥善的治疗。她退休后，腰痛使她无法长时间站立，迈入古稀之年后，她更是大部分时间与轮椅为伴。虽说行动不便，但从艰苦日子走过来的唐芯依然对如今清闲安稳的生活感到满足。

2015年11月，78岁的唐芯参加学校为退休老职工安排的定期体检。往常的体检除了一点高血压和腰椎问题外，其他一切正常。对于她这个高龄老人来说，她的体检报告算得上非常"漂亮"。这次却是个例外——她的右侧肺

部出现了阴影。广州市番禺中心医院体检科的医生随即建议她做CT检查进一步确认。

检查结果最终确认：右侧肺腺癌Ⅳ期。

咳嗽、胸痛等症状从未出现在唐芯的身上，因此得知确诊结果后，唐芯的第一个反应是，"会不会是误诊了？"——尽管她知道这可能性微乎其微。

再三确认后，广州市番禺中心医院的医生给出两个治疗方案：一、免疫治疗，疗效较好，但价格高昂；二、唐芯的驱动基因检测呈阳性，可选择靶向药治疗，副作用较小，但疗效和持续性未知。

过去的78年间，唐芯经历过风雨，也享受过人生，早已把生死看透。虽然热爱眼下的生活，但她不愿治病产生的高昂费用成为他人的负担，于是在家人尚未消化这一晴天霹雳时，她果断拍案，"选择方案二，那就吃靶向药吧。"

■ 结婚62年相濡以沫，"我能陪你一天是一天"

唐芯从容地接受医生的安排，离开医院后依然是该吃吃，该睡睡，似乎肿瘤跟她毫无关系。与她的从容相反，丈夫反倒显得忧心忡忡。

那一年，丈夫已经79岁，但他的身体依然健朗，每天饭后都能自己在小区的园子里走几圈。唐芯确诊的消息让他心生忧虑，两人的儿子成家后，老两口过着相互陪伴的日子——当然，大多时候都是丈夫在照顾唐芯，但60多年的感情让他甘之如饴。唐芯突然生了大病，让他意识到，万一唐芯真的走了，他一个人该怎么办？

唐芯笑着安慰丈夫："我们都活到这个岁数了，不知比多少人长寿，经历了那么多事情，大半辈子都过来了，还有什么好怕的。放宽心，我能陪你一天是一天。"

唐芯的乐观感染了家人，丈夫很快接受了这一事实，陪伴她开始了漫长的抗癌之路。幸运的是，靶向药治疗取得了良好的成效。不知不觉间，唐芯走过了5年多的抗癌历程。前些日子，唐芯和丈夫迎来了两人的62周年结婚纪念日。在儿子的操持下，一家人在外享用了一顿仪式感满满的晚餐，庆祝两位老人62年相知相守。

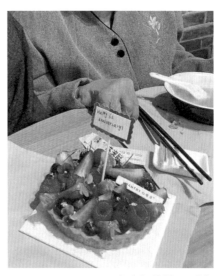

二老庆祝结婚62周年

对此，唐芯倍感庆幸。大多数癌症患者都要经历手术或化疗，不论疗效如何，当中遭受的苦痛都是难以避免的。但在唐芯抗癌的5年多里，除了靶向药引起的皮疹副作用外，这一让人谈之色变的疾病并未给她的生活带来多少改变。

■ 看电视，读报刊，"足不出户知天下事"

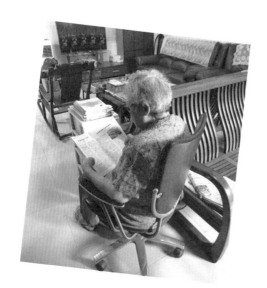

在家阅读报刊的唐芯

由于早年的辛劳，这些年行动不便的唐芯大多时间都是待在家里，但生活并未就此变得枯燥。

退休前，唐芯是一名政治高级教师，长年的职业习惯让她热衷于关注时事新闻和探究历史。在家里她做得最多的事情要么是守在电视前收看新闻，要么就是戴上眼镜捧着报刊安静地阅读，埋首在字里行间，不知不觉就过去了大半天。

从新闻里，她看到了国家对于

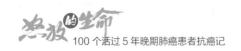

抗癌治疗的政策调整，感受着医疗改革带来的惠民利好。"足不出户知天下事"就是她退休生活最真实的写照。

2015年确诊肺癌后，唐芯开始口服靶向药治疗至今，期间定期门诊随诊及复查，病情稳定。2021年起，她所服用的药物也纳入了医保药品目录，医疗负担明显减轻。日子总会越过越好，唐芯仿佛忘了癌细胞的存在，或者说，她从来就没把这病放在心上。现年84岁的她，经历了大多数人难以想象的艰辛，无论生命的长度如何，她只愿余生，与丈夫一起守着这难得的岁月静好。

医学聚焦

初诊为右肺腺癌伴肺内和肾上腺转移*EGFR 21 L858R*点突变。应用第一代EGFR-TKI（吉非替尼）药物至今，长期定期复诊，一直处于部分缓解或稳定的状态，超过5年。这应该是*EGFR*21点突变晚期非小细胞肺癌一线单用一种靶向药物PFS最长的患者。晚期非小细胞肺癌*EGFR*常见敏感突变分为19缺失突变和21点突变，一般情况下，19缺失突变靶向治疗的疗效好于21点突变，但是该病人是21点突变,也获得了很好的效果，可能与纯的*EGFR*突变（不合并其他非敏感突变的基因）、*EGFR*突变丰度高和Ki67值低等有关。

我们见证了医改政策的落地，所有的磨难仿佛是一场梦

【患者档案】孙阳　女　81岁　肺腺癌5年余
【被采访人】女儿
【治疗单位】粤北人民医院（韶关）

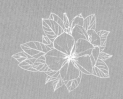

　　2015年11月，母亲开始咳嗽，没想到咳着咳着居然咳出了血。我们赶紧带她去韶关当地门诊做了CT，后来经穿刺确诊晚期右肺腺癌。确诊结果出来那会儿，父亲已经离世多年，母亲的病情只有我们兄妹三个人知道，大家都对她隐瞒了病情。

■ 我们告诉母亲，她的病只是小问题

　　在父亲离开后，母亲作为家里的顶梁柱，含辛茹苦地把我们三兄妹抚养成人，好不容易坚持到退休，我们陆续成家，她终于可以开始安享晚年的时候，却被确诊为晚期肺腺癌。那一刻，我感觉天塌了一样，脑海里一片空白。在办理医院缴费时，我的手在抖，数了好几遍身上带的现金，却怎么都数不清楚。

　　母亲退休前在韶关一家国企从事普通的基层工作。退休后，每个月退休工资2 000多元，可是抗癌靶向药每个月需要50 000多元。确诊那年母亲75岁，医生建议化疗治疗。考虑到母亲年事已高，我们兄妹三人商量后，一致

决定放弃化疗，只保留基础抗癌药物治疗。我们担心影响母亲的心情，真实病情一直瞒着她。母亲问起时，我们常常安抚她，说她得的只是普通疾病："年纪大了，身体出现问题也是正常，小问题。每天吃药就能好起来的。"

2016年2月起，母亲开始服用抗癌药物。我的工作地点距离医院比较远，为了方便母亲到医院接受治疗，母亲便和在医院附近居住的大哥一家共同生活。我们常常鼓励母亲去做自己喜欢的事情，保持轻松的心态面对退休生活。我们祈祷，也许有一天，母亲能在愉悦的新生活里找到新的平衡点。

不过，抗癌药物虽然逐渐控制了她的咳血问题，控制了肿瘤的进展，却产生了一些副作用——医院随访发现肝功能异常，皮肤问题也时有发生。

2019年5月，母亲肺部的肿瘤变大，再次出现咳血问题。

■ 迟到了4年，母亲开始接受正式的抗癌诊疗

眼见病情变得愈发棘手，亲友里有人推荐粤北人民医院，说医院的诊疗技术更为先进，医生的经验也更为丰富，我们带着母亲来到了粤北人民医院寻求治疗。

而母亲的抗癌路从这里才算正式开启。之前由于我们兄妹的认知问题，母亲的病情一直断断续续地用普通抗癌药物治疗，没有真正意义上接受正式的抗癌疗程。而走到这一步，我们也不得不跟母亲说出了实情。

知道真相的母亲，比想象中平静。我想母亲也在照顾我们的情绪。在她心里，或许早已猜到真相，只是她也不想道破。

2019年11月，为了更准确地对症治疗，母亲在粤北人民医院接受活检。但取样失败，无法活检。主治医生建议采用穿刺的方法。无奈的是，由于母亲肺部的肿瘤接近心脏的位置，医生不建议穿刺。最终采取了化疗治疗。

感谢主治的张主任、康医生站在我们的角度，了解了我们的想法、感受后，详细讲解化疗治疗方案的利弊，并安抚我们的情绪。这一次，我们兄妹三人在真正了解化疗机制后，同意让母亲接受化疗。一个月后，母亲开始在

粤北人民医院进行了5个周期的化疗。

2020年2月，母亲体内的癌细胞转移到腰椎、脑部，经查脑实质共出现三个新的肿瘤。后来通过伽马刀的治疗，三个肿瘤中的两个被顺利控制，剩下一个肿瘤因母亲身体的原因而选择放弃切除。

4个月后，剩余的肿瘤继续变大，需要进行化疗治疗。幸运的是，化疗方案执行前，通过抽血做完基周检测，医生发现母亲体内存在靶点而改用靶向药。

■ 我们陪着母亲向下一个5年迈进

更幸运的是，由于国家医疗改革，母亲的靶向药被纳入医保药品目录，可通过医保报销一半的费用。

感谢国家，母亲现在口服的这款靶向药，自刚确诊时的50 000多元，在2020年下降到15 000万元，2021年已经降到5 000多元。这些年，国家的惠民政策一个个落实到位，我们真算得上是"见证医改政策落地的人"。

母亲刚患癌那会儿，每次她去医院检查，对我们兄妹来说是如临大敌，异常煎熬。而现在每当看到检查结果无异常时，我们都像中大奖一样开心。感谢每一位医护人员，帮我们选合适的治疗方案，让我们的生活又充满希望。

母亲的靶向药治疗效果稳定，病情得到了有效控制。她又找到了适合自己的节奏：两个月一次CT检查、每个月一次住院检查、每天按时吃药。生活上，大哥总会提前把菜买好，母亲在家简单收拾屋

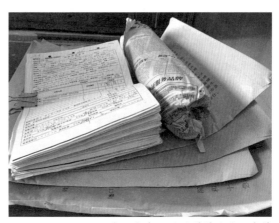

母亲几年来积累的厚厚的病历资料

311

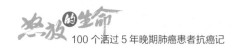

子，偶尔出门散步，日子惬意而放松。所有的磨难仿佛是一场梦，梦醒后一切豁然开朗。

要治疗癌症，医生、患者、家属，三者缺一不可。有医生的耐心与温暖，有母亲的开明与释然，有我们三兄妹之间的互相打气，这场仗一定能坚持到底。除了医生给予的治疗支持，母亲在抗癌过程中也结交了很多病友，病友们为母亲的治疗提供了很多建议，也给了她很多鼓舞。我们兄妹通过书籍、资讯平台等渠道关注肺癌各方面的信息，并认真研读、思考和询问，慢慢对肺癌有了更清晰的认识。如今，母亲的晚期肺腺癌已经平安度过5年，正在积极向下一个5年迈进。

医学聚焦

该患者在第一代靶向药物治疗后幸运地获得了长期生存。在肿瘤进展以后，出于对靶向治疗的信心，再次自行口服印度版奥希替尼治疗，带来约11个月获益。此后出现肿瘤进展、脑转移、腰椎转移，经历了化疗、伽马刀治疗、尝试了免疫单药治疗等，获益后肿瘤再次进展，血检提示T790M基因突变，获得医保报销范围内的进口奥希替尼应用。用药后患者自觉症状明显改善，肿瘤再次控制。整个过程体现出肿瘤综合治疗的重要性，靶向治疗耐药后可以应用化疗、免疫、局部治疗。

第七篇

坦然面对

——人最不能放弃的，就是自己

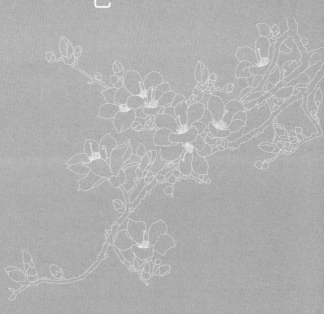

"患癌没什么大不了，今年我要参加100场义工活动！"

【患者档案】福女士　女　67岁　肺腺癌5年
【被采访人】丈夫
【治疗单位】广东省人民医院

　　原本生活幸福美满、享受着儿孙绕膝之乐的福女士，却在2016年确诊了肺癌，次年，又被确诊为左上肺腺癌ⅣA期。接二连三的坏消息，将福女士和家人平静的生活撕开一道裂缝。面对命运的挑战，福女士并没有就此气馁消沉，而是用良好的心态直面生活，即使身患癌症，也要把日子过得丰富多彩。

■ 连续晕倒，儿子还瞒着她

　　福女士平时除了工作，还会帮着儿子儿媳带孙子，虽然辛苦，却也乐在其中。因为诸多原因，福女士的饮食作息并不规律，"我有时半夜三四点才会入睡，对自己的饮食也没有太放在心上。"福女士认为这是现代人的生活常态。

　　或许就是对自己的不甚在意，令她的身体开始"抗议"。2016年春节期间的一个早上，她从睡梦中醒来，突然感到一阵天旋地转，于是便重新躺回床上，继续休息了一阵。决定起床后，她又觉胃里翻涌，而后竟一下晕倒在客厅。起初，福女士还以为只是普通的低血糖症状，没有什么大问题，清醒后吃下了先生给的巧克力就没事了。可就在同一天，晕倒在地的情况又一次发生，症状一直持续到了第二天。出于无奈，福女士和家人决定到医院进行检查。

这一检查，竟确诊为肺癌。小小的不适竟发展成让人望而生却的癌症，一家人谁也无法相信。担心妈妈承受不住打击，福女士的儿子并没有告知她真实状况，只是安慰她听医生的话就好了。

儿子的说辞并没有让福女士起疑，生活也像从前一样按部就班。直到后来在广东省人民医院复查，她还坚信自己没有任何问题。但看到家人情绪低落，福女士逐渐察觉，自己的身体可能出现了不小的问题。为了验证自己的猜测，福女士独自一人悄悄来到广东省人民医院，挂了吴医生的号，终于得知了真相。

看着手上的诊断单，想着儿子善意的谎言，福女士心中五味杂陈。在后来的检查中，她进一步被确诊为左上肺腺癌ⅣA期。

■ 生老病死都是经历，认认真真活在当下才是最重要的

身患癌症对于一个人来说，意味着什么呢？福女士不敢去想，也没空去想。突如其来的打击，让她的世界变得暗淡无光。她经历着所有癌症患者都经历过的彷徨、低迷、焦虑、恐惧，还有对未来的不确定……无论是哪一种心情，都足够将一个意志消沉的人击垮。

"自从得了这个病，家人给了我很大的支持。"福女士说，"我的儿子、儿媳和我的先生只要晚上有时间，都会陪我到滨江路去锻炼，他们在精神上也给了我很多的鼓励。"正是由于家人和医生不断的鼓励和支持，福女士的身体状况开始有了起色。每当提到自己的儿子和儿媳，福女士都会感叹："他们都是非常孝顺的孩子，我在家里什么家务都不用做。"如今，福女士的儿子和她住在同一个小区，一有时间，儿子就会过来照顾她的起居。

家人细致入微的照顾，仿佛给福女士穿上了一件温暖牌的棉袄。因为担心福女士照顾孙子过于辛苦，福女士的儿子坚持不让她送孙子上学。对此，福女士却不以为然，"晚上接孩子放学回家，对我来说也是一种寄托，我想让自己有点事情做。"对于她来说，能够陪伴在孙子身边，为孙子做一些事情，心里就洋溢着满满的幸福感。现在，儿子也迎来了二胎，新家庭成员的加入，给这个处于低谷的家庭带来许多盼头。儿子怕福女士辛苦，二胎坚决不麻烦她。不用照顾孩子，福女士也多了一些闲暇的时间，她开始筹划接下来的工作并投入其中，生活似乎正在朝着好的方向发展，又回到了最初的轨道之上。

谈到如今的生活，福女士颇有感触："以前没生病的时候，我就经常在艺术团做义工。后来生病了，吃药有些好转后，我又开始到艺术团去。平时宣传垃圾分类，再和朋友们一起唱唱歌、跳跳舞。"福女士的业余生活非常丰富，甚至还会经常到外地举办活动。忙活起来的她，暂时忘记疾病，病痛的阴影也能因此而消散。

患病期间，多亏了福女士每天按时吃药和坚持不懈地锻炼，身体素质才得到显著增强。福女士常常说："人老了本来就容易生病，不要想太多。生老病死是每个人都会经历的过程，认认真真活在当下，才是我们要做的事情。"今年她不仅要参加100场垃圾分类活动，还要去社区和学校教大家唱歌和跳舞。

"我是有义工证的正式义工。现在的我，每天都有很多的活动要去完成，所以很忙、很充实。"参与艺术团的义工活动，让福女士找到了自己的价值，生活比以前更有意义、更有活力了。只要找到自己的价值所在，不管怎样，都能继续发光发热，奉献社会，这是福女士的选择。

■ 活出新态度，做自己人生的编剧

当被问到身边的人是否得知自己的病情时，福女士摇了摇头，"我并没有告诉很多人自己生病的事，除了单位外，就连艺术团的人也不知道。我没有告诉他们，因为我不希望大家刻意照顾我。"福女士希望自己能像大家一样正常工作生活，因为在她看来，生病没什么大不了的。

良好的心态和积极向上的生活态度一直是福女士和疾病勇敢抗争的秘诀。她强调："不管发生什么事情，首先心态是很重要的，我从来不会将生病这件事太放在心上。我觉得这和血压高了吃降压药是一个道理。"由于靶向治疗效果良好，现在的她，身体越来越康健。外界对福女士的病情也极为重视，一直都有慈善机构为她赠药，虽然治疗的费用还是很高，但赠药极大地减轻了福女士和家人的经济负担。她想，有这么多的好心人都在帮助她一起渡过难关，战胜病魔的那一天还会远吗？

从确诊到现在，福女士患肺癌已有5年。她始终坚信，只要不放弃，积极地面对生活，困难终将会过去。她说："我真心希望广大的癌症患者们都能够像我一样，积极乐观，做自己人生的编剧。"

医学聚焦

EGFR基因敏感突变晚期肺腺癌患者，一线使用第一代靶向药物吉非替尼，至今有效，生活质量好，真正回归家庭和社会（做义工）。

40年党龄的老党员："我要做一棵抗癌常青树"

【患者档案】王瑶　女　66岁　肺腺癌6年
【被采访人】本人
【治疗单位】广东省人民医院

　　60岁的王瑶，刚过了退休年龄，正是颐养天年、享受儿孙膝下承欢的时候，被检查出身患肺腺癌。这个消息让王瑶十分震惊，她无法接受，自己上一秒还在为将来的老年生活打算，下一秒就被告知身患恶疾。但在家人和朋友们的支持下，作为老党员的王瑶用她的顽强与无畏，书写了一段与众不同的老年生活。

■ 确诊时她还在老年大学学习，以为是医生搞错了

　　2015年，在单位组织的体检活动中，王瑶的身体被查出异样，这让她感到十分不安，于是，王瑶决定到医院再进行一次全面复查。复查结果显示，王瑶得的是肺腺癌晚期。突如其来的诊断结果就像是躲在暗处的敌人，杀了她一个措手不及。她想，这到底是上天给她开的一个玩笑，还是真的命运使然？"病发之前，没有任何症状，当时的我还在老年大学里学习呢。检查结果出来以后，我还不敢相信，以为是医生搞错了。"

　　为了治疗疾病，王瑶和家人兜兜转转来到广东省人民医院。医生建议她进行微创手术，将体内的肿瘤取出。面对癌症，王瑶没有更好的办法，只得接受了微创手术治疗。术后一个月复查，她的病情进一步恶化了。

■ 药从天降，雪中送炭

经过慎重考虑，王瑶接受医生的建议，开始服用靶向药治疗。靶向药的价格很贵，长期服用靶向药给王瑶和家人带来了不小的经济压力。幸运的是，在服用靶向药半年后，王瑶得到了中华慈善总会的慷慨赠药，药从天降，如同雪中送炭，王瑶对此十分感激。

对于王瑶而言，除了外界的物质支持外，更重要的是身边人给予她的精神支持。"自从我生病以来，同事、朋友一直都很关心我，总是想办法给我介绍医生朋友。"王瑶的家人看到这么一个龙精虎猛的人一下子垮下来，心里都很不好受。"看病虽然花了很多的钱，就是希望她的病能早点好起来，假使真的没钱了，就算是卖房子也要给她继续治疗。"王瑶的家人说。广东省人民医院的钟医生、杨医生、王主任都非常关心王瑶，除了治疗吃的靶向药，中药也是在广东省人民医院里开的，"我很感谢他们给我提供的帮助。"王瑶说。

王瑶和她的先生有一个女儿，平时都是先生给她煲汤煲药，照顾生活起居，女儿的工作虽然比较忙，但也会尽量抽时间回来照顾母亲。之前的工作单位也十分关注王瑶的近况，经常主动打电话给王瑶，询问她的身体恢复情况。单位还表示，超过医保的部分，单位都会尽量报销，让她不要担心。

看到这么多人都在关心自己，王瑶心里总会涌起阵阵暖流。人间自有真情在，各方的支持和鼓励，都让她对抗癌这件事信心满满。

■ 即使身患疾病，也要笑对人生

医院同病室的患者包括王瑶在内，一共3个人。他们一个40多岁，一个50多岁，而她60多岁。3个人一起吃中药，吃靶向药，都得到了很好的治疗效果。出院以后，他们还会相互打电话鼓励对方坚持下去，活脱脱的"抗癌三剑客"。

当初吃靶向药的时候，医生说大概能维持1年的时间，结果她却坚持了2年多；后来，药品改进升级了，第三代靶向药吃到现在，也有3年之久了。不知不觉，王瑶在抗癌路上已经走过了6年。

"国家现在的政策好了，医药费逐年降低，医保的报销比例也在逐年增大，给我们这些普通老百姓减轻了很多负担。我自己也有40多年的党龄了，作为一名老党员，政治思想觉悟一定要高，生活上要时刻保持先进性，敢于吃苦，勇于担当，顽强地与命运作斗争。"王瑶说。

保持良好的心态，过好剩下的每一天，这是王瑶的抗癌秘诀。生病，最忌讳的便是内心浮躁，这对病情的康复会产生极大的阻力。在疾病的打压下，王瑶却一直都想做一棵"常青树"，现在也算是完成心愿了，她觉得自己又重新焕发了勃勃生机。

如今，王瑶重新进入老年大学学习古筝，她还会经常鼓励患病的病友要坚强，勤检查，谨遵医嘱，按时吃药。

> **医学聚焦**
>
> 该患者确诊时术前被判断为早期可切除的肺癌，可惜术中发现胸膜广泛的微小转移结节，属于"温柔"的晚期，由于具有EGFR基因敏感突变，她一线使用了第一代靶向药吉非替尼，有效3年多，后来耐药了也是缓慢进展，再次活检发现T790M突变，二线接受了第三代靶向药治疗，一直有效至今，生活质量不错。

哪有空悲伤，我只想赶紧把病治好

【患者档案】波哥　男　53岁　肺腺癌5年余
【被采访人】本人
【治疗单位】广东省人民医院

■ 以为肺结核复发，抽胸水才发现是癌症

2010年，为了改善生活，我毅然带着家人从河源迁至深圳定居。

经过5年的摸爬滚打，2015年下半年，我有了一定积蓄，动起了创业的念头。恰逢此时，瞄准国内汽车行业红利风口的朋友正寻找合伙人，我与他一拍即合，开始筹划一家汽车配件小店。这年10月，我一边打工，一边忙着张罗新店开张，却开始出现不同寻常的咳嗽。除此之外，以往搬动很重的零件我也不带喘，现在只是轻微活动都会出现气促。我当时一心扑在小店筹备上，并没多想，只当这是普通咳嗽，持续了2个月才到医院就诊。可是吃药后，我的症状并没改善，我猜想是抽烟太多导致的，又或者是工作太忙引起的，没太在意，又继续投入到筹备小店的忙碌中去了。

直至2016年5月，咳嗽和气促越发严重。我只能暂时放下新店的工作，到深圳一家医院进行CT检查。检查结果提示：双肺继发性肺结核，双肺弥漫性结节灶，不排除外结核可能。因为我2008年得过肺结核，治愈后每年复查均无异常，这次的症状也和当年的肺结核相似，所以我只把这当作是肺结核的复发，便入院进行胸水抽取。

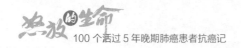

想着抽出胸水就没事了，谁知道抽出来的胸水是红色的，那时就怀疑是癌症了。当年发现癌症的情形，我和妻子现在还心有余悸。为了稳定我的心绪，一开始，医生和家人选择对我隐瞒病情，但很快善意的谎言就被我看穿了。来深圳之前，我曾在老家县城的防疫站上班，负责指导小儿计划免疫的工作，看检查报告、看药方都是常事，在能当"半个医生"的我面前，大家只能如实相告。

■ 救命的稻草不能只有一根

与一般人得知患癌后的痛哭流涕不同，面对"疑似肺腺癌"的诊断，我选择勇敢面对。当时就想着赶紧确诊、赶紧用药，哪有时间想其他。为了抓紧时间进行活检，通过在深圳做医生的同学推荐，我来到了广东省人民医院就诊。大医院的医疗资源实在太紧张了，但医疗条件也让人比较安心。

2016年6月7日，煎熬了将近半个月的我终于等来了肺穿刺活检，诊断为右下肺腺癌Ⅳ期。没有意外的反转，也来不及悲伤，我很快又加入了基因检测的轮候队列。对我而言，救命的稻草不能只有一根。生命那么长，还有更多美好的事情等着我。

肺腺癌晚期已经不能手术了，如果不做基因检测根本就不知道能用什么药。因为珠三角只有广州能做基因检测，紧缺的医疗资源使得癌症患者往往要等很久才能做检测。一个月后，望眼欲穿的我，终于等来了做基因检测的入院通知。

然而，祸不单行，我入院不到2天，我父亲住进了重症病房。接到父亲的病危通知书，我第一时间向医院请假，和妻子一起赶回深圳。我们去广州之前父亲还好好的，回到深圳的时候他已经没有意识了。在老家县城当了一辈子老师的父亲此刻躺在病床上，眼睛紧闭，80岁的他多年来每周透析一次，身体早已虚弱不堪。我设想过无数种离别的方式，却没想过我是在他患癌住院，失去意识后与他道别的。作为家中最小的孩子，我一直在父母身边长大，得到了他们的悉心照顾，没能好好与父亲告别，是我这辈子最大的遗憾。

因为要料理父亲的丧事，我的基因检测又被耽搁了一些时日。再次住院检查后，还要等一周才有结果。从最开始的等床位、等穿刺、再次等床位、等基因检测、等结果，我们一家经历了比别人更漫长的确诊之路。7月5日，我终于可以用药了。

用药伊始，我的体重就由原来的60千克降至45千克。本就瘦小的我，更显羸弱，与此同时，我的面部还出现了严重的皮疹，非常痒，经常抓破，只能用药膏缓解。所幸，在靶向药的作用下，我的病情逐渐缓解，皮疹也随着身体的适应有所好转，只是体重再也没能恢复。

■ 很幸运，优秀的医生、优惠的政策我都遇上了

2019年7月，我的咳嗽又变得严重起来，经CT检查，提示病情缓慢进展，用药将近2年，我还是迎来了"耐药"这一关。8月5日，医生为我更改治疗方案，开始口服另一种靶向药。2个月后，复查CT，提示左下肺间质性改变，气促较前明显好转，我的病情又逐渐缓解。

2021年1月，经检查，我体内的肿瘤明显增大，气促越发加重，种种指征表明，我再次出现耐药现象了。再次换药的我，听从医生的意见，采取了化疗和靶向药双管齐下的治疗方案，身体因为化疗虚弱了很多，现在只能在家休养。

与一般肺癌患者不同，我有肺结核病史，会增加肺癌治疗的难度。面对这么一个棘手的病患，广东省人民医院的

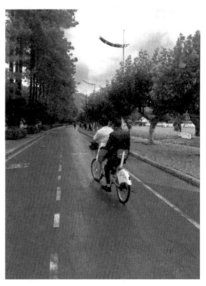

患病以来，只要身体条件允许，妻子每天都会带着我一起坚持运动，比如骑双人自行车

杨主任适时调整治疗方案，推荐我参加临床试验，给我以鼓励和信心。杨主任、涂主任对患者一直都很好，既有医术也有医德，我们都很信任他们。在医生的精确治疗下，我闯过了5年的生死大关，病情趋向稳定。

因为身体原因，得病后我委托朋友全权打理小店生意。2017年小店关闭了。同年，我们在深圳买的房子完成还贷。真的非常幸运，一开始我被推荐作为临床试验者享受用药免费的政策，加上医保和商业保险，经济压力不算太大。后来，换药时又碰上大病进医保的改革，原来几万元一颗的药，医保报销后个人只需要付1 500元。如果没有好政策好运气，我们辛苦半辈子买来的房子也只能卖掉了。

■ 心情不好也是面对，心情好也是面对

无论什么心情，该面对还是要面对，那为什么不乐观地面对呢？得病后，我把注意力都放在怎么配合医生、怎么自我调整上，当时得知癌症时的悲伤心情已然平复。因为与姐姐、哥哥和老乡都住得近，亲友间会时常走动。身体虚弱的时候，我就在客厅看看球赛，与亲友聊天喝茶，日子过得安稳而满足。

我与妻子年轻时自由恋爱，后来结婚、生子，携手走过我们最美好的青年、中年时光，这辈子感恩遇到她。常言道，患难见真情。这场病让我对很多事都有了新的认识，唯独妻子一直不离不弃。这样的知己，得之我幸。

截至目前，我已经经历了3次穿刺手

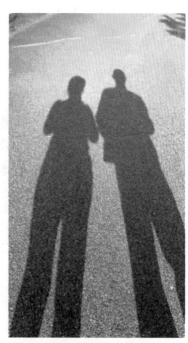

我和妻子因自由恋爱而结合，患病以来全靠她尽心照顾我，不离不弃

术，穿刺的次数越多，感染并发症的风险就越大。我也会害怕，但不能不做，因为出现耐药了，不穿刺就无法知道还能用什么药。

都知道癌症难治，如果抗癌是闯关，那么有肺结核病史的我，就要比别人多一道难关。与此同时，拥有一定医学专业知识的我，也要比别人多承受一些来自专业层面的恐惧。但我有坚定的信心：只要有药吃就不怕了！

医学聚焦

在过去几年，*EGFR*基因敏感突变晚期肺腺癌患者，先使用第一代靶向药物，耐药后发生*T790M*基因突变后再使用第三代靶向药，这是经典的1+3肺癌治疗模式，使得相当一部分人从中长期获益，我们的回顾性研究结果显示，采用这个治疗模式的患者，5年生存率可达30%以上。该患者目前仍在接受第三代靶向药治疗中，疗效和生活质量都不错，当然以后还会不可避免地发生耐药，但克服耐药性的创新药研发也日新月异，期望*EGFR*基因敏感突变晚期肺腺癌患者长期生存率取得更大的突破。

这一切，只不过是经历了一场计划外的长途旅行

【患者档案】张叶红　男　51岁　肺腺癌8年余
【被采访人】本人
【治疗单位】中山大学附属肿瘤医院

　　8年前，我在茶叶公司上班。有一天我开始咳嗽，竟断断续续地持续了近一个月。这让我心里直打鼓。后来，我去了一趟医院。经过一系列的检查，我被确诊为肺腺癌晚期。肿瘤细胞扩散得比较厉害，已无任何接受手术治疗的可能。

　　初听肺腺癌，我觉得自己必死无疑了。我只有43岁，难道我的人生就此结束？我不抽烟、不喝酒，这种事为什么会发生在我身上？我感受到了这一生从未经历过的绝望。

　　一切都来得措手不及。当人面对死亡的绝境，有人选择在绝望中死去，有人选择坦然面对，在逆境中重生。我应该算是后者。在绝望和沮丧之后，我慢慢开始接受了命运的安排，住进了中山大学附属肿瘤医院，积极治疗。在医院，我看到有几个十六七岁的孩子也在与肺腺癌抗争。想不通的情绪逐渐散去，我开始调整自己的心态：怨天怨地也没用，癌症找上我了，就跟它干到底。我当时就想，一定要积极治疗，好好活下去。

　　幸运的是，经过基因检测，刚好有相对应的药物可以使用，这让我看到了生的希望。

■ 治疗：对症下药，重获希望

自2012年11月确诊肺腺癌以来，我先后接受了6个周期的化疗，而后一直口服针对ALK的靶向药至2018年8月。我以为事情已经足够糟糕了，没想到"惊喜"还在后头——在随后的一次常规检查中，我被发现肺腺癌脑转移。

不过我的病灶很小，吃药能好。我只当患了一场感冒，不断地自我安慰。凭着一股活下去的信念，在医生的指导下，我开始口服新一代靶向药进行治疗。一段时间后，我脑转移的病灶逐渐消失。治疗到现在，肺部肿瘤也无复发迹象，一切都在向着治愈的方向发展。在经过一波三折的治疗后，我对抗癌症的信心越来越强。

有些事情你改变不了，就不要多想，苦也罢，乐也罢，只要活着就行。当初生病时，我心态特别好，什么都不怕，只遵循主治医生的话积极治疗，这一过，就是8年多。人生没什么过不去的坎。

■ 回归：心如花木，向阳而生

现在的我，已经回归工作，生活也跟患病之前差不多，但我对生活的理解却大不一样了。我不再去思考病情让我失去了什么。患癌是一段特殊的经历，它不仅有冷冰冰的治疗，也有温暖的情谊。我感恩家人，感恩医生，感恩抗癌路上给我关怀的人。

窗外草长莺飞，繁花似锦又略带春寒的南国街头，一棵刚熬过湿冷冬天的高大木棉挺直脊背，一簇簇橙红的花朵开得灿烂而热烈。几只蝴蝶翩翩沉醉于木棉的花蜜，许多鸟雀在树枝上盘旋跳跃，叽叽喳喳……仿佛述说着木棉花的花语：珍惜身边的人。

作为两个孩子的父亲，当初病发时，我的病情差点让这个四口之家的天塌了下来。只有针刺到你的身上，你才会真正感觉到痛。家人的爱与期望以及我对家庭的责任，汇聚成了抗癌路上的一股坚强力量。完美的人生是不可

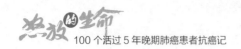
能有的，既然患了病，心态最重要，只要能活着，就是美丽的。不仅为了自己，也为了更多爱自己的人。

53岁的我，已与肺腺癌抗争8年多了。我现在该吃吃该喝喝，生活质量非常不错。对我来说，抗癌路上所有的跌宕起伏，只不过是经历了一场计划外的长途旅行。

医学聚焦

大部分ALK阳性的肺癌患者靶向治疗可获得病情较长期控制，但驱动基因阳性的患者易出现脑转移，治疗过程中的脑部定期复查尤为重要。所幸不断出现的新的ALK抑制剂在对脑转移的治疗中显示出了更优越的疗效。该患者第一代靶向药治疗控制长达近4年，出现脑转移后行第二代靶向药治疗，脑部病灶接近完全缓解，控制至今。

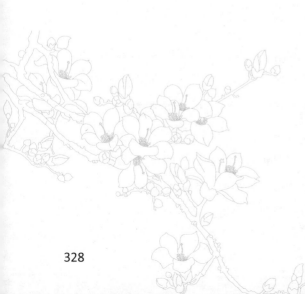

我会一直努力抗争，为了多看看这个世界

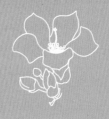

【患者档案】曾伟新　男　46岁　肺腺癌8年
【被采访人】本人
【治疗单位】中山大学附属肿瘤医院

面对疾病，我们仅靠乐观是远远不够的，但是如果在乐观的同时，愿意去坚持、努力，事情就一定会有转机。

■ 不幸降临，治疗之路异常坎坷

2013年6月，我参加了公司每年例行的员工体检。在体检中心做肺部X线检查的时候，医生发现了一些异常。但是因为X线结果不太清楚，所以医生建议我到医院做个CT。

当时我没往肿瘤那方面想，想着可能就是肺结核或其他什么肺部疾病，为了保险起见，还是想着让专家看一看。第二天我就去肿瘤医院做了一个CT检查。几天后出结果了，医生告诉我怀疑是肺癌。一开始我还希望是误诊，就想多找几家医院进行确诊。之后在其他医院进一步明确了肺癌的诊断。

医生建议进行手术切除。9月，我接受了左上肺叶手术，病理检查确诊肺腺癌。

手术后，为了更好地巩固手术效果，也为了更彻底地清除癌细胞，医生建议我接受4个周期的辅助化疗。化疗过程中有头晕、呕吐等副作用，使我一度想要放弃，但在医生的鼓励下，我顺利地坚持下来了。

本以为我与癌症的抗争到此结束，事情会向好的方向发展，但情况并没有这么乐观。2016年的一个傍晚，我在小区花园里散步，突然一阵头晕，眼前一黑，差点摔倒在地。想起自己最近一段时间经常出现头晕、头痛的症状，我意识到这不仅仅是太过劳累这么简单。

我去医院做检查，经过磁共振确诊了肺癌脑转移。我的心情一下子沉入谷底：肿瘤复发了，还变成了晚期。我仿佛能看到死神就在不远处向我招手。

在当地医生建议下，我接受了开颅手术，切除了较大的转移灶。但是我对医生建议的术后放疗有所顾虑，担心副作用太大，迟迟下不了决心。

在朋友的推荐下，我来到中山大学附属肿瘤医院找陈教授诊治。总算是天无绝人之路，经过对肺部和脑部两处手术标本的基因检测，陈教授给我指了一条新的道路——我可以采用靶向治疗。

陈教授的治疗方案效果很好，我的脑转移瘤明显缩小，看到了生的希望。

我以为这就是我最大的救赎和希望了，没想到2019年，靶向药也出现了耐药，我好不容易抓到的希望仿佛又要消散了。

陈教授鼓励我不要放弃，在她的建议下，我接受了脑部的立体定向放射治疗。放疗后，病情有了很大的好转。在陈教授的建议下，我又开始接受靶向治疗，一直到现在。

■ 花钱买命虽然难熬，但活着的感觉让我十分享受

在确诊癌症和之后的一系列治疗当中，虽然我走过了非常坎坷的道路，但我一直都觉得希望是存在的，就算靶向治疗出现耐药时会有一些失落，但是也没到放弃的地步，能多活一天是一天。

在这段坎坷的治疗过程中，我感受最大的就是经济上的压力。当时家庭经济状况不好，靶向药物又十分昂贵，算得上是"天价"。为了活下去，我花了几乎所有积蓄进行靶向治疗，但迫于经济压力，我还是停了一段时间的药。

好在国家医保在不断改革，我的经济压力不断得到缓解，原本昂贵的靶向药进入医保药品目录后自费只需三四千元，我又开始吃这个我能够支付得起的药。虽然医保审核条款控制得特别严，很多肿瘤药还没能纳入医保药品目录，但我相信将来会有更多的肿瘤药被纳入国家医保药品目录，让所有的癌症患者都不会因为经济问题而放弃生命。

此外，我还要感谢家人、医生和朋友。特别是妻子和妈妈，给了我很多陪伴和关爱。回想起做开颅手术的时候，是妻子和妈妈尽心尽力照顾着我，不断鼓励我。手术后我食欲不佳，身上的疼痛也让我心情低落。妻子十分担心我，但从不会表现出来，总是陪我聊天，和我讲她遇到的开心事，让我的心情不那么糟糕。在妻子的陪伴下，我心情确实好了不少。妈妈虽然嘴上不会说得太多，但一举一动间充满着对我的爱。她会守着厨房好几个小时，就为了给我熬一锅鸡汤或一碗粥；她经常研究药膳偏方，花时间和精力做出来给我吃……这些点点滴滴都让我觉得，只要一家人在一起，就没有什么是过不去的。

回想治病的整个过程，我从30多岁就开始不断与癌症抗争，不得不放弃我原来的工作和生活。花钱买命的日子虽然难熬，但活着的感觉让我十分享受。只有保持乐观的心态去面对疾病，才不会轻易被打倒。我会一直努力抗争的，就为了活得久一些，多看看这个世界。

医学聚焦

患者肺癌术后出现脑转移，基因检测发现EGFR突变，第一代续贯第三代靶向药联合脑放疗，肿瘤控制至今。针对EGFR突变的肺癌脑转移患者，通过靶向药联合脑放疗等局部治疗的手段，患者有可能获得长期生存。

"抗癌明星"的14年化疗路

【患者档案】邱玉辉　男　63岁　肺腺癌14年
【被采访人】本人
【治疗单位】中山大学附属肿瘤医院

　　63岁，本该是在家里享受天伦之乐的年纪。但邱玉辉却早已勇敢走在抗癌路上，而且已经坚持了14年。

　　作为存活14年的"抗癌明星"，邱玉辉脸上永远挂着笑容，这种乐观自信也影响了身边不少病友，他成为大家坚持下去的执旗手。

■ 抗癌初期，勇敢面对

　　2007年7月24日，邱玉辉被确诊癌症：CT显示3厘米的肿块，经过一系列检查之后确诊是肺癌纵隔淋巴结转移，属于晚期，需要放化疗。

　　作为"老江湖"，邱玉辉甚至都没有皱一皱眉头。邱玉辉是干工程队的，从白手起家到今天衣食无忧，都是他一点一滴打拼来的。见惯了商海浮沉的他，无论对工作还是对生活都无比自信。

　　邱玉辉就这样踏上了与癌症抗争的道路。他没有想到，这一战，就是14年！

　　2007年，在医生的建议下，邱玉辉开始住院接受胸部放化疗。身体硬朗、很少去医院的他，很快便熟悉了看病流程，自己一个人就完成了治疗，很少需要家人陪同。但癌细胞侵蚀身体造成的疼痛与治疗过程中的各种不良

332

反应，还是让坚强无比的他忍不住叫苦。

"当时的放化疗不像现在副作用这么小，还是有些不舒服的。"邱玉辉说。抗癌的道路漫长，刚开始是最难的。他一度因为疼痛什么都吃不下，变得很瘦，精神状态也不是很好。

老伴心疼邱玉辉，原本不擅厨艺的她，天天研究食谱，变着花样给他做吃的，保障他有足够的营养。有了这样温柔且坚强的后盾，邱玉辉对抗病魔的时候更有底气了，就算每天接受放疗后吃不好、睡不好，也从未想过放弃。

邱玉辉一直在努力抗争，终于熬过了长达3个月的治疗，病情稳定，医生宣布他可以出院了。

■ 再次复发，坚持治疗

2011年，邱玉辉复查发现病情复发，在医生的建议下再次接受化疗。这一次邱玉辉不管是身体和心态都更上一层楼了。"中途我做了一个小手术，全身麻醉的时候什么都不记得了，感觉自己已经死过一次了。那既然已经死过一次了，什么事都要乐观一点，现在我就过得挺不错的。"当作自己"已经死过一次"，把每一天都当作"奖励"，是他对抗痛苦的有力武器。

经过一年的化疗，邱玉辉平安度过了4年。2015年10月，再次复发。此后，他成了肿瘤医院的常客。

说起自己的治疗，邱玉辉最感谢的就是为自己治疗的医生。或许是年轻时在"商战"中养成的习惯，邱玉辉特别看重与医生之间的沟通。不管是不适还是好转，他事无巨细向医生报告。由于他积极的反馈，医生对他的身体状况了如指掌，总是能及时帮他调整化疗方案，让他保持在最佳状态。

2015年10月起，化疗8个周期；2016年10月起，化疗10个周期；2018年2月至9月，化疗6个周期……不知不觉，邱玉辉做了30多次化疗，而在这一场漫长的战役中，战斗的不仅仅是他一个人，医生也在陪着他不断抗争着。医

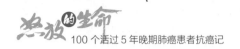
患互信，才是赢得这场战役胜利的关键。

十多年的治疗，邱玉辉亲眼见证了医疗技术与科技的不断进步。"现在的化疗技术比以前好多了，到现在也是我自己一个人来医院检查和治疗，最多就是让孩子开车送我一程，全家人的生活和以前没什么两样。"邱玉辉自豪地说，自己还学会了用手机预约挂号，一点也不比年轻人落后。

■ "抗癌明星"分享经验

2019年，一次排队检查时，邱玉辉和身边的患者家属闲聊起来。当对方得知邱玉辉仅仅靠着放化疗就坚持了12年，惊讶不已，赶紧叫来患者，一起向他取经。

邱玉辉发现，他不知不觉成了圈子里有名的"抗癌明星"，总是被医生当作典型来鼓舞患者。他的自信乐观，也影响了身边很多病友。在大家坚持不下去的时候，就会想起那邱玉辉标志性的笑容。

邱玉辉说，自己没什么经验，就是听医生的话，按时吃药、按时复查，他也不断叮嘱相识的病友一定要做到这一点。"我见过身边有些病友，开始控制得很好，慢慢感觉身体很棒了，就没有坚持复查，再出现症状时已经来不及了。所以预防和按时复查就是最好的方法。"邱玉辉说，抗癌这条道路没有尽头，想要彻底打败病魔更是没有捷径，一定要时时刻刻保持高度警惕，才不会被病魔抢占先机。

■ 笑对生活，继续前行

这一路的艰难历程中，邱玉辉也见证了不少悲欢离合，但自己依旧保持乐观自信。在邱玉辉自身乐观情绪的带动之下，家里欢声笑语不断，温暖常在，偶尔的一丝愁云，也会因为邱玉辉的笑容而消散。久而久之，大家都忘记家里有个癌症患者。

前几年，邱玉辉也像一个普通老人一样享受起了天伦之乐：小孙子的出世，让邱玉辉有更多的力量来对抗病魔。邱玉辉说，自己与孙子总是相互鼓励。他鼓励孙子好好学习，孙子鼓励他好好治病："身体健康了，就可以出去到处玩了。"

"2007年查出癌症的时候，我就给自己定了个目标，活到65岁！"邱玉辉说，现在离这个目标还有两年，不过他不担心完不成，"最大的愿望就是孩子们身体健康，同时抓紧学业和功课，长大后做出一番成就。"

医学聚焦

对于驱动基因阴性的晚期肺癌患者，化疗是一项非常重要的治疗手段，部分化疗敏感的患者通过多个周期的化疗也可实现长期生存。根据患者情况个体化地制订化疗方案、剂量与周期数，是患者治疗的关键。该患者通过多个周期的化疗，并结合放疗、手术治疗等综合手段，在抗癌路上坚持了14年。此外，免疫治疗等新的治疗手段也为患者提供了后续的治疗希望。

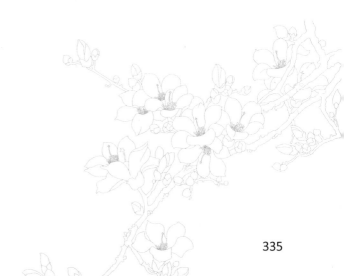

癌症就像一场劫难，遇上了，就好好去修行

【患者档案】阿信　男　52岁　肺癌11年
【被采访人】本人
【治疗单位】佛山市第一人民医院

■ "我们的故事太肉麻，癌细胞受不了，都跑了"

"不用很长时间吧，她还在厨房，我要去帮忙。"阿信很担心采访时间过长，心里一直惦记着自己的妻子。这样一对夫妻，在11年前却险些被癌症分开。

在得病之前，阿信是印刷厂的一名业务员，经常需要外出跑业务，吃饭时间也不太固定，应酬一多，少不了在饭桌上多喝几杯。为了能照顾好两个小孩，阿信没让妻子出去上班，但闲不住的妻子还是找了一些零工，帮着补贴一些家用，也减轻一下经济压力。家里虽然不那么富裕，但阿信两口子一直相濡以沫、互相扶持，一家四口的日子非常幸福。而这一切，在2010年被彻底打破。

阿信平时虽然应酬多，但保持着每年体检的习惯，比较注重个人身体健康，身体情况一向比较好。2010年，一次喝酒后，他居然吐血了，想着可能是胃溃疡导致的，就没太放在心上，毕竟女儿马上就要高考了，家里要花钱的地方还多着呢。阿信本想着买点药吃就没事了，但后来又出现了几次咳血

的情况，被妻子看到了，强迫他去医院检查。

本来觉得妻子只是大惊小怪的阿信在看到检查结果之后，傻了眼：报告上赫然写着"肺癌"两个字。一瞬间，他脑子都懵了。人生好像放电影一样，过往生活的片段一幕幕在他眼前划过：婚礼上为妻子戴上戒指，许诺一生相守；陪伴妻子生产，迎来家中第一个孩子；后来又有了老二，一家四口其乐融融……

等他回过神来的时候，发现妻子红肿着眼睛，紧紧地挽着他的胳膊，似乎一放手，他就会离开似的。

阿信平复了一下心情，然后对妻子说："没事，不就是癌症嘛。现在医学这么发达，我会没事的，我们会白头偕老的。"说完，他刮了一下妻子的鼻子，妻子也被他乐观的情绪逗得破涕为笑。

虽然阿信乐观地安慰妻子，但他自己心里也知道，这会是一场漫长的战斗。但无论多辛苦，为了妻子，为了孩子，还有老去的父母，他都不会放弃，他已经做好了与病魔长期战斗的准备。

2010年8月确诊之后，阿信就按照主治医生杨医生的建议进行了左上肺叶加淋巴结清扫术，手术非常顺利。但一个月后阿信做了CT复查，发现右肺多个新发微小转移病灶，于是开始接受9个周期化疗治疗。

为了不让阿信担心，妻子即便心里难受，还是强颜欢笑，陪他一起回忆当初两人相遇相识相知的故事，回想他俩初次为人父母时的甜蜜……靠着这些美好的回忆，在妻子的陪伴下，阿信的病情在一年多后有了明显的好转，病灶也基本消失了。

"应该是我们的故事太肉麻，让癌细胞受不了了，所以都跑了。"阿信开玩笑地说。他的笑容里写满了对妻子的爱和对生活无尽的期盼。

在医院治病的那段日子里，阿信也得到了杨医生无微不至的关心。杨医生不仅关注他病情的进展，也对他的生活嘘寒问暖。这让外地来的阿信感到非常温暖，也更让他有信心战胜病魔。

■ 他成了病友们的抗癌精神导师

阿信是一个极其乐观的人，只要身体能够承受，平时他都不会在床上躺一整天，他会经常在病房里活动活动，带动病房的气氛，让病友们都感受到积极向上的精神。

在病房里，有一个刚被确诊的病友，总是唉声叹气。阿信没事就会过去陪他聊聊天，用自己的故事开导他："大家都是上有老下有小，有家庭责任需要肩负。如果这个时候自己都垮了，那我们爱的那些人该怎么办呢？而且现在科学这么发达，手术、放疗、靶向药，总有一种方法能治。最重要的是自己的内心不能垮掉！"

同为癌症患者，病友从阿信身上看到了心态对于抗癌的重要性，从那之后慢慢接受了现实，并时常向阿信取经，讨论如何面对癌症。慢慢地，阿信这个"抗癌精神导师"的名号逐渐在病友中传开，大家都知道有这么一个积极乐观的癌症患者。

阿信常说："癌症就像是一场劫难，遇上了，就好好去修行。在这个过程中，要是还能帮助到别人，那也是一种积善积福。"

■ 希望的灯火，由靶向药治疗和亲人支持联合点亮

2012年，阿信开始接受靶向药治疗。在阿信刚患肺癌的时候，妻子就在网上查过资料，也对靶向药治疗有一些了解。所以，当医生提出靶向药治疗时，妻子并不意外。可阿信心里却有点打鼓：自从自己得病以来，已经将多年积攒的积蓄消耗得差不多了，再加上女儿刚考上大学，儿子还小，都需要花钱。他甚至一度想放弃。

但阿信的妻子却不同意，表示无论如何都要让他用上靶向药。当医生告诉她国内的药价格相对便宜，而且通过慈善赠药可以减免一部分药费时，她立刻选择了这个方案。阿信心里的石头也放下了。

阿信用上了这款新药，经过1个周期的治疗，他原本咳嗽咯血的情况有了明显的好转，不再夜夜咳嗽、胸痛到无法入睡，大咯血的情况再也没有出现，脑部肿瘤导致颅压高的头疼症状也有了明显的好转。身体好转所带来的生活状态的改善更直观：睡得着了，吃得下了。阿信夫妇知道，终于，治疗起效了。

靶向药治疗不仅改善了阿信的身体状态，更犹如一剂"强心剂"注入了他的心里。第一次，阿信看到了希望的灯火，而这些灯火，是药物治疗和亲人支持联合点亮的。

如今，阿信经过靶向药物治疗，病情已经完全控制住了。现在的他，每天都要早起跑步半小时到一小时，然后回家做早饭，有空的时候还会练练书法。欢笑再次萦绕在这个幸福的小家庭中。

医学聚焦

患者为EGFR突变晚期肺癌，在第一代靶向药治疗过程中，针对脑转移灶行全脑放疗。目前，病灶基本消失。

从抑郁中走出生命奇迹："只要精神不倒，身体就不会垮"

【患者档案】邓森　男　55岁　肺腺癌7年
【被采访人】妻子
【治疗单位】中山大学附属肿瘤医院、佛山市第一人民医院

■ 不求上天厚待自己，只能自己成就自己

"患病之前的两年，似乎经常感冒，现在想想，实际上当时那些嗓子痛等类似感冒的症状都是假象。我有时会咳血，刚开始以为只是上火了，现在看来都是癌症的前期症状——病魔在给我敲警钟，我却没有重视它。"

回想起2014年11月，邓森记忆犹新。他因为嗓子疼痛难忍，找中医治疗了一个月，却始终不见好转。医生便怀疑是更严重的问题，建议他去做CT。那段时间，家人的担心、焦虑始终伴随着邓森。CT结果出来了，他在医院被确诊为右肺腺癌，并广泛骨转移。

邓森在患病之前，凭借自身努力抓到了一手"好牌"：毕业于名牌大学，婚后不久就有了一个可爱的孩子，他收入较好，妻子全职照顾家庭，日子幸福温馨。

邓森很苦恼为什么自己会患病，一度因为接受不了突如其来的打击而自我封闭，不愿意和关心他的家人、朋友交流。就这样，他开始了一段不知明天是怎样的抗癌之路。

由于发现癌症时已是Ⅳ期，隔天邓森便接受了治疗。他在中山大学附属

肿瘤医院进行了微波消融手术，去掉了最大的一个病灶。消融手术后的第三天，就马上开始了化疗。

邓森第一次化疗后，身体变化比较明显，"胃口一般，常常失眠，体重下降，无数次怀疑自己撑不住了，想要放弃。"

但看着妻子眉目间的担心，想起亲人的鼓励，邓森那颗几乎绝望的心挣扎着死灰复燃。在混乱的思绪中，他慢慢树立了坚定的信念："只有坚持化疗，抓住唯一存活的机会，才有希望，不然只有死路一条。"哪怕只是一根稻草也要紧紧抓牢，因为只有那一丝丝的希望才能带来生命的奇迹。由于中山大学附属肿瘤医院床位紧张，邓森回到家乡的佛山市第一人民医院治疗。

邓森说，他很感激已于2020年退休的邓主任，感谢她的认真负责，以及对自己的不放弃。对患者来说，医生的话是最有力的鼓励。

2015年1月，邓森开始尝试首次靶向药治疗。经治疗，他的病情得到了缓解，体重也恢复到了正常水平，这给在黑暗中挣扎的邓森点亮了一盏激励的明灯。

但挫折还未结束，用靶向药2年后，邓森出现骶骨疼痛，病情进展了。

2017年7月，邓森经过基因检测，接受了第二次靶向治疗，他的病情逐渐稳定。

■ 患病后他一度抑郁，"世界上没有真正的感同身受"

患病后，由于情绪得不到发泄，邓森开始封闭自己，一度出现了抑郁倾向。他不想和别人交流病症，只能自己偷偷上网查，却越了解越郁闷，甚至到了自闭的地步，精神恍惚，影响到日常生活。

邓森曾说："世界上没有真正的感同身受——没有人能体会我的绝望与无力，没有人能感受我的切肤之痛。"幸运的是，邓森加入了很多抗癌的微信群，得到了病友的鼓励和抱团取暖的安慰。他深切地感受到，那个小小的微信群中病友的互相鼓励才是最能振奋自己的良药。

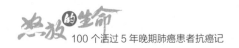
在众人的鼓励和自己的积极配合下，一年后邓森的抑郁症逐渐好转。

"其实后来我才想开，人终究会有那么一天的。患病的不单是我一个人，男女老少都有。在后期治疗中，首先要走出抑郁症的阴霾，只有摆正心态，更积极地面对，靶向药才能发挥最大的药效。只要精神不倒，身体就不会垮。"

■ "爸，你一定要好起来，我们一起加油"

得病后，邓森停下了手上的工作。儿子当时还没大学毕业，整个家庭基本上没有了经济来源，这给他们带来了巨大的经济压力。"我算了算，到现在为止用了72万元左右。"好在国家医疗政策提供的报销给了他很大的帮助，得知他病情的同事也都送上了关心与祝福，让他一直撑到现在。

亲人是邓森坚强的后盾。患病多年，邓森的妻子每天寸步不离地守着他，儿子也在2018年毕业后找到了工作。儿子总是对他说："爸，你好好养病，我先替你照顾好妈妈。你一定要好起来，我们一起加油！"

近年来，医疗技术迅速发展，邓森说，他亲身感受到了科技进步带来的影响。有了靶向药后，三四年的维持期很容易达到，虽然不能说很完美，但是带来了很大的希望。

邓森说："现代医学的进步表明，很多癌症并非不治之症。只要积极治疗，可能一辈子和肿瘤共生，相安无事。只要按时复查，摆正心态，打开心扉，吃好饭，睡好觉，药就会有效果，依然能够享受多彩的生命。"

医学聚焦

对于EGFR突变的晚期肺癌，科学合理应用第一、第二、第三代靶向药的治疗，可以获得5年、10年甚至更长时间高质量的存活。

乐天派人民教师："我只是比别人早点知道死亡"

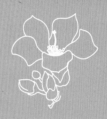

【患者档案】苏老师　女　54岁　肺腺癌6年
【被采访人】本人
【治疗单位】佛山市第一人民医院

未见其人，先闻其声。苏老师每次出场都伴随着爽朗的笑声，快乐仿佛从电话那头飘到这头，让人禁不住也跟着乐起来。

"医生说我得的癌是晚期中的'早期'，我心想都晚期了，怎么其中还有'早期'？但医生说是早期，那就很幸运了。哈哈哈哈！"

聊天过程中，苏老师总会不时蹦出几声"哈哈哈哈"的笑声，像孩子一样单纯快乐。

■ 无论如何，总要抓住最后一根稻草

2015年8月，刚经历完6月的高考，结束了紧张的毕业班教学，放松下来的苏老师感觉日甚一日的乏力，同时伴有异乎寻常的干咳。

"因为带高三，常常忙到凌晨1点多。毕业班的学生几乎每隔一两天就要考试一次，白天学生考试，晚上我们就得改卷，第二天上课公布成绩并讲解。如果来不及完成改卷，第二天的教学就无法开展了，这些都使我无法停下。"刚经历过如此高强度的工作，让苏老师误以为身体的不适只是工作过于劳累所致。

随着新学期的到来，苏老师再次忙碌起来。这是她连续担任学科备课组长的第八个年头。然而，看似如常的日子，却被一份体检报告打破了。

2015年12月，刚给学生上完课的苏老师，像往年一样领取年度体检报告，发现结果提示"肺结节"。"当时也没多想——如果很严重，那医院早给我打电话了。不知道为什么就偏偏漏掉了，没打给我，哈哈哈哈！"拿到结果的苏老师，遵照体检报告的医嘱，到佛山市第一人民医院进行CT复查，后又进行PET-CT复查。直到所有结果都指向那个她从没想过的"左肺腺癌"，苏老师才相信这不是误诊。

"刚知道的那一刻，觉得天都塌下来了。顾不得旁人的目光，忍不住失声痛哭，不知道接下来该怎么办，非常迷茫。"情绪释放后，看着陪同领取结果的先生和儿子，苏老师混乱的思绪中蹦出一个念头：无论如何，也要抓住最后一根稻草！

由于发现时已是Ⅳ期，左胸膜、左胸腔都存在积液，腹腔已有淋巴结，属于多发性的情况，即使手术也无法切除干净，因此苏老师比别人少了一次手术的机会。这使得刚刚燃起求生欲望的苏老师，再次陷入伤痛中。

"现在的医学已经很发达了，手术不行，我们还有其他治疗方案。"听了医生的话，苏老师觉得好歹还有其他救命稻草，考虑到远距离求医不便，于是和家人商量后，做出就近医治的决定。自此，苏老师就在佛山市第一人民医院开始了抗癌之路。

■ 他们的善意、政策的帮助，让她觉得自己是幸运的

得知结果后，苏老师向学校请了1年半的长假。了解到她病情的领导和同事都送上了关心。因圣诞节假期回国探亲获悉妈妈病情的儿子，也向学校申请了考试延期，陪伴她就诊治病。

"我的先生也是高三教师，他的一个学生得知我生病了，课后主动联系他，说自己的爸爸是一名中医，擅长疑难杂症的治疗，问他要不要试试。"

感动于该学生的善意，同时也苦于等待治疗方案期间无计可施，苏老师开始接受中医治疗。

"吃中药后一周左右，身体感觉比以前好多了，食欲、睡眠都有改善。"精气神的好转增加了苏老师抗癌的信心，也让她坚持吃中药调理身体至今。

2016年1月，经过一系列的基因检测，苏老师终于结束了煎熬的等待期，开始进行靶向治疗，肿瘤明显缩小。

就在苏老师以为生命可以重来一次的时候，2018年，CT复查显示病灶轻微增大，从侧面说明出现耐

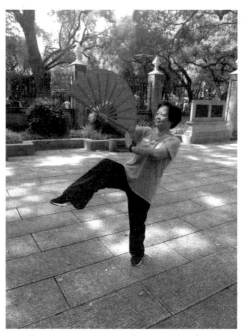

即使患病，苏老师依然热爱生活，加强身体锻炼

药迹象。"只是增大一点，不需要太担心，我们定期观察就可以了。"冯主任一边安慰苏老师，一边迅速调整她的治疗方案。此后，由于苏老师的病灶增大明显，她接受了2个周期化疗，病情得到控制。

"还是非常幸运的，一直以来除了感觉乏力、入睡困难、早上起床有点恍惚以外，几乎没有受太多苦。治疗后，干咳好了许多，只是偶尔频繁一点而已。"乐观的苏老师谈及病痛，总是积极而乐观。

提及得病以来的费用，苏老师深有感触："虽然我们夫妻双方都是教师，收入和福利比一般家庭稳定，但是每个月50 000多元的靶向药费用和5 000多元的中药费用，以及各种检查费、诊金等真的是很惊人的数字。确诊时我儿子还在新加坡读本科，每个月都需要高额的支出，为此我们还把房子抵押了。后来，随着政策的完善，相关药费纳入医保，公费医疗也提高了报销额度，我们的经济负担才有了很大程度的减轻。"

苏老师很感谢她的门诊医生冯主任、住院医生梁医生以及中医谢医生。"他们给予我抵抗病魔的信心和勇气,他们精湛的医术让我享受到了现代医学进步带来的福利。至少,我比很多人幸运。哈哈哈哈!"

■ 想开了,也就不再害怕了

作为教师,苏老师患病后把自主学习的本事发挥得淋漓尽致。上网查阅医学文献、阅读相关书籍逐渐融入了她的日常生活,如癌症患者应该怎么吃、如何养生等问题,她都能娓娓道来。

"病友推荐了很多书,我自己也找了很多相关的书看。其中,李开复的《向死而生》给我的感触最深。名人也会生病,医生也会生病,那作为普通人的我生病再正常不过了。哈哈哈哈!"

看到有关天灾、意外的新闻,苏老师更想得开了:"别人一个转身或许就阴阳永隔,而自己何其幸运,能与亲朋好友相处那么久,至少还拥有告别的机会。人终有一死,我只是比别人早一点知道死亡,仅此而已。"

自此,苏老师想开了,也就不再害怕了。

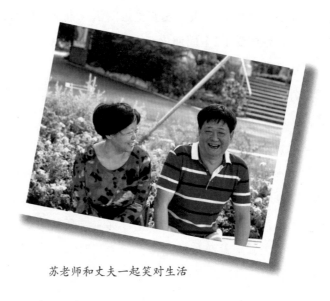

苏老师和丈夫一起笑对生活

现在的苏老师，依然坚守教学岗位，只是工作量有所减轻，不再担任备课组组长，每周的教学任务也从原来的12节课减为4节课。和得病前一样，她依然保持每周1~2次的运动习惯，只是从过去的打乒乓球、羽毛球改为散步。乐观向上，让她的抗癌之路鲜花怒放。

庚子年腊月三十，举家欢聚的除夕夜，苏老师丈夫的手写祝词，字体苍劲有力，诚意拳拳。心怀家国的苏老师一家，正如祝词一样，纵遇"风云突变"，也能"万丈豪情砥砺行"。

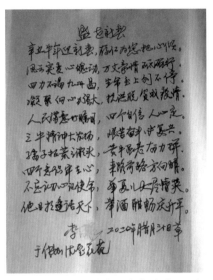

苏老师丈夫的手写祝词

医学聚焦

患者为ALK阳性晚期肺癌，在第一代靶向药治疗过程中出现缓慢进展，经过2个周期化疗缩小病灶后，继续使用原靶向药物，获得较长时间疾病控制。

一个"老烟枪"的悔悟：如果再活一次，我一定不抽烟了

【患者档案】萧先生　男　52岁　肺腺癌6年
【被采访人】本人
【治疗单位】佛山市第一人民医院

■ 看到"肿瘤"两个字，我就什么都知道了

我是一个老烟民。因为好奇，很小的时候就偷拿爸爸的烟吸着玩，十几岁就烟不离手，烟龄少说也有40年了。

2015年8月，46岁的我正值壮年，上有老下有小，从事电力维修方面的工作，也就是电工。单位挺好的，工作量不算太大，福利待遇该有的都有，就是那种可以安安稳稳干到退休的工作。那阵子突然咳得比较厉害，断断续续有浓痰，胸口处还会不时刺痛，不像普通感冒。我去了一趟佛山南海的医院，照了个CT。医生建议我到佛山市第一人民医院进一步检查。我去做了几项检查，结果很快就出来了——左肺腺癌IV期。当时医生怕我承受不住，只告诉了我的妻子，没敢告诉我。但当我被安排进肿瘤科住院，看到"肿瘤"两个字，我就什么都知道了。

后知后觉的人除了我外，还有我70多岁的双亲。老人年纪大了，本不想让他们担忧，但眼见我住院次数多了，老人自然而然就明白是怎么一回事了。这些年，他们也慢慢接受了，但难免悲伤，总怕白发人送黑发人。

348

■ 戒烟、化疗、靶向治疗，听医生的话就是了

作为患者，能做的就是听医生的话，所以医生要我怎样我就怎样。想着离家近、去医院方便，我就一直在佛山市第一人民医院就诊了。

为了更好地配合治疗，确诊没多久，我就主动戒烟了。没患癌之前，虽然知道吸烟危害健康，但还是没当回事，如今摊上这个病，悔不当初。抽过烟的人都知道，吸烟容易戒烟难。

戒烟路上，意志力很重要。既然做了戒烟的决定，再艰难我也会坚持下去。犯烟瘾的时候，我就找些零食解

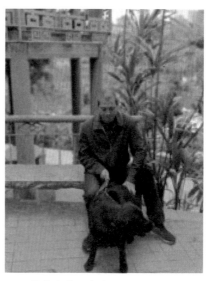

萧先生每天都会逛逛公园，逗逗狗

馋，或者做些别的事来分散注意力。断断续续花了一年的时间，我终于把烟彻底戒掉了。

烟戒了，明显发现咳嗽症状比以前减轻，我也有了更充沛的精力去应对癌症。我的治疗从化疗开始。化疗的前3天，副作用最大，那时整个人胃口比较差。虽然每年复查病情都有缓慢进展，但还算稳定。

2018年，我的胸口开始痛得越来越厉害。为了不让家人担心，我都是默默地咬牙坚持，从不诉苦。痛得实在受不了的时候，就吃止痛药。最初1颗止痛药可以维持一天，后来慢慢药量递增，痛得最严重的时候12小时内就吃了4颗。

疼痛持续了一年左右，终于迎来了转机。2019年10月，医生将我的治疗方案改为靶向治疗后，疼痛逐渐减轻，现在几乎不痛了。对比化疗，靶向药的副作用更容易接受，呕吐、咳嗽持续的时间不长，症状也轻微一些，咳得厉害就吃止咳药，除此之外，和正常人没什么两样。

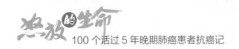
2020年11月，医生给我换了一种靶向药治疗，至今都还算稳定。我的宗旨很简单：听医生的就是了。

■ 每天散步2小时，逛逛公园逗逗狗

患癌最初的那几年，心情确实不好，后来逐渐接受了。确诊时我的大女儿刚读大学一年级，小儿子刚升初中一年级，作为父亲，我也曾担心自己的病情会对他们的学业造成影响。所幸，孩子们都很懂事，不仅学业没受影响，还会反过来安慰我、鼓励我，很贴心。亲戚朋友也都来探访我、关心我、鼓励我。

每个月需要去医院复诊的那天，孩子会提前帮忙在网上挂好号，我自己一个人开车去医院。平时，我每天早晨都会去家附近的公园散步2小时，慢慢走，走一段路就休息一下，到了饭点就回去。

回头看，患癌到现在6年了，自我感觉和普通人没什么区别。多亏了佛山市第一人民医院的梁医生经常鼓励我，他医德高尚、能力出色，他怎么说我就怎么配合。

还要感谢我的家人。我生病以后，兄弟姐妹都很团结，经常给予我精神上的鼓励和经济上的帮助。尤其是我的妻子，她是我妹妹的好友。我们结缘成为夫妻，不知不觉26年了。她一直陪在我身边，我很欣慰。

如果说有什么话想留给这个世界，那就是：如果再活一次，我一定不抽烟了。

> **医学聚焦**
>
> 患者为EGFR突变晚期肺癌，治疗药物选择相对多一些，一线化疗及第一代靶向药耐药后，第三代靶向药继续控制疾病稳定。

老工程师投身工作忘癌症："每一个活着的日子，都是幸福"

【患者档案】伦叔　男　74岁　肺鳞癌10年
【被采访人】本人
【治疗单位】佛山市第一人民医院

　　每个被癌症盯上的人，大概都有一段最黑暗的时光。伦叔的抗癌历程却一路平静。他并没有把癌症当回事，也没有把癌症和死亡联系在一起，而是在10年的抗癌生活中迎难而上，坚持自己热爱的事业，努力与癌症作斗争。

■ "漏网之鱼"

　　伦叔是一位勤勤恳恳的工程师，每天都忘我地沉浸在工作中，用他自己的话总结："不抽烟，不喝酒，不喝茶，不会享受，就会干活。"他作息规律，饮食上也没有什么大问题，却偏偏被癌症盯上了。2011年8月，伦叔无意间摸到自己脖子附近有一个肿块，第二天到医院检查，报告显示——确诊右肺癌，存在淋巴转移。

　　得知结果，伦叔的情绪出奇的平静。他很快就去见了佛山市第一人民医院的张主任，一位细致、体贴的女医生。伦叔冷静地向张主任询问了治疗方案后，回家找朋友商量，为自己下一步的治疗做准备。按照医生的建议，伦叔做了化疗。化疗的副作用在伦叔身上不明显，只是有一点脱发，消瘦了一些。化疗结束后，培伦又接受了放疗，出现了呕吐、脱发的副作用，但他还

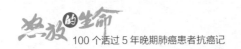

能笑着调侃自己："头发秃了倒更像个老工程师了！"

伦叔的儿女对他的病情十分在意，比他本人还要紧张。但是伦叔似乎没把这癌症当回事，在他看来，该做的治疗就做，结果顺其自然。当时伦叔在佛山市第一人民医院治疗，离家比较近，每次去医院都是步行前往，正好锻炼。

化疗和放疗后，伦叔的身体情况有了明显的好转，最初发现的脖子肿块已经消失。但医生对他各方面进行综合评估后，发现他体内还遗留一个原发病灶。2012年，医生为伦叔进行病灶切除手术。手术之后，伦叔各方面状态都比较理想，各项指标都趋于正常。他只需要听从医生意见，按时吃药便可。

转眼10年过去了，伦叔就这样云淡风轻地走在抗击肺癌的路上。他调侃自己是"漏网之鱼"，上天又给了他一次重生的机会。

■ "只要活着，就会一直干下去"

已经74岁的伦叔还在坚持工作。虽然之前已经退休，但2011年公司又请他回去跟进一个项目。这个项目需要经常开车到外地跟进工程，伦叔一做就持续了10年时间。基建的工程对这位老工程师来说已经不是什么大的挑战，但把工作做好，还是需要花费一番心思与精力。患癌后，伦叔除了阶段性治疗需要回医院以外，在院外的日子，他一刻也没有停止工作。

伦叔将身上的疼痛都转移到热爱的工作上去。在工程项目中，伦叔需要负责水电、土建、装修、投放等一切事务，每一个环节都要亲力亲为。但他享受压力带来的紧迫感——有压力才有事情做，有压力才会有动力。他说："只要活着，就会一直干下去。"

伦叔这样评价自己对待癌症的态度："一觉醒来，每一个活着的日子，都是幸福。"伦叔的乐观与自信，以及对生活的热爱都使得他以最好的状态面对肺癌。他内心深处有比生命更重要的东西，那是一种信仰，他的工作就是这样的存在。"人一旦有了信仰，就会拥有很多力量，不管是对抗疾病带来的痛苦，还是生活带来的压力，都会更为自信乐观。"

伦叔一辈子投身于工程建设，活着的每一分钟都在为这项事业做贡献，努力工作，追寻生活的意义。他对自己、医生和医疗水平充满信心，也不畏惧癌症带来的痛苦。"不要害怕也不要迷信，更不要对自己和医生没有信心。"伦叔这样总结自己的抗癌心态。

■ 家人支持他边抗癌边工作："你想做的事，就去做"

伦叔用良好的心态坚强地面对每一次治疗，家人的支持必不可少。儿女忙于工作，伦叔接受治疗的时候，一直是老伴在一旁陪伴着他。从医院回来，老伴尽力均衡伦叔的饮食，做好营养搭配。每一次化疗、放疗虽然有副作用，但是老伴的陪伴能让伦叔内心舒坦不少。老伴除了在伦叔治疗过程中尽心尽力地照顾外，也支持着他的工作，"你想做的事，就去做"。伦叔的儿女一有空也会回家看望爸爸，希望爸爸健康长寿。疾病面前，他们一家人互相扶持，日子平淡而幸福。

作为一名工程师，伦叔一直奋斗在自己热爱的领域中，建造起一座座高楼大厦；作为一个癌症患者，他一直笑对病情，搭建起一根根精神支柱。伦叔总说："工作才是我喜欢做的事，工作至上。"患癌第10个年头，他的身体在忘我的工作中已逐渐得到改善。

医学聚焦

肺癌的主要治疗手段有手术治疗、放射治疗、肿瘤内科治疗（包括靶向治疗、免疫治疗、化疗）。晚期非小细胞肺癌患者有时候需经过多学科讨论，有计划地、合理地综合应用以上治疗手段，即多学科综合治疗，使患者获得最大疗效。患者经化疗、放疗后，肺部病灶出现增大，其余病灶消退良好，手术切除肺部病灶后一直无复发生存。

再坚持一下，绝望就会被光驱散

【患者档案】廖女士　女　64岁　肺腺癌10年
【被采访人】儿子
【治疗单位】佛山市第一人民医院

　　从2011年就开始与癌症对抗的廖女士，曾经被病魔带进了黑暗，觉得自己的生命已经走到了尽头。但她足够勇敢，就算再绝望，也还是想再坚持一下，于是这种绝望就会被光驱散。如今廖女士还在顽强地与癌症做抗争，向阳而生。

■ 因为儿子、孙子，她对生活有了更多的期盼

　　廖女士有一些贫血，颈椎、腰椎每逢刮风下雨也会有些疼痛。2011年的一个晚上，廖女士突然感到不舒服，开始咳血，入住当地医院，止住了呕血症状后，在医生的建议下，廖女士一家随后到佛山市第一人民医院做进一步检查。

　　检查结果出来了，廖女士被确诊为肺癌，需要进行手术治疗。"癌症"这个词对廖女士来说太沉重了，她丈夫是因为肝癌去世，丈夫的哥哥是因为食管癌去世。在丈夫得病期间，廖女士花了很多时间精力去照顾他，也为他治病花了很多钱，最终丈夫还是在孩子很小的时候就离开了人世。因为癌症，廖女士经历了很多次与亲人的别离，在她眼里癌症就等于死亡，所以她十分恐惧，无法接受自己得了癌症的事实。

这些年来，廖女士母子俩相依为命，除了一些亲戚朋友和政府的帮助外，廖女士需要一人打两三份工去维持家庭开支。如今突然生病，廖女士除了对自己的身体健康状况感到极大的担忧之外，还为自己家的经济状况发愁，更放心不下当时还未娶妻的儿子。

可怜天下父母心，廖女士虽然对自己的病情和生活十分悲观，但因为放心不下儿子，她总对自己说再坚持一会儿，至少要等到儿子成家。但是廖女士的儿子不这么想，他认为医学不断发展，癌症治愈的可能性也越来越大。正是因为儿子这种乐观的心态和他对母亲无微不至的照顾与鼓励，廖女士也一天天变得乐观起来。一段时间后，廖女士已经能够接受自己生病、需要长期治疗的事实，也能主动配合治疗。从2011年到现在10年的时间，廖女士看着儿子成家，抱上了孙子，这是她刚患癌时根本不敢想的事情。

因为生活越来越好，病情也得到了一定控制，廖女士如今再也没有当初刚患病时的恐惧和悲伤，只想着努力配合医生治病，能多活多久就活多久，现在她也想看着自己的孙子长大成人，对生活有了更多的期盼。

■ 孩子总在无形之中给予她坚持的力量

肺部肿瘤切除手术之后，廖女士脖子上发现了肿块，为了防止淋巴转移，需要切除这个肿块。在肺部有复发迹象后，医生又建议廖女士进行化疗和放疗。

回忆起这个过程，廖女士和儿子眼眶都红了。因为化疗、放疗的过程对她而言太辛苦了，廖女士也不止一次想过放弃，是儿子的鼓励让她一直坚持着。

在后来一段时间里，廖女士还因为甲亢做了一些治疗，一直到现在都在吃治疗甲亢的药。甲亢会影响到患者情绪，让患者比较激动易怒，但廖女士并没有因为生病在情绪上被影响太多，一直比较平和，偶尔出现焦躁的情绪也会自己慢慢调节。也许是廖女士平和的心态对治疗起到了积极作用，她的

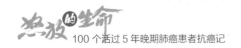

情况在慢慢好转。

儿子说，廖女士在2015—2016年的一段时间里精神状态很好，因为那时候家里迎来了她的第一个孙子，廖女士十分开心，还有精力帮儿子看看孩子，将更多的时间花在家里。

可惜好景不长，在复查中发现廖女士病情有所恶化。医生建议她进行靶向药治疗。为了能够陪伴孙子更久一些，廖女士开始进行靶向药治疗。从儿子到孙子，孩子们总是在无形中给廖女士力量和勇气，让她能够"再坚持一下"。

在治疗过程中，廖女士获得了一些政府的补助，能够报销一部分医药费，这也降低了家庭的经济压力。除了政府的支持和帮助，廖女士在医院住院治疗的时候也遇到了很多好人。医院里认识的病友，都十分照顾家庭条件一般的廖女士，帮她买生活用品，还互相鼓励。看着周围很多病友都在积极面对病魔，廖女士慢慢地也坚定了自己对抗癌症的信念与意志。一路上有病友坚持不下去离开了，也有病友一直在路上，廖女士觉得自己十分幸运，竟然与病魔抗争了10年之久。

■ 多方支持，光照亮了她的世界

回忆起母亲对抗癌症的历程，廖女士的儿子说："感谢科技，感谢国家的医疗政策。"在经历了自己的大伯和父亲患癌去世后，他知道癌症的凶险。但是母亲能够在治疗下活了10年之久，让他觉得这就是科技的进步，生命将会在科技的进步下被不断延长。

曾经，一个小康之家可能会因为一场大病就陷入经济困境之中，甚至变成贫困户。但近些年来，在医疗政策的改革之下，很多医疗费用可以报销减免，很多抗肿瘤药被列入医保药品目录，大大缓解了患者家庭的经济压力。这使得廖女士能够顺利完成相关治疗。

在抗癌这条路上，她遇到了很多好医生，张医生是廖女士在佛山市第一人民医院的主治医生，在治疗过程中张医生给了廖女士一家很多帮助，她会耐心给廖女士讲解病情，并给出自己的建议，也会尊重患者及家属的意见。廖女士能够坚持到现在，张医生非常欣慰，有患者能与病魔对抗10年是非常励志的。

在多方的帮助和鼓励下，廖女士一点一点重燃了对生活的向往和希望。积极的心态是治疗过程中最重要的因素之一，只有保持乐观积极，才能够斗志昂扬地和病魔作斗争。

廖女士认为饮食也是十分重要的，所以她很注意忌口。她对自己的睡眠也很在意，晚上再怎么睡不着也不会起床做别的事情。连儿子都佩服她的自律。

"不要那么早就对生活失望，再坚持一下，或许光就能照亮你的世界。"廖女士就是在"再坚持一下"的鼓励中，从绝望中走了出来，尽享天伦之乐。

医学聚焦

患者术后复发，给予放疗、化疗。病情进展后，改用第一代EGFR突变靶向药物，一直控制疾病至今。

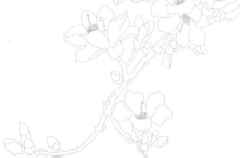

岁月从不败英雄：暗淡时光里，她照亮了自己的生命路

【患者档案】叶芝　女　69岁　肺腺癌9年
【被采访人】本人及其儿子
【治疗单位】广东省农垦中心医院

　　罗曼·罗兰有句名言："世界上只有一种真正的英雄主义，那就是在认清生活的真相后依然热爱生活。"当癌症猝不及防地出现在生命中时，一个平凡的人是怎样凭借自身的乐观主义精神，依靠家人深切的爱，找到在日常生活中跟癌症共存的解药的呢？

　　69岁的叶芝长达9年的抗癌故事、像一道微光，照亮了病友们的内心。

■ 坏消息犹如闪电，划破平静生活

　　2012年12月的一天，60岁的叶芝像往年一样参加了单位的年度体检。拿到结果后，她的心瞬间沉了下去。报告上"肺癌可能性"五个字是那么刺眼，犹如一道闪电划破了她平静的生活。这一切看上去就像一个不可能的噩梦，却偏偏发生在了她身上。

　　2007年，相濡以沫的老伴去世。这个重大打击令她非常伤心，用了好长一段时间她才稍微平复了心情。她平常都保持着良好的生活习惯，早睡早起，不抽烟不喝酒，情绪也比较平和，孙辈也并没有太令人操心，甚至身体也没有哪里特别不舒服，只是最近有点消瘦。

　　据叶芝的儿子说，早在2008年体检时，叶芝就曾经被发现肺部有阴影。

2009年换了一家医院再次体检后无异常情况，于是全家人并没有把这件事看得很严重。这次得知检查结果后，全家人急得团团转，第一个反应就是认为误诊，因此决定先去其他医院确认再说。

家人在一次次自我安慰中，陪着叶芝去广东省农垦中心医院门诊做了胸部CT检查，仍提示为肺癌。但在这次检查中，经皮肺活检术后进一步确认她患上的是肺腺癌，而且分期较早。这算是不幸中的万幸，肺腺癌是肺癌中最常见的一种，能根据患者的实际情况来采取多种治疗方式，而且在5年内的生存率较高。

■ 在日常生活中学习与癌症并存

"既然疾病都来了，那就一心一意打败它；就算不能打胜仗，起码也不能认输！"叶芝说。从一开始进行确认检查，家人就没有对她刻意隐瞒，她也逐步接受了自己的病情。家人无微不至的关心和爱护就像是一剂强心针。治疗的各个环节中，家人总是围在一起商量，出主意、找对策。在是否采取伽马刀放疗的问题上，叶芝和家人最终还是决定，采取手术+化疗的方式进行治疗。

2013年1月，叶芝进行了2个周期化疗；同年3月，她听从医生建议，接受了右上肺叶切除加上系统淋巴结清扫术。在手术过程中，家人周到的陪伴和照顾，最大限度地减轻了她的紧张和痛苦。尽管手术过程比较顺利，但手术后的伤口疼痛也给她的生活造成了困扰，因为家里住在楼梯楼的7层，每天爬楼梯爬得气喘吁吁，感觉到力不从心，走几步就腿软需要休息。每次爬楼梯的时候，她都深呼吸给自己打气：加油，再坚持一下就到了！这样的情况持续了一年左右，情况才慢慢好转。在这个过程中，叶芝一直谨遵医嘱，继续保持积极乐观的心态，手术后又经历了2个周期化疗和辅助性放疗。在化疗期间，由于化疗产生的副作用，她胃口很差，还大把大把地掉头发，太难受时甚至连脾气都变得暴躁起来。家里人在这时候以足够的耐心和包容，以及"一定会好起来的"坚定信念，抚慰了她焦虑的心，支持她继续撑下去。

■ 在平凡的生活中自得其乐，珍惜生命

2016年底，叶芝复查再次发现癌胚抗原的指标有升高的迹象，而且合并了骨转移，行基因检测后发现有*EGFR*突变，就开始服用基因靶向药进行治疗。刚开始服用靶向药时，出现了皮疹和腹泻等副作用。她继续给自己打气："手术都熬过来了，还怕吃药吗？"抗癌靶向药药费高昂，幸运的是，叶芝的情况符合国家慈善赠药的条件，可以选择离家最近的、广西南宁的赠药点，每个月定期去取药，这就最大限度地节省了治疗的费用。由于取药必须本人亲自到现场，叶芝的儿子每个月抽出时间亲自开车送妈妈过去取药，当天又马不停蹄地赶回湛江。

可喜的是，叶芝到现在还没有出现耐药反应。

在9年的抗癌历程中，叶芝熬过了手术化疗、放疗和靶向药的种种副作用带来的痛苦，目前一切都在整体向好的状态。她能够基本正常地生活，干轻的家务，空闲时跟朋友散步出游……在平凡的生活中自得其乐，叶芝更加感恩和珍惜宝贵的生命。她和家人都认为，她算是癌症患者中幸运的一例了。因此，他们由衷地感激广东省农垦中心医院的蔡主任、李医生，还有热情帮助患者解决问题的靶向药临床试验主要研究者劳主任……他们的热心负责给患者和家人带来了战胜病魔的莫大信心和勇气。

医学聚焦

该患者初诊时是肺腺癌Ⅲ期，经过了新辅助化疗，PET-CT评价疗效后，又接受了根治性手术治疗。但在术后3年后，仍出现了右肺及骨的转移，幸运的是，基因检测提示有*EGFR*突变，口服厄洛替尼治疗后，病情得到了有效的控制，真正做到了与癌共存，乐观生活。近期，2021年的3月，患者复查时又发现了右侧肾上腺的转移，但是非常幸运，她的基因检测又发现了*EGFR T790M*(+)，患者继续口服第三代靶向药物——奥希替尼治疗，仍然有效。

疾病能战胜她的身体，但战胜不了她的灵魂

【患者档案】芸姨　女　55岁　肺腺癌9年余
【被采访人】本人
【治疗单位】中山大学附属肿瘤医院、梅州市人民医院

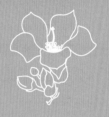

"2012年中秋节招兵的时候，我的小儿子去体检，我跟着一起去做了个检查。体检结果提示我的肺部有阴影，儿子要我马上去大医院检查，检查之后就确诊了是肺腺癌。"

说起自己的病情，芸姨显得云淡风轻。

■ 儿子为她放弃前程，上手术台前，她交代了后事

患癌之前，芸姨在外面帮别人做互联网炒股信息获取的工作，自己能够维持生活。家里三个孩子，两个已经在部队当兵了，小儿子也通过了体检，马上就要参军入伍。而这场大病的到来，让芸姨一家的人生轨迹发生了改变。

"那时候检查出我的身体不好，但小儿子的征兵体检是通过了的。但小儿子知道我的病情之后，决定不去当兵了。我的小儿子很孝顺，是我拖累了他，耽误了他的前程。当时我很快就办理了出院，我得了癌症的消息也没有告诉大儿子和二儿子。2013年正月的时候，一直是小儿子带我去打针，其他人都不知道。"

小儿子毅然决定留在她身边照顾她。这让芸姨意识到，自己另外两个孝顺的孩子要是知道了这件事，一定会想办法回家来。她决定隐瞒这件事，哪怕是暂时的。对于芸姨而言，这场病让自己害怕，但她更害怕因为自己的病情耽误了孩子们的前程。然而，长期前往医院打针，还是很快被家里人察觉了。芸姨在家人的陪同下去做手术，上手术台之前，芸姨和自己的小儿子交代了后事。

最终手术很顺利，芸姨在手术之后经历了一段时间的恢复，整个人的身体状态得到了提升。当她认为自己可以重新回到正常生活的时候，新的噩梦悄然来临……

■ 疾病在她身上留下的，更多是感恩

在手术完成了40天之后，芸姨再一次回到医院进行检查。检查的结果犹如晴天霹雳一般，直接将刚刚从病痛中走出来的芸姨击倒：癌细胞转移了！术后才40天！原本以为能够得到好消息的芸姨却等来了这样的结果。

廖院长耐心地告诉芸姨，现在有很多药物可以用于治疗，只要自己不放弃，就仍然有很大的希望。那时候，芸姨丈夫在外被人骗了钱，家里已经没有什么存款了。但是在廖院长的劝导下，芸姨决定再一次接受治疗。这一次的治疗不再是简单的打针吃药——芸姨走进了化疗科，开始接受腰穿治疗，接受基因检测。接受治疗的过程虽然有些痛苦，但痛苦之后换来的，是自己能够继续享受生活。

"二儿子还是知道了我的情况，也放弃了自己的部队生活，回家来照顾我。现在一直都是几个孩子照顾我，廖院长也经常和我沟通。我是一个运气很好的人，有这么好的一个家庭，家里人都愿意想尽办法为我治疗，医院先进的技术也让我少受了很多痛苦。赶上了好时代，国家也给我们提供了补贴。"

"广东省人民医院、中山大学附属肿瘤医院和梅州市人民医院的各位医

生都给予了我很大的帮助。感谢国家政策，各种补贴算下来，每次费用都减少了一半还多。"

疾病在芸姨身上留下的，不只有痛苦，更多的是感恩、知足。身边有家人的陪伴，有孝顺的孩子，还有先进的医疗技术和国家补贴，这一切都让芸姨感到满足。

■ 2年做到五星义工，"接下来，我只想好好享受生活"

在治疗的几年当中，芸姨的身体恢复了不少，能够支持她完成一些日常的活动。芸姨一边治疗，一边在深圳做起了义工。她和自己的义工朋友们一起完成了很多公益活动，短短的2年时间，芸姨就做到了五星义工。疾病能够战胜她的身体，但是战胜不了她的灵魂。

"我那年8月还在组织身边的一千多名义工朋友一起去参加跑步活动。其实活动开始的时候我就明显感觉到自己的身体不舒服，不得不马上去医院进行检查。他们都不知道我是一个肺腺癌患者，都把我当作健康的普通人，我待在医院里面就是癌症患者，出去的时候，我就是一个普通人。"

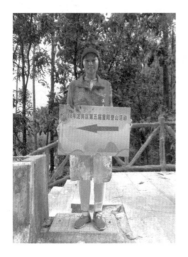
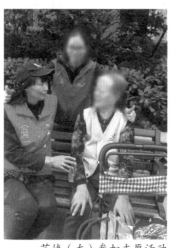

芸姨（左）参加志愿活动

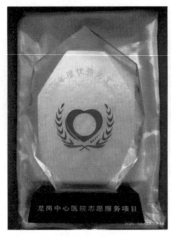
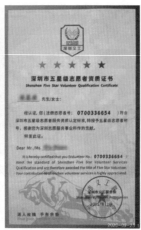
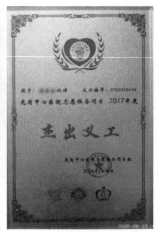

芸姨获得的志愿证书

2020年10月，芸姨接受了脑部穿刺。每过15天都就到医院进行一次检查。但是芸姨仍然希望自己能够像一个普通人一般，回到正常的生活当中，而不是以一个癌症患者的身份与人相处。

现在的芸姨，仍然在与病魔顽强地斗争着。在病痛当中，芸姨学会了享受生活，这世上美好的事物如此之多，不如短暂地忘记疼痛，去帮助他人，笑对人生。

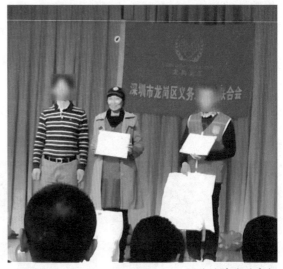

领奖的芸姨（中）

医学聚焦

晚期*EGFR*敏感突变的肺癌患者，第一代*TKI*耐药后，需再次进行组织学活检及基因检测；对于无法行组织学基因检测的患者，可行外周血基因检测；部分出现*EGFR T790M*突变的患者，可继续口服第三代靶向药物。经过手术、第一代靶向药物、第三代靶向药物、颅脑放疗，该患者生存时间已超过9年。

抗癌巾帼不惧50次化疗：不要小瞧技术进步，更不要小瞧自己

【患者档案】易巾帼　女　74岁　肺癌晚期5年
【被采访人】本人
【治疗单位】中山大学附属肿瘤医院

■ "你是家里的支柱，你不能倒下"

易巾帼曾经是一名英语老师。2002年退休，平时主要在家带带孙子孙女，帮他们启蒙外语。

2016年年底，易巾帼参加学校组织的一年一度的体检。本来她计划体检之后去旅游，但这次学校打电话让她回去看体检报告，说有些指标有问题。

易巾帼隐隐感觉数据背后可能藏着一些比较严重的问题，敏感的她决定去大医院接受更全面的检查，结果检查出了肺癌。

"癌症已经来到你身上了，你不认都不行。"当时的易巾帼以为，自己只剩3个月的寿命了。

与其说她豁达，倒不如说她一开始其实非常消极。易巾帼觉得很多癌症患者都没有治好，自己也未必就能治好，便不愿意去看了。她拒绝了医生住院治疗的建议，决定回家安安静静地等待死神来临的那一天。当时的易巾帼觉得：反正都这样了，悲观也是一天，乐观也是一天，就只有面对了。所以在外人看来，癌症对她的打击好像不是那么大，显得比较平静。

当易巾帼把自己的诊断结果告知丈夫时，这个陪伴她一生的男人一下子流出了眼泪。易巾帼见状，反过来安慰丈夫要勇敢些。

"家里没有你不行。"冷静下来后，易巾帼的丈夫对她说，"你是家里的支柱，以前是孩子们的支柱，现在成了孙子们的支柱，你千万不能就此倒下。"孩子们也纷纷劝说，不允许母亲放弃。

■ 大大小小的化疗经历了50次，不知不觉活过来了

在家人的要求与鼓励下，易巾帼来到了广州中山大学附属肿瘤医院，开始了抗癌的治疗之路。易巾帼听从医生的建议，在胸外科接受了手术。

遗憾的是，医生在手术过程中发现癌症的胸膜播散转移。因此，手术后医生建议她进行化疗。

本以为做完手术就完全康复了，可以开开心心回家过年，没想到要走上看不到尽头的化疗之路。在她的认识里，化疗是非常痛苦的。这下易巾帼放弃的念头又出现了。

但医院的陈教授告诉她，今天的化疗不像以前副作用那么大了，而且只要能维持住病情，随着医学的发展，将来甚至有彻底治愈的希望。

在家人的鼓励下，春节后易巾帼回到医院找到陈教授治疗。陈教授建议她先使用6个周期的联合化疗，之后定期单药化疗维持。

果真如陈教授所言，除了一点疲乏、食欲下降外，化疗并没有太大的副作用。不知不觉，易巾帼就坚持过了5年，大大小小的化疗合起来超过50次了。

"我自己都不敢相信，我做了这么多次的化疗，身体居然挺过来了，虽然偶尔也会难受，但总体上还能接受，可以说我是非常幸运的。"对于她而言，吃了这么多的苦，终于看到了希望，心里还是很高兴的。

现在，易巾帼基本上每两个月左右进行一次单药化疗，其他日常生活基本不受影响，并且一直控制得很好。

在易巾帼患癌治疗期间，她的家人给予了无限的支持与关怀。每一次易巾帼去广州做化疗，都不希望麻烦家人，也不希望自己患了癌症的事被其

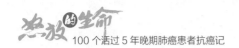
他人所知。家人知道她的性格，便把这段时间当作留给她的一点个人空间。女儿知道母亲生病后，便每天坚持回家陪她，看看她的情况，叮嘱她不要干活。然而，对于易巾帼而言，她不想麻烦家人，耽误家人工作。

就这样，易巾帼每天散步、买菜、做饭、带孙子，有空还会出去旅游。生活过得十分惬意，外人根本看不出她是一个癌症患者。"我累了就躺一躺，但每天都坚持出去走走，和朋友、邻居聊聊天，注意力分散了，自己的心境也变得开阔了。"

易巾帼说，"医疗技术发展得越来越好，不仅化疗的副作用越来越小，还有靶向治疗、免疫治疗等技术不断出现，癌症患者不要小瞧技术的进步，更不要小瞧自己。"

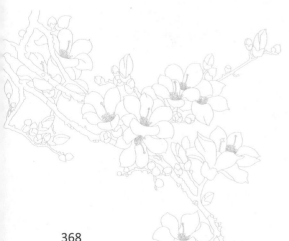

医学聚焦

患者2016年被诊断为肺腺癌胸膜转移，驱动基因阴性，原发灶行手术切除后，行培美曲塞联合顺铂方案化疗6个周期，后一直单药培美曲塞化疗维持至今。目前患者治疗无明显副作用，疾病控制稳定，有较好的生活质量。

自律自强自信的楷模，用乐观与坚强面对病魔

【患者档案】钟康新　男　58岁　肺腺癌5年余
【被采访人】本人
【治疗单位】中山大学附属肿瘤医院

　　"查出肺腺癌的时候我还报了旅游团，我想出去旅游其实更好，还能去外面看看，对身体和心情都有好处。"和许多患者不同，乐观开朗的钟康新让人感觉如沐春风，笑容一直都挂在脸上。他的自信、积极和乐观，便是他坚持与病魔斗争至今，且一直保持良好状态的"秘籍"。

■ 心态乐观帮他熬过几十次化疗

　　2016年的一次体检，钟康新被检查出肺部有阴影。在检查之后，医院告知钟康新，他可能患上了肺癌，建议马上进行进一步的检查。当时，钟康新和妻子已经报名了去越南的旅游团。在得知这个令人难以接受的消息后，钟康新却毫不犹豫地决定继续完成自己的旅游计划。

　　"不想管这个，我想先去旅游。"在乐天精神的引导下，钟康新和妻子前往越南度过了美好时光。回来后他才前往中山大学附属肿瘤医院进行检查，被确诊为肺腺癌。钟康新在得知自己的病情后，并没有自暴自弃，在确诊之后，马上听从医生安排，接受了手术治疗。

　　58岁的钟康新是一家小公司的股东，因此经济压力不算大，并且家中的

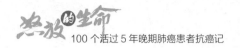

三个子女都已经在外面闯荡出了一番事业，一家人非常和睦。在得知钟康新的病情之后，子女们纷纷鼓励他、支持他接受治疗。

不幸的是，虽然最终钟康新的手术完成得非常顺利，但手术中发现肿瘤已经扩散至胸膜，也就意味着是晚期肺癌。手术后，钟康新接受了化疗。本以为可以回归正常生活了，可疾病仍然没有停止对他的侵袭。

2018年，钟康新再一次被检查出癌症扩散。这一次，钟康新被诊断为肺癌骨转移。与之共同到来的就是化疗。从检查出肺癌骨转移到现在，钟康新已经接受了30多次化疗。但化疗在钟康新这个天性乐观的人口中，似乎也没有那么大的痛苦："化疗以后两三天感觉不是很舒服，没有胃口，两三天后基本上就正常了。"

因为天性十分乐观，加上本身身体强壮，在化疗的过程中，钟康新并没有出现身体机能下降的情况。相反，在化疗的过程中，钟康新慢慢恢复了食欲。经过多次化疗之后，钟康新慢慢适应了这样的治疗，也重新回到正常的生活当中。

■ 自律是他不断与病魔作斗争的法宝

"从2008年开始我就已经戒烟了，确诊之后，我就没有再喝酒了。"在癌症面前，有很多人选择放弃，而钟康新选择了自律——戒烟、戒酒，慢慢回到正常的生活中，保持着比较健康的身体状况。

很多时候，光是癌症两个字就能够将一个人，甚至一个家庭击垮，而钟康新是幸运的，也是坚强的。幸运在于，他有一个好家庭，有能力承担治疗的费用；而钟康新的坚强，以及他面对癌症所表现出来的自律，才是他能够不断与病魔作斗争的法宝。

"有时候我自驾游，我就当自己是一个正常人一样，该吃的就吃，该玩的就玩，什么都不想。"

在身体状况恢复了之后，钟康新最想做的就是赶紧去工作，希望自己能够做一些事情。"只有一直忙碌着，才能够保持自己的状态。"

现在的钟康新，仍然走在化疗的路上，加上中药治疗，身体状况良好。他一边忙着自己的事业，一边享受生活。在这样的生活中，疾病带来的痛苦慢慢被钟康新忘却。

"马医生对我的鼓励很大，从我患病开始，马医生就一直在鼓励我，告诉我现代的医疗技术很先进，完全不用担心。我的家人也告诉我放松自己的心情。经过了这么久的治疗，我相信现代的科学技术，我也相信自己，因为我的生命还在继续。最不能放弃的，就是自己。"钟康新说。

医学聚焦

患者根治术后出现胸膜及骨转移，驱动基因阴性，2016年开始行化疗，目前继续行维持化疗，病情控制稳定。对于部分驱动基因阴性患者，可以从化疗中得到较好的获益，并且新一代的化疗药副作用较小，多数患者对于维持治疗有较好的耐受性。

中西医结合为抗癌之路带来新生机

【患者档案】许芸　女　43岁　肺腺癌6年
【被采访人】本人
【治疗单位】广州市番禺中心医院

"我还能活多久？

我还能怎么活？"

患癌后的许芸曾多次在心底发出疑问。

许芸是土生土长的广州番禺人，在当地一家物流公司担任后勤文员，丈夫是另一家日商物流公司的职工。由于是同行，夫妻二人平常有说不完的话，感情甚笃。后来有了儿子，一家三口过着平淡安稳的生活。直到2015年，命运向他们投下巨石，打破了长久的平静。

■ 一通电话改变了一切，宣泄过后她决心积极治疗

2015年6月初的某天，公司安排职工年度体检，许芸心里盘算着：体检完后刚好午休，回去买菜做饭，小睡一会儿再开始下午的工作。然而体检机构工作人员的一个来电，打乱了她的行程安排。

"许女士，我们在您的体检过程中发现您的肺部有异常，建议您到专业的三甲医院做进一步检查。"

工作人员关切的声音回响在耳边，许芸心底却有不好的预感。她深吸两口气让自己平静下来，在电话里把这一消息告知了丈夫。丈夫二话不说，以

最快的速度请假回家，带她前往广州市番禺中医院进行检查。

半天下来，医生拿着检查报告，一脸凝重地告知二人，"许女士左侧肺部发现有疑似肿物，恶性的可能性较大，需要手术取出后进行活检才能确认。"

医生没有正式确诊，但在许芸看来这已无异于是死亡判决。她眼前一片空白，待回过神来时，她已回到家里，泪水打湿了衣襟。她才37岁，年幼的儿子也才刚上小学二年级，平常没有任何不良嗜好的她偏偏被癌症盯上。不甘心之余，更多的是迷茫，往后她该怎么办？丈夫和儿子该怎么办？想到这些，她靠在丈夫的肩膀上无助地大哭，丈夫无言，只能轻拍她的肩膀给予她安慰。

6月15日，在广州市番禺中医院的安排下，许芸进行手术，术后的化验报告显示为左肺腺癌Ⅳ期，也就是通常说的晚期。早已预测到这一结果的许芸经过前些天的宣泄后冷静了许多，她艰难地点头，决心积极听从医生后续的化疗安排。

■ 靶向药让她再获生的希望

化疗所带来的疼痛、脱发和呕吐等副作用给许芸的身心带来很大的影响，最严重的时候，她一度想过放弃。但想起丈夫不离不弃地守在身旁，儿子知道自己生病后的乖巧懂事，她又咬咬牙坚持了下来。

3个周期的化疗后，身体虚弱的许芸已无法承受后续的治疗，不得不中止化疗。在朋友的介绍下，她找到了一位资深的老中医。经过半年的中医调理，她的身体逐渐恢复，重新回到了工作岗位上。

一切似乎重回轨道。

2017年7月，许芸摸到自己胸部有黄豆大的肿块，有过一次大病经验的她不敢耽误，在广州市番禺中医院医生的介绍下来到广州市番禺中心医院。检查后被诊断为肺腺癌伴多发脑、骨转移。

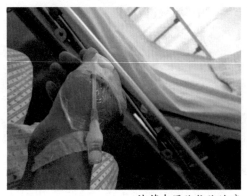

许芸在医院住院治疗

两年前的遭遇让许芸对生死看透了许多，这次的诊断无论后续如何她都已有心理准备，因而变得从容淡定。幸运的是，许芸的动态基因检测呈阳性，疗效良好的靶向药治疗让她再获生的希望。

39岁的许芸从此正式过上了提前退休的生活——公司批准了她的无限期带薪病假。

"其实我很幸运。"许芸感慨道，"我刚患病那会儿花了不少钱，但公司给我们买了商业保险，而且社保报销后又给我二次报销，解决了我大部分的医疗费。"

此后，除了静心养病，许芸每天的主要工作是为丈夫和儿子准备一日三餐。日子再次恢复至她病前的宁静，倘若不是靶向药带来的腹泻和皮疹等副作用，她甚至忘了自己身上还潜伏着癌魔。况且比起此前的化疗，这些副作用对她而言微不足道。

■ 从前奢望陪儿子度过中考，如今她希望看他成家立业

抗癌路上总有许多不确定。在最近两次的定期复诊中，检查显示许芸的癌细胞疑似出现耐药性，这对主要靠靶向药治疗的癌症患者来说无疑是晴天霹雳。这时许芸想起几年前的中医调理，她再次听从朋友的建议，尝试了另一种中医治疗方法：艾灸。

许芸对新事物总是抱着开放的心态，艾灸拥有悠久的历史，对她而言却是陌生的。但她相信，能传承数千年一直沿用至今，中医理念必然有其存在的意义。第一次艾灸，业余的许芸一不小心被艾烟呛到，但烟雾散去，余热退去后，她感觉自己精神多了，那天晚上是她自确诊以来第一次安稳地睡了

一整宿。

　　一次受益后，许芸就此开始了她的中西结合治疗：大部分时间在医生的建议下继续服用靶向药观察疗效，配合化疗放疗，闲暇时间再辅以艾灸调理，提高免疫力。且不论免疫力是否真的得到提升，至少坚持一段时间后，许芸发现自己的身体似乎轻盈了许多，皮肤也恢复了红润。就这样，她一直坚持配合艾灸调理至今。

　　2021年5月11日，许芸再次来到广州市番禺中心医院办理入院手续。当天下午，MRI检查结果显示许芸脑部病灶基本消失，这意味着靶向药依然有效。

　　2020年12月，许芸在广州市番禺中心医院复查胸部CT显示病灶局部缓解，头颅MRI显示脑转移病灶稳定。此后，继续服用靶向药进行治疗。看着已经顺利升上初中的儿子，许芸满心感动，当初确诊时，她从未想过能看着儿子长成如今的懵懂少年，当时她最大的愿望是能陪伴儿子度过中考。

　　疗效显著，让许芸生出了更多"贪心"，她希望自己能陪着儿子长大，一直看到他成家立业。她始终相信，未来总是充满希望的。

医学聚焦

　　青年女性患者，初治诊断为左肺腺癌，外科手术治疗后标准术后辅助化疗，很快复发和骨、脑等转移，基因检测ALK突变，第一代ALK抑制剂获得一定时间的缓解，进展后改用第二代ALK抑制剂有效，再次进展后还有效，脑转移的放疗也获得了明确的效果。ALK突变的晚期肺癌患者是所有晚期肺癌患者愈后最好的，称"钻石突变"，只要正确使用靶向药物，是可以获得很长的生存期，平均总生存超过5年，对于脑转移的患者配合放疗可以更好地控制症状和改善生存。

老烟民胃癌、肺癌双复发：戒烟，从拒绝别人递的烟开始

【患者档案】新叔　男　66岁　胃癌、肺癌6年
【被采访人】本人
【治疗单位】南方医科大学附属东莞医院（东莞市人民医院）

■ 前半辈子与医院"绝缘"，后半辈子却要与医院结下"半生缘"

新叔今年66岁。年轻时的他在家务农，每天在自己的一亩三分地里辛勤耕耘，凭着勤劳的双手养活妻子和两个孩子，过上殷实的生活。长年累月在地里劳作给了新叔一身黝黑的皮肤，平常喜好游泳，使得他拥有一副良好的体魄。除了30岁那年做过一次阑尾炎手术外，平常连感冒也少得，称得上是个与医院"绝缘"的人。要说他有什么不良习惯，那大概就是抽烟。

关于如何染上抽烟的习惯，新叔乐呵道："别人递来的烟，我接过去，这就抽上了。"

新叔年轻的时候，没有多少消遣活动，最常见的就是几个相熟的人围在一起喝几口清茶，抽上一两根烟。新叔是个热心肠的人，平常身边的人有需要，他总会帮着搬搬抬抬，做些力所能及的事，因此大家都爱围着他转。一来二去，他染上了抽烟的习惯。家人不是没劝过他戒烟，但他总是打哈哈应付过去，家人也就没再管。

这样平淡安稳的日子一直持续到2015年。那段时间新叔常常胃痛，那时

60岁的他以为是年纪大了肠胃不好而并未在意，直到实在痛得难受才让子女带他到东莞市人民医院就诊。

如果说新叔的前半辈子与医院"绝缘"，那么这次就诊就是开始了他与医院的"后半生缘"。

■ "新叔，这烟能戒了吗？"

在那次检查中，新叔被确诊为早期胃癌和早期肺癌。这坏消息很快传回到家中，妻子、儿女一时间情绪低落，半天说不出一句话来。新叔本人却没把这事放在心上，反过来安慰家人："这有什么，大不了就是死，我都活到这把年纪了，有子有孙，该享受的也享受过，以后该怎么过就怎么过，都别哭丧着脸了。"

新叔的乐观情绪感染了家人。也是从那时起，家人陪伴着新叔开始了漫长的抗癌之路。2015年，他做了胃癌根治术。不到一个月的时间，又发现了右肺癌，再次进行了手术，术后还进行了辅助化疗。一段时间后，新叔的肺癌复发，幸运的是，当时有匹配得上的靶向药可以治疗。2019年，靶向药出现了耐药情况，从那以后一直到现在都是采用化疗的治疗方式。尽管病情反复，新叔还是积极配合治疗，争取早日康复。

"新叔，这烟能戒了吗？"新叔的主治医师江医生问他。

"几十年了，难呐！"新叔老实回答，"人家递来了就抽。"

"那试着少抽一些，或者别人递烟了你拒绝一下。"医生"讨价还价"。

新叔寻思了一下，勉为其难地点点头。

其后开展的靶向药治疗和化疗取得了良好的疗效，病情很快得到有效控制。庆幸的是，在整个治疗过程中，没有产生太大的副作用，与大多人相比，新叔的治疗过程显得"舒适"许多。

新叔把这归因于自己年轻时吃的苦和养成的游泳锻炼习惯。只是现在年纪渐长，力气跟不上，他不得不"退隐江湖"，过上悠闲的退休生活。如今

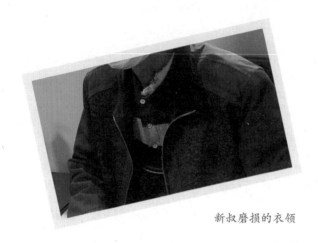

新叔磨损的衣领

的新叔还是和年轻时一样，闲余时跟三五好友聚在一起喝茶聊天。跟从前不一样的是，虽然尚未完全戒掉烟瘾，但他会学着拒绝朋友递来的烟，一步一步，总有一天能完全戒掉。

■ 衣服洗得发白也舍不得扔，我只想给孩子减轻负担

病情稳定后，他现在每个月到医院"报到"一次，第二天出院，时间不长，但每个月的医疗费近2 000元，加上生活费，单凭他与老伴的那点退休金是远远不够的。因此，每个月往返医院都是儿女接送，医疗费也由儿女补贴。儿女的工作很忙，同时兼顾家庭，自己的病无疑给他们增加了生活负担。

新叔心疼自己的两个孩子，希望尽自己所能减轻他们的压力。他想过自己坐公交去复诊，但被两个孩子否决了："从家里到医院一个多小时的车程，你一个老人家，万一不小心走丢了怎么办，我们接送不碍事的。"

他拗不过两个孩子，只能在生活上省吃俭用，一件衣服洗得发白也舍不得扔。他想，能省就省，就像戒烟一样，每天少抽两口，过着过着就真

能戒掉了，省着省着就能攒下一大笔。等哪一天他与医院的"缘分"断了，能留点什么给老伴和子女，也算是功德圆满。

医学聚焦

患者是局部晚期胃癌、晚期肺癌双原发肿瘤患者，预后很差。但患者经过手术、化疗、靶向治疗等综合治疗手段，胃癌已经达到临床治愈，肺癌也在维持化疗下继续稳定。这个病例给我们最大的启发是多器官的病灶不一定是转移，一定要明确诊断，对症治疗，即使双原发肿瘤，甚至多原发，也有长期生存的机会。

乐观面对生活的每一次重击

【患者档案】陈山牧　男　71岁　肺腺癌8年
【被采访人】儿子
【治疗单位】佛山市第一人民医院

　　在我老爸那个年代，吸烟是一件很平常的事情。老爸从小就开始抽烟，一直到近70岁，原本就想这样过一辈子，但最终没躲过癌症这一劫。也因为这个劫难，老爸戒掉了陪了他大半辈子的香烟。

■ 无奈放弃靶向治疗，我多想分担他的痛苦

　　因为长期吸烟，老爸一直都有咳嗽的现象，平常也没有太在意。8年前，他又开始咳嗽，持续很长一段时间没有好，他以为是流感之类的小毛病，想去医院开点药吃。在医院做完CT后，发现肺部有阴影，医生说可能是肿瘤。老爸却觉得是误诊。我一向都比较关注老爸的健康，立马带着他到佛山市第一人民医院再次检查，最终确诊为肺癌。

　　其实刚被确诊为肺癌的时候，老爸没有太过意外和悲伤，反倒是我有点难以接受。不过老爸看得开，能够积极接受治疗。我们与医生沟通后，医生说不适合手术，只能保守治疗。

　　虽然和那些病情严重的患者相比，老爸的状态还算可以，但对于一个原本健康美好的家庭来说，这样的疾病总是会为家庭带来悲伤。我和妹妹承受着这种悲伤，但不曾退却，一直都在想方设法为老爸治疗。看着老爸每天经

历着掉发、恶心、呕吐等化疗和放疗的副作用，我们也十分心痛，不断寻找减轻病情的方法。

靶向治疗虽然费用高昂，但副作用较化疗与放疗都小很多。但遗憾的是，靶向治疗需要一定的条件，在经过检查和化验之后，老爸身上没发现合适的靶点，只得放弃靶向治疗。我内心十分难受，因为我无法为老爸分担疾病带来的痛苦。

半年的化疗和放疗结束后，一直到现在，老爸也没有再接受其他治疗，只是按医生要求每3个月回医院复检。这样坚持了5年，老爸情况一直都比较好，如今只需每年复检一次就行。

在对抗癌症的8年里，老爸虽然身体上只接受了半年的化疗和放疗，但他心理上与癌症的对抗却是长久的。如今这场对抗取得了好的结果，但老爸依旧没有放松警惕，时刻做好与肺癌作战的准备。

■ 妈妈去世，医生开导他不能倒下

癌症对老爸来说可能真不算什么事，但是在老爸接受化疗的时候，我们家发生了一件大事，对整个家庭打击都很大。因为长期患病的妈妈不幸辞世，这让老爸彻底陷入悲伤。那段时间是老爸整个治疗过程中情绪最低落的时候，他总是盯着一个地方发呆，默默想着从前的事情，有意无意提起妈妈，眼睛里全是悲哀和忧愁。

妈妈的身体一直不好，老爸也早有心理准备，只是当这一天突然到来，自己又面临着重大疾病时，老爸还是有些承受不住悲伤，不仅他的精神状态与健康状况急速下降，化疗效果也受到了影响。

那段时间，老爸总觉得自己给我们造成了很大的负担：老伴之前常年生病，一直都在治疗，自己又突然得了癌症，给我们兄妹俩增加了很大压力。我们安慰劝说，也没什么作用。那段时间的老爸像提线木偶一样，机械地进行着治疗，很少和我们说话。一家人都笼罩在阴霾之中。

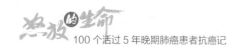

一次又一次重击来袭，生活却还得继续，老爸的治疗也不能就这样中断。化疗期间老爸请了2天假回家办妈妈的丧事，办完丧事之后又立即回到医院进行化疗。负责化疗的冯主任经验比较丰富，也很平易近人，看老爸那段时间情绪不太好，他会主动和老爸聊天，开导他，让他积极治疗。

老爸没有轻易倒下，即使我们这个家庭已是雪上加霜，老爸也以惊人的意志力继续接受着治疗。

■ 吃得下、睡得着就是最好的

老爸从小生活在农村里，养成了"日出而起，日落而息"的良好习惯，这也让他获益良多。从生病到现在，除了那半年多的治疗外，他的生活也没有太大改变。老爸自己十分注意饮食，他明白吃得下、睡得着就是最好的。化疗后胃口很差的那段时间，老爸也尽力吃东西，保持自己身体的能量供应，这也为他的治疗带来了更好的效果。放疗中，老爸曾出现了食管炎，这让他一年中瘦了十几斤，但是他依旧能吃就吃一点下去。现在老爸吃喝都正常，也注重身体锻炼，身体比刚生病那会儿还要硬朗壮实。

在老爸生病治疗的过程中，医药费在医保范围内能报销的部分多了很多，自费金额也就8万元左右。国家的医疗政策给了我们这样的抗癌家庭很多支撑，近些年医改之后报销力度更大，很多肿瘤药也列入了医保范围。我们患者家庭亲身体会到国家政策在不断变好，医疗技术也在不断进步。

8年间，老爸经历了癌症的洗礼，也承受了妈妈去世的打击，但他并没有就此倒下，依旧乐观地、更加努力地去生活，珍惜还拥有生命和幸福的每一天。

医学聚焦

对于驱动基因阴性的晚期肺癌，合理地综合应用化疗、放疗这些治疗手段，使患者获得最大疗效，也可能长期存活。

560公里寻医路，我陪患癌父亲走了1800多个日夜

【患者档案】杨先生　男　63岁　肺腺癌5年
【被采访人】女儿
【治疗单位】广东省人民医院

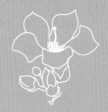

　　从广西北海到广东广州的路程有多远？对我来说，那是一段跨越生死的距离。

　　5年来，我早已记不清自己陪父亲乘坐过多少趟从北海开往广州的高铁。560公里路，车窗外的风景四季更迭，车厢里的乘客换了一批又一批，我身边的至亲——父亲，也走过了由死到生的历程。

■ "巨人"倒下，560公里连夜寻医

　　2016年2月的那个春节是我这辈子最难忘的春节。因为那个春节过后，我的生活发生了翻天覆地的改变。

　　那一年，父亲58岁。春节期间，他面部偶尔出现无意识的抽搐。一开始家人并没当回事。直到后来，抽搐的情况愈发频繁，父亲甚至出现左右面部不对称。我当时第一反应是，父亲是不是患了脑卒中（中风）？节后第一天，我赶紧带着他到广西北海的人民医院，在医生的安排下做了脑部CT检查。检查结果出乎意料：不是脑卒中，而是原发性肺腺癌脑转移Ⅳ期。

"确定吗？会不会是误诊？"我抱着最后一丝希望向医生确认。但老天根本不允许我心存任何侥幸——这时，刚走出检查室的父亲突然失去意识跌倒在地，全身抽搐。我一遍又一遍地喊他，耳边回荡着医生与护士凌乱的脚步声、呼叫声。看着被推往急救室的父亲，泪水模糊了我的双眼。

"病人现在处于病危状态，我们能做的不多，建议你们前往上一级医院，或许会有更好的治疗方案。"面对这突如其来的一切，我和家人像无头苍蝇一样失去了方向。

得知我父亲状况的亲友纷纷打来电话，他们顾不得安慰，劝我们赶紧带父亲去广州的广东省人民医院进行治疗。

从小到大，父亲在我心中都是巨人般的存在：他待我严厉，却又关爱有加，永远在我前方遮风挡雨。如今，要换我为他遮风挡雨、陪伴前行了。

母亲、哥哥、姑姑和我带着父亲连夜开车跨省，自此父亲的求医之旅正式开启。长达八九个小时的车程中，父亲又抽搐了好几回。我不敢在家人面前落泪，只能紧紧握着他的手，一遍又一遍地念着"没事的，没事的"，安慰他，也安慰自己。

广东省人民医院是出了名的一号难求，第一次前来求医的我们对此毫无准备。在得知我们远道而来、父亲病情危急的情况下，医院的杨主任为我们加了号，并以最快的速度为父亲安排了开颅手术。"没事的，别担心，乖乖等我出来。"没有抽搐时，父亲的意识是清醒的，被推进手术室前，他还对我们轻声安慰。

■ 床边无声哭泣："巨人"快好起来

坐在手术室门外，有那么一瞬间，我仿佛觉得那道厚重的手术室大门把我们跟父亲阴阳相隔。幸而我最担心的情况没有发生，在无影灯下，父亲从鬼门关被拉了回来。

挺过手术的父亲状况并不好，全身多处病灶让他不得不忍受疼痛的折磨。最为难熬的是，术后的他失去了自理能力，甚至无法抬手。我和母亲两人轮流在他的床边照顾和劝慰他。那段时间，父亲一下子沉默了许多。从前无论是在家里还是在单位里，他都是顶梁柱一般的存在：工程师的职业光环让他备受身边人的尊敬，也让他性格变得倔强，轻易不服输。但就是这么要强的一个人，现在却躺在病床上动弹不得，甚至担心下半辈子都要这么度过，他失去了生活的勇气。

"你好好养病，癌症不是什么绝症。"杨主任看到父亲这个样子，说道，"现在的医疗技术很先进，靶向药让很多癌症患者都能带瘤生存，恢复正常的生活。但你要是一直这样悲观和放弃，那谁也救不了你。"

杨主任的话让父亲有了盼头。他的话虽然还是不多，但精神一点点好转。随后开展的放化疗和靶向药治疗也让病情稳定下来。父亲重新站起来，回归家庭和工作。

我知道，癌魔并不会轻易被击败，对此我早有心理准备。服用靶向药一年后，父亲开始出现局部耐药，癌细胞转移至髋骨。疼痛得厉害时，他甚至无法走路。但无论有多痛，他从未在我们面前表现出一丝害怕和沮丧。尤其是他知道我胆子小，在我面前一直都是谈笑风生的样子。然而，偶然在一个午夜醒来，我看见父亲在黑暗中独坐在大厅的沙发上，定定地看着窗外的夜空。那一瞬间，我突然觉得父亲老了，从前巨人般的身影一下子变得佝偻。我不敢打扰他，又悄悄回到房间，坐在床边无声地哭泣……

父亲的身体变得虚弱，但有过一次生死经历，他的精神强大了许多，一觉醒来又变回那个无所不能的巨人，积极面对生活，配合医生进行放疗，对抗病痛的折磨。我那颗担惊受怕的心，慢慢地又安放回原处。

■ 改变悄然发生，"巨人"学会了放松

过去5年，从北海到广州的铁路成了我和父亲最重要的生活"轨迹"。对大多人来说，这或许只是一段普通旅程；但对我而言，这是承载着我父亲生

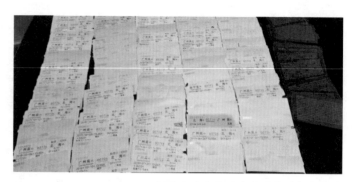

杨先生父女往返北海至广州部分车票

命的铁路。560公里，听起来如此遥远，但在生与死之间不过一瞬的距离。

　　5年里，我陪着父亲看过无数遍车窗外的风光，一花一草都深深刻在我们的脑海中。我们记得哪棵树长高了，哪栋房子拆了……如数家珍地对彼此细说这些变化，以排遣旅途的寂寥。也是在那时，我们能更深刻地体会到活着的感觉。

　　我喜欢把每一次旅途的车票收集起来，那是父亲努力活着的证据。5年往返，最严重时甚至要一个星期前往广州一趟。长途跋涉的疲倦、昂贵的旅途费和医疗费所带来的经济压力，让我倍感身心疲惫。即便如此，我也从未想过放弃。

　　窗外的风景随着列车的开动而后退，往日的生活如电影碎片般在我眼前闪现：我在父亲母亲和哥哥的呵护下度过了快乐的童年，长大后看着忙碌的父亲在工作的重压下染上抽烟的坏习惯；看他每顿大鱼大肉，远离蔬菜水果，我苦口婆心劝说，他只是敷衍应对……

　　这些年，我跟父亲的角色似乎调换了，他成了被我"治"得服服帖帖的孩子。如今，在我的"威逼利诱"下，父亲的烟也戒了，每天吃大量的蔬菜瓜果。昔日的"拼命三郎"学会了放松自己，偶尔守在电视前，煲上几集电视剧。

抗癌第5年，父亲的身体又出现了新的状况，耐药后他停止了服用靶向药，仅靠化疗控制病情。但与最初的2年相比，我和父亲已变得平和，可以从容面对病魔。

"各位乘客请注意，下一站是本次列车的终点站——广州南站……"熟悉的列车播报响起，我俩踏出车厢。父亲的这趟抗癌路又新添了一段里程。

医学聚焦

该EGFR基因敏感突变晚期肺腺癌患者接受一线第一代靶向药物厄洛替尼，二线第三代靶向药物奥希替尼，耐药后使用化疗+抗血管生成治疗，各线治疗有效，生活质量不错。期间出现了脑局部进展，采取局部微创治疗而获得了良好的控制。

他是我的精神支柱，山穷水尽也陪他走到底

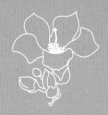

【患者档案】潘新泉　男　60岁　肺腺癌5年
【被采访人】妻子
【治疗单位】梅州市人民医院　广东省人民医院

"肺腺癌晚期，至多只有6个月了。"

2015年10月27日，南方的夏天还在持续，阳光炙烤着头顶，我们一口水都喝不下。我跟丈夫并肩坐在梅州市人民医院外的花坛边，身旁是他的检查报告。医生刚才的话如一记闷雷在我们头顶嗡嗡作响。

有很长时间，我们就那么僵直地坐着，一句话也没有，都在默默想着眼前的事情到底意味着什么。过了良久，我终于鼓起勇气，轻轻握住他的手，说："没事，我们一起挺过去。"

如今近6年过去了，我们的生活发生了翻天覆地的变化，却又仿佛什么都没变。我早起去买菜，晚饭后去散步，身边依然有他陪着。是的，我们一起挺过来了。

■ 日子如苦茶，味道却渐淡

我的丈夫叫潘新泉，1961年生，在梅州下辖乡镇的事业单位上班，负责给屠宰场宰杀的肉盖"检验合格"章，朝九晚五，日子一直按部就班。我们有一个儿子，在丈夫生病之前，家庭不算富裕，但也衣食无忧。

2015年10月，丈夫持续胸闷好几天，我陪着他一起到梅州市人民医院检查。在医生将CT影像胶片放置在透光的屏幕上，向我们指出可能的肿瘤位置之前，"癌症"这两个字从未在我们的脑海中浮现过。没征没兆的，老天怎么突然下了"死亡判决书"？

我忘了那天我们是怎样回到家里的。那晚，我躺在床上望着天花板，眼泪静静地顺着眼角下滑。丈夫重重的叹气声告诉我他也彻夜未眠。为什么呢？他不吸烟不喝酒，生活规律且健康，为什么会患癌？是我没有照顾好他吗？我陷入了深深的不解和自责中。

怨天尤人之后，依然要面对现实。梅州市人民医院的医生建议我丈夫先做化疗。当时，我们对化疗会产生的不良反应有巨大恐惧，于是便听取一位病友的意见，在东莞某诊所接受中医诊疗。口服中药一年后，2016年8月，丈夫因反复胸闷，我们慕名来到广东省人民医院就医，在医生的建议下，开始服用靶向药治疗。2年后，丈夫在家突发晕厥，再次赶往广东省人民医院就诊，被告知已出现耐药。而后，医院向我们提供了免费试用的另一种靶向药。这个药的效果很好，但在2020年，他又产生了耐药反应，癌细胞转移到脑部。此后，他陆续接受了局部放疗和2次伽马刀手术。

老天的考验还不止于此。2020年，丈夫又不幸患了脑梗，住院一个月后在家疗养，身体慢慢恢复，现在情况已渐渐好转，只是走路还有点倾斜。从抗癌到医治脑梗，过程虽有艰辛，但我们满怀希望，日子就有盼头。截至目前，我们除了偶尔要去广东省人民医院接受化疗之外，生活一切如常。

从最初的恐惧、绝望到如今的习以为常、与癌共存，过去的6年，我们的日子就如同一杯苦茶，随着时间的冲泡，苦味越来越淡，酸甜越来越多，变成了一杯特别的家常茶。

■ 如果没有他们，丈夫走不到这一天

从最初的"6个月"到目前的近6年，我丈夫的生命在不断延长。这其

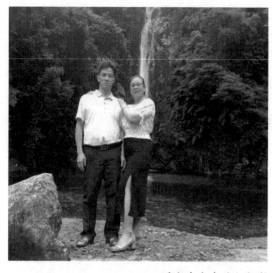

潘新泉夫妻旅行留影

中，我最要感谢的，就是广东省人民医院的医生和护士们。在这之前，医务人员给我的印象，仅是一身白大褂，但现在，他们是恩人、是亲人。

当初我们从梅州来到广东省人民医院，第一位治疗医生就是杨主任，我们的缘分也由此开始。细心问病情，耐心地分析，给予患者足够的尊重，充分关注患者的心理感受，体谅患者的各种难处……医者仁心在杨主任身上体现得淋漓尽致。

有件小事在我心里藏了好久，每次想起来都暖暖的。那天上午，我跟杨主任沟通完丈夫的病情后，从诊室出发去基因检测机构取报告。走过医院长长的走廊，刚转过墙角，就听到杨主任唤我的名字，转过头，看到他小跑追上来，边比着手势边跟我说："你去取报告可以在医院门口搭乘××路公交车，在××站台下车就到了，打车太浪费钱了。"当时，一股暖流涌上心头：杨主任那么忙，却将我们的困难时刻都记在心里，这么小的事情都替我们考虑到。

不仅如此，每次丈夫对靶向药产生耐药反应后或者病情发展到需要其他用药时，杨主任都会与其他几位医生仔细商量，切实从我们的角度出发考虑问题，确保新用的药既能减轻丈夫身体上的痛苦，也能降低我们的用药成本。

我还要感谢广东省人民医院的陈主任、王医生、康医生，以及照顾我们的各位护士，他们专业技术过硬，对待患者也耐心和周到……这些年在医院里，有太多让我感动的事情，说出来太长，都在心里。如果没有他们，我丈夫走不到今天。

在就医的路上，让我铭记在心的还有来自陌生人的善意。那是我们第一次去做基因检测，被告知需要先缴纳15 000元押金，当时身上的钱不够。了解到我们的困难后，负责做检测的小伙子直接微信给我们转了5 000元，没有借条，没有我们的任何身份凭证，他的善良让我们感动，也给予了我们极大的动力去与癌细胞对抗。

■ 我们不富裕，但爱的力量无穷

携手对抗病魔近6年，我一直在尽可能地给丈夫创造更好的治疗环境、更高的生活质量。朋友心疼地说："你比男人还男人。"其实只有我知道，他是我的精神支柱，山穷水尽我也会陪他走到底。

我丈夫偏内向，心思细腻，刚得知他病情的时候，我第一反应就是要瞒着他。起初的一年半里，我只敢告诉他他患的是肺炎，医院的各种检查单我都捂得紧紧的，怕他看到。我背着他四处筹集医药费。那段时间，我的心理压力非常大，但也只能自己偷偷躲起来哭。

患病以来，整个治疗费用近一百万元，虽然医保报销了近一半，剩余的部分对于我们这个普通家庭来说也是极大的负担。我们不富裕，但穷家小户只要人人有爱，再大的困难也不怕。

我的公公今年92岁，此前患过脑梗，目前跟我们生活。公公虽然年纪大，但是身板依然硬朗，他说最害怕的事就是给我们添麻烦。对儿子的病，他总是乐呵呵安慰："人吃五谷杂粮，哪有不生病的？挺挺就过了！"

我们的儿子也到了参加工作的年龄，但为了方便照顾家庭，他执意留在了梅州，平时做一些零工贴补家用。看着儿子辛劳，我跟丈夫时常感到心疼和歉疚。儿子继承了丈夫的内向和敏感，对于我们的念叨，他只有简单的一句话："一家人嘛！"

我们的家庭成员，手拉得更紧了。

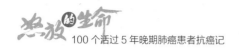
　　在就医的空闲时间里，我和丈夫携手走过了广州的许多景点：白云山、陈家祠、沙面……置身人流当中，没有人会觉得你是一个癌症患者。这时候，自己便也觉得与正常人无异了。

　　那天，我们坐在白云山上的石凳上休息，眼前云卷云舒，耳畔鸟啾声声，心情豁然开朗。丈夫突然冒出一句："这些年苦了你了！"我愣了一下，把手上的水递给他："净说这些，夫妻之间这些都是本分。"那一瞬间，我们的心贴得更近了。

　　现在，丈夫仍时不时需要入院接受治疗，但内心多了一份笃定与从容——我们相信医生，也相信乐观的自己。前路还长，未来可期。

> **医学聚焦**
>
> *ALK融合基因阳性被称为晚期肺癌的"钻石突变"，该ALK融合基因阳性晚期肺腺癌患者接受了第一代靶向药物克唑替尼和第二代靶向药物复瑞替尼（临床试验同情给药）治疗，耐药后接受了化疗，有惊无险地跨过了5年的生存大关。*

第八篇

善意的谎言

——不能说的秘密

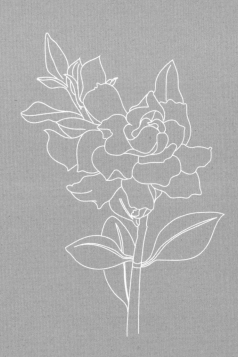

患癌9年，我瞒住了妻子和同事之外的所有亲友

【患者档案】崔先生　男　57岁　肺癌9年
【被采访人】本人
【治疗单位】广东省人民医院

　　癌症患者所承受的痛苦和孤独，自己知道就好。即便是至亲好友也不该徒增他们的烦恼。生病后，我一直这么认为。

　　9年以来，肺癌晚期的我，除了近半年步履稍缓，日常该吃吃该喝喝该运动就运动，看起来和平常人无两样，除了我的妻子和同事知晓，我成功将病情瞒住了所有亲友，就连我的母亲在离世前，都未曾知晓我的真实病情。

■ 告诉我实情，我反倒能更好地配合治疗

　　知道自己生病的那年，我48岁。那时候的我，还真算得上忙起来没日没夜的工作狂，在单位加班加点是常态，一度甚至把床都安到了办公室。得病的前2年，因为过度的忙碌，我错过了单位的每年常规体检。有一天，我发现自己连爬两三层楼梯都感到气喘，有些力不从心。当时也没当一回事，我以为只是亚健康人群的寻常表现。2012年4月，我去了广州市一家三甲医院做检查，连医生都惊呆了：整个右肺几乎都是反白——这意味着右胸腔里面都是积液。当时医生对我说，你必须住院，查查是什么原因引起的胸水。

住院后，医生在我的右胸腔内抽出了整整3升积液，就像咖啡的颜色。随后我进行了胸部CT、头部MRI、全身骨扫描等一系列的检查，背部穿刺和支纤镜取组织都失败了，但胸水的化验初步诊断右中肺腺癌Ⅳ期。

诊断结果一直没有人告诉我，住院7天，天天打消炎针，我开始觉得有些不对劲。那天晚上我没有睡好，想了整整一个晚上，终于想通了：不管情况有多么严重，该面对的总要面对。第二天，我跟主治医生说："告诉我怎么回事吧，以我的认知能力是瞒不住的，告诉我，我反倒能更好地配合治疗。该怎么治，咱们就怎么治！"。医生一见我这个态度，当场让我喊上妻子和最好的朋友，在办公室直接把话说开了。

医院的诊治结果出来后，我和妻子商量后，当机立断：既然要治，咱们就到最专业的地方去。

权衡之下，我转到广东省人民医院，接受吴教授、杨主任、周主任、陈主任诊治。

■ 我请人写了"向死而生"四个字勉励自己

任何人看到我，都很难将我和癌症晚期患者联系到一起，但实际上我早已病得很严重：除了双肺和肝脏、淋巴、胸膜转移外，全身骨骼已大面积发生了转移，服用的靶向药已产生了耐药，全靠止痛药维系着。还在坚持工作的我，止痛药成了我"天天见"的老朋友。医生开了早晚2颗的药量，不过常常刚到下午，我就已经忍不住吃下了晚上的那一颗，否则腰椎、胸椎、骨盆、肋骨、肩膀都会隐隐作痛。

我家住在广州郊区，我每天开车往返市中心与郊区上下班。为了避开上下班高峰期，我只能早出晚归。有很长一段时间，我几乎在早上七点左右就出现在单位开始处理日常事务，晚上七八点下班高峰结束才徐徐从单位往家里走。工作起来，同事们，包括我自己都忘了我是癌症患者的事实。

患病后还一直坚持上班的原因，是因为妻子上班时，我一个人在家独处

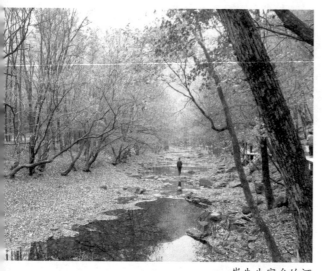

崔先生家乡的河

的感觉太难受了。我喜欢工作，工作能使我忘记自己是一个患了重病的人。同事们给予我的关心、帮助和支持，我也很感谢。工作之余，我们夫妻相濡以沫地经营着共同的生活。我妻子是一个细心的人，把我照顾得很好，到点就提醒我吃药，帮我倒好水，每次去医院该带的东西她都提前准备好，在家我倒成了小孩子。9年来，她所承受的精神上的压力远大于我。

我化疗了很多次，做了7次穿刺、3次手术和数不清的CT、MRI、骨扫描、抽血化验。我心中一直有个信念：没什么过不去的坎。病既然来了，躲是躲不掉的，那就得接纳和勇敢地面对，跑医院、看医生是我生活中的一部分。工作得继续，生活也得继续。

我深知情绪对于病情的影响，多年的自我调整让我早已释然，那些身体的疼痛，早已经化成了我身体内在的"笑意"与"缓步"，默默承受。情绪紧张焦虑会影响内分泌，影响免疫力，情绪低，免疫力也低，病情进展就快。所以我每天都努力调整自己的情绪。管理好自己的情绪也是一种非常重要的能力，我不允许自己沮丧。有种说法：约六到七成的癌症患者往往不是因病致死，而是被自己内心的恐惧给吓死了。9年来，我一直从各类书籍中寻找与癌症和解和从容应对的方法。我请人写了"向死而生"四个字挂在家里。我喜欢看《生命的起源》《宇宙的诞生》和《宇宙的奥秘》等系列电视科技片。人的一生放在宇宙的演化中，连一瞬间都谈不上。生命的意义不仅仅在于长度，更重要的是宽度。

■ 母亲在哪儿，家就在哪儿

2012年年中，我转到广东省人民医院不久，就开始了第1个周期的化疗。每21天一次，到2012年年底，10个周期的疗程转眼就坚持下来。前后持续了大半年，病情算是控制下来。我坚持锻炼、调整作息，在2013年、2014年整整两年间顺利停药。2015年又开始服用靶向药，到现在已服用了三代靶向药。提高自身免疫是整个抗癌过程中的重要选项。身体生病了，医生能做的只是依靠科学手段尽量将病情往良好的趋势扭转，但最终是要靠自身的免疫力不断提高来康复的。从一开始估算出的只能活一年半载到如今的9年，我头脑清醒地应对着一次次病情考验。

对我来说，癌症更像是一种慢性病，不会立刻造成死亡，而是会留出时间让你去面对、思考、调整，重新理解生命的价值和意义，也会让你懂得什么才是最珍贵的。患病后的我，活得分外透彻。

崔先生的家乡

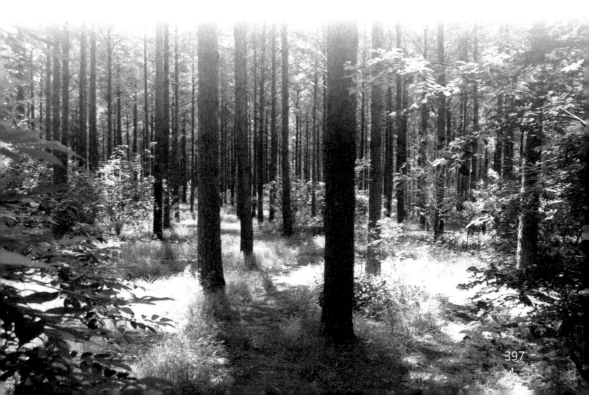

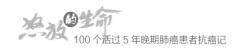
　　知道自己的时日不多了，趁着目前还有体力，我想去见见阔别已久的母亲和姐姐弟弟。第2个周期化疗的第2天，我拖着疲惫的身子，和妻子踏上了回家之路，奔向那个因为工作而十几年没有回去过的家乡，母亲在的地方。

　　母亲在哪儿，家就在哪儿。我的家乡在东北黑龙江佳木斯的一个小县城。我生病前，母亲来过一次广州，她说广州天气太热不习惯。多年来，母亲跟着弟弟一起生活在长春，偶尔有出差长春的机会我都去看她，家乡倒是一直没有回去。那时母亲在家乡的姐姐那里住，我第一站先去了长春，约上弟弟一同开车近千公里回到家乡。那一趟，我和母亲、姐姐、弟弟相处了一个多星期。尽管3天后我开始出现体力不支，但我告诉家人，不过是路途疲倦，大家也就没有怀疑。我谁也没告诉，除了妻子和同事外，亲友都不知道我的事。这几年，我过得挺好的。我真的做到了将这场隐瞒坚持到底。

　　9年来，与癌症的斗争是一个强长的过程。你强大了，癌症就会变得渺小。

医学聚焦

　　在晚期非小细胞肺癌，*ALK*基因融合被称为"钻石突变"，使用对应的靶向药物，疗效好的同时副作用相对小，甚至可以获得5年、10年或更长时间的高质量生存。疾病出现局部进展时，加以局部治疗；快速进展时，全身化疗（含培美曲塞方案）加抗血管生成治疗，可以控制疾病快速进展。

母亲不知她的病情，她决定隐瞒到底

【患者档案】李慧　女　48岁　肺腺癌6年余
【被采访人】本人
【治疗单位】南方医科大学附属东莞医院（东莞市人民医院）

■ 她不想拿患癌这件事来刺激年事已高的母亲了

李慧很早就参加工作了，在当地的玩具厂上班，从注塑到运输，整条生产线都需要跟进。

玩具厂的工作相对机械，需要在流水线上不断地拆解、拼装，厂里不少同事的手脚关节出现了不同程度的问题。2015年1月，42岁的李慧陪着生病的母亲从东莞到广州看医生。期间，李慧用了自己的年假，全程陪同。在广州陪护的李慧，一下子放松的身体开始出现莫名的大腿骨头疼痛。李慧一开始只当是上了年纪出现的风湿问题，但母亲听了以后，建议她到医院的骨科看看。

骨科医生检查后，没发现大毛病，但李慧坚持说大腿骨头疼得厉害。于是骨科医生建议李慧做个全身的检查。一周后，检查结果出来：她患的是肺腺癌，她大腿的疼痛应该是肺腺癌引起的。李慧拿着检查结果，在医院走廊呆呆地站了很久，直到母亲的一通电话，才将她带回了现实。她看着来电，脑海里一个坚定的声音告诉她：母亲年事已高，就别拿自己患癌这件事刺激她了。

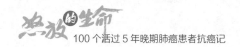
李慧平复了一下心情，若无其事地接起了电话："妈，结果刚出来，没啥事。放心吧。"接下来的几天，母亲不放心，反复询问女儿的大腿疼痛，李慧都笑着说好多了，哄她说最近在骨科做理疗，问题不大。此时的李慧，其实早已心如死灰。

一个月后母亲出院。直到陪着母亲返回东莞后，李慧才把自己患癌这件事当面告诉了丈夫。丈夫建议李慧接受抗癌治疗，至于费用不必担心，他去想办法。与此同时，李慧跟厂里说了自己的病情，厂里表示理解，并同意李慧请假看病。"其实，我也是幸运的，家人和厂里领导、同事都很关心我的病情，慢慢地我也就接受了这件事。想开，也就是一瞬间的事情。"李慧说。

李慧母亲出院后，时常需要回到广州取药。和丈夫商量后，李慧选择先在广州接受抗癌治疗。整整2年，李慧每次都特意选择在母亲返院期间提前挂号，又在母亲检查的时候以看骨科的缘由离开。

这样一直持续到2018年初，李慧母亲不再需要返院取药，李慧才决定在东莞市人民医院接受治疗。2018年年初，李慧开始第1个周期化疗，化疗过程中，整个人手脚无力。李慧母亲好几次察觉到女儿的异常，毕竟是自己的孩子，但李慧和丈夫总是找各种理由避开母亲的询问。"我妈也就信了，一直以为我只是厂里工作劳累所致，调养调养就会好转，还常常为我找来壮骨的药方。我们不想让她挂心，只好瞒着她。"李慧一方面愧疚于对母亲的隐瞒，另一方面又惦记着母亲年事已高，希望她能宽心过好晚年生活。

■ 丈夫起早贪黑，只为给她更好的治疗条件

2020年年底，李慧又接受新1个周期的化疗。每次化疗期间，李慧都以厂里忙或者出差为由，避开和母亲见面。为了支撑妻子的医疗费，李慧丈夫跑到了离老家880多公里的佛山，目的就一个，多挣些钱。在佛山，他开着一部三轮摩托车满城市跑，替一家生活用品公司跑业务。因为工资采用底薪加业

务提成的方式，李慧丈夫每天一早就出门，车上载着香烟、饮料、矿泉水等日用品，穿梭在佛山的大街小巷。李慧丈夫的辛苦付出得到了回报，他的收入远远高于同龄的工薪阶层。

丈夫的努力，都是为了给李慧创造更好的治疗条件，而国家政策的利好，让李慧的治疗经济负担得到很大程度的缓解。李慧在确诊后的第二年，检查发现基因呈现了*EGFR* 19号外显子突变，于是服用靶向药治疗。11个月后病情进展，基因检测未见新的驱动基因突变，开始口服另外一种靶向药。后病情再次进展，基因检测发现新的靶点后口服新的靶向药治疗，规律复查后病情稳定，一直到现在。

如今，李慧的病情日渐平稳。她把家打理得很好，按时治疗，日子并没有想象中那么糟糕。更让她开心的是，一共有17种抗癌药物进入了国家医保药品目录。李慧正在服用的抗癌药也在其中，可以纳入医保报销范围。"药费不但降价了，还纳入了医保，按照平均报销80%的比例来算，每支药的费用只需要585元。之前每个月的医疗费15 300元，这样一年下来节省了十几万元。"阳光一下子照进了李慧的生活，"感谢国家，也感谢这些年陪我一起走过来的每一位医护人员和我的家人。"

医学聚焦

晚期非小细胞肺癌主要以药物治疗为主，有驱动基因突变得以靶向治疗是获得长期生存的主要原因。

患者于2015年1月确诊后先后经历了化疗、第一代*TKI*靶向治疗、化疗+贝伐珠单抗治疗、第二代*TKI*靶向治疗交替治疗，获得了3.5年以上的生存，后出现*T790M*突变给予第三代*TKI*靶向治疗又获得2.5年的生存，维持至今，生活质量较好。

姐妹俩信守约定瞒着母亲，抗癌路上相知相伴

【患者档案】尹樱　女　63岁　甲状腺癌、肺癌8年
【被采访人】本人
【治疗单位】南方医科大学附属东莞医院（东莞市人民医院）

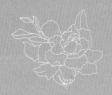

■ 8年过去，母亲对女儿的病情一无所知

　　从电厂下岗后，尹樱在当地幼儿园当了5年的生活老师，负责学生日常的生活照料。初中时尹樱是学校宣传队成员，能歌善舞，还画得一手好画。幼儿园任教期间，尹樱负责起园内的黑板报工作，她的画深受孩子们喜欢。在幼儿园工作的5年成了尹樱劳碌的大半生里最放松、最愉悦的一段时光。

　　从幼儿园退休后，尹樱和母亲生活在一起。2013年5月，退休3年的尹樱出现了视野模糊的症状，于是在东莞市人民医院做了个检查，检查结果显示肺部异常。"医生当时拿着X线片给我看，其中有个位置发白，就像星星发出的光芒那样。"尹樱意识到事情肯定不妙，但眼下身旁的母亲年事已高，只好把妹妹叫来商量。在医生的建议下，55岁的尹樱做了一次全身检查。不久，体检结果出来：肺癌晚期。祸不单行，医生在这次检查中还发现了她的甲状腺癌。

　　一下子确诊两个癌症，一向坚强的尹樱，白天陪着母亲强装笑脸，夜里躲在房里哭了一遍又一遍。前后持续了快一个月，她才慢慢接受了这个现实。"其实我是一个很少哭的人。当年在电厂，我被严重烫伤都没哭。可是这次，这个结果实在太令人难受了。"想到母亲可能会承受不了，尹樱和妹

402

妹商量："这事就咱俩知道，谁也别告诉。"转眼8年过去，姐妹俩信守约定。年迈的母亲至今对于女儿的病情一无所知。

■ 妹妹的支持与国家医保政策带来治愈的曙光

尹樱的抗癌路有些辛酸与孤单。她目前单身，自己生病，只能自己扛。自确诊后，尹樱前后经历了几次化疗，现在病情已经稳定下来，仅靠药物维持便可。早年电厂的待遇并不高，一个月也就几百元钱，后来也不过两三千元。省吃俭用的尹樱多年的积蓄几乎都花在了自己的医药费上，有时候光门诊复查和开药费用就要花去六七千元，这让她压力很大。所幸妹妹很体恤姐姐，"年轻的时候，姐姐为这个家牺牲太多了，现在应该轮到我来回报她。"尹樱妹妹作为唯一的知情人，一直在旁边默默支持着姐姐，陪着她走在艰难抗癌的路上。

2020年国家医疗改革，不少抗癌药被纳入医保药品目录。尹樱的生命迎来了转机。她长期服用的几款药物也在其中。这项政策减轻了尹樱的治疗经济负担，也带来了更多治愈的曙光。

"虽然患癌不幸，但我妹妹和我的主诊医生江

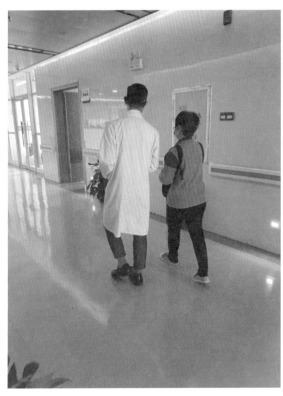

2021年4月，尹樱回到东莞市人民医院开药，主诊医生江医生陪她一起走出会议室，并耐心讲解复查后的注意事项

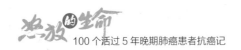

医生给了我莫大的帮助，国家医疗政策也为我提供了不少补贴。我现在的医药费从过去每个月六七千元，下调到每个月三四百元。"尹樱露出了久违的微笑。

尹樱说："一路走来遇到的都是很好的人，我不太爱表达感情，但我心里都明白。我想尽可能表达我所有的感谢。"

医学聚焦

患者是RET融合的晚期肺癌，在靶向药物不可及的时代，通过培美曲塞加卡铂序贯培美曲塞维持，获得长期生存，可见肺癌的全程管理就是利用好每一种有效的药物，让患者有临床获益。下一步如果恶化，患者有机会用上RET的靶向药物，将会继续有延长生存、改善生活质量的机会。

生命之花，向阳而生

出于对生死的敬畏，一直以来大众对癌症保持着一种避而不谈的态度。所以，当我们得知要采访一群晚期肺癌患者的时候，内心顿时凝重了起来：究竟要如何与他们接触？是以一种面对"将死之人"的怜悯，还是为"侥幸逃生"的他们庆贺？我们一时不知所措。

在近半年的时间里，我们驱车上万公里，深入广东省广州、深圳、佛山、东莞、湛江、梅州、韶关等市县，深挖医疗典型，近距离接触了100多个晚期肺癌患者和他们的家属，记录下这些活过5年的晚期肺癌患者催人奋进的生命张力和感人至深的抗癌故事。我们在一次次的感动之余，才发现原来我们小看了他们，也小看了生命。

我们见到了灿如骄阳的生命之花。

大多数癌症患者，在确诊后心理上通常会经历几个阶段的变化。第一阶段是不认命，拒绝接受自己患病的事实，特别需要陪伴和交流。第二阶段是怨恨和忏悔，怨恨自己或命运，竭力寻找生病的原因。第三阶段是"讨价还价"，和生命、治疗方案讨价还价，渐渐妥协。最后一个阶段，通常是接纳和平静。

抗癌路上必然伴随着艰辛与失落，每一个身患癌症的人都是不幸的，但求生的信念，是生命之花的种子。在采编过程中，我们发现癌症病房里不是只有想象中冰冷的治疗仪器和生离死别，更多的时候，癌症患者的日常生活其实和普通人一样，有伴侣的相濡以沫、亲友的呵护照顾、医生的悉心治疗、病友的打趣鼓舞，更有山海之间的畅游领略、书画之间的熏陶沉浸……

在抗癌这条路上，很多患者让我们看到了精神的力量、生命的韧劲和人性的光芒：即便堕入深渊，总有人仰望星空，通透自如。

这100个活过5年晚期肺癌患者当中，有从医22年的血液学专家，命运和她开了个大玩笑，让她从医生瞬间转变成一名晚期肺癌患者，但她依然笑对人生，誓做医从性极好的患者；有从东北一路南下广东，走过36万公里治疗之路的求医者，广州已经成为她的第二故乡；有相伴半个世纪、共同经历过战争年代的军人老夫妻，依然顽强地打好"对癌反击战"；有所有家人都患癌离世，孤身一人还坚持乐观抗癌的高龄老人，与时俱进地向年轻人学习新知识；有陪伴患病的父亲、母亲走遍天南海北求医问药的孝顺儿女；有思念着讲台、思念着学生的人民教师；还有无惧病魔、纵情山水诗画间的摄影发烧友、登山爱好者、国画高手……

这些故事，总能让我们深深触动。看到女儿送别病逝的父亲，又在手术室外等着患癌的母亲，用最乐观的字眼，一字一句为至亲写下患癌重生的日记，那饱满的亲情、辛酸的故事，每每让我们在写稿、编稿时都忍不住感同身受、伏案痛哭。

我们有幸直面这些与生命努力抗争的镜头，并把它们记录下来。这是命运的交响曲、时代的脉搏、人民的声音。

"To Cure Sometimes, To Relieve Often, To Comfort Always."（有时去治愈，常常去帮助，总是去安慰）。美国肺结核医生特鲁多（E.L.Trudeau）的这句名言超越时空，久久流传。医生的悉心治疗，是生命之花得以怒放的阳光。我们采访的几乎所有患者，最由衷感谢的、最依赖的，都是医生。没有患病的人不会有这样的体会：医生一句贴心的问候，一个关怀的眼神，就能让患者的内心获得平静，充满信心。强大的技术支持和顶尖的医疗水平，让以为已经走到生命尽头的患者能够安心治病，调整心态，面对更多的苦痛与困难。

在医疗技术不断发展的今天，许多以前没法治的"绝症"，已经有了各种新药和新技术可以治疗。我们已经告别了"谈癌色变"的时代，来到精准医疗时代，癌症已经渐渐成为一种慢性病，晚期肺癌患者活过5年不再是梦。

更何况，党和国家对癌症患者的关注，是生命之花得以绽放的土壤。许多患者努力坚持多年后，终于迎来了国家政策的革新和医疗技术的进步——靶向药、免疫治疗等新型治疗方式给更多患者带来希望，而自2018年起，国家医疗保障局开展的抗癌药医保谈判将多种抗癌药纳入国家医保目录，药价大幅下降甚至免费，又让广大患者卸下沉重的经济负担，延续了生命。

值得一提的是，在采访中，我们发现不少患者仍旧会因为得了癌症而产生"病耻感"，生怕别人认为是自己做错了事才导致灾祸上身，往往选择自己默默忍受一切。但事实上，

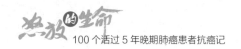

癌症是一种普遍存在于生物界的自然现象，哪怕没有不良嗜好，也有一定的发病概率。这本书记录患者亲述抗癌历程的目的之一，就是希望做好抗癌科普，向一切迷信、伪科学说不，让癌症患者可以正大光明地走在阳光下。

我们要感谢所有受访的患者和家属，愿意用他们的抗癌故事，用他们对生活的挚爱、对生命的不放弃向我们呐喊：黑夜必将过去，光明终将到来。有时候，我们也许会被命运踩进泥坑里，但抬头看看，身边总会有人比我们更珍惜自己的生命。好好活在当下，拥抱生活，无论面对任何风浪，都可以把日子过成我们最想要的样子。

希望本书100个怒放的生命，能在文字间永生，希望这本书能永远闪耀人文之光，灿若骄阳。